Dr. Mathias Oldhaver
Günter Wagner

Sporternährung praxisnah:

Mehr Leistung mit Mikronährstoffen

ZELLATMUNG – REGENERATION – LEISTUNG

INHALT

Vorwort

Richtige Ernährung ist die Basis sportlicher Leistung 5

Faktoren der Leistungsfähigkeit

Was macht Sport mit dem Körper? 6
Ohne Schweiß kein Preis, ohne Energie keine Leistung 7
Sauerstoff – ein doppelschneidiges Schwert 8
Oxidativer Stress und freie Radikale 10
Open-window-Effekt – Herausforderung für den Immunschutz 10
Sport: Oxidativer Stress oder Schutz? 11
Wochenendsportler – der größte Risikofaktor für oxidativen Stress 12
Moderates Training stärkt die Abwehrkräfte 12
Der regelmäßig Trainierende ist vor oxidativem Stress besser geschützt 12
Besser ja, aber zu selten ausreichend – die Gratwanderung des leistungsorientierten Freizeit- und Spitzensportlers 13
Die guten alten Zeiten 13
Sport und Ernährung –
Partnerschaft für Leistung und Gesundheit 13
Lebensstil beeinflusst Infektneigung 13
ORAC: Antioxidative Fähigkeit ist messbar 14
Ernährung – Chance und Risiko 14
Die Rolle der Ernährung im Sport:
Welche Nährstoffe sind besonders wichtig? 15
    Kohlenhydrate 15
    Leberglykogen 15
    Muskelglykogen 16
    Kohlenhydratreiche Basisernährung 16
    Carboloading / Saltin-Diät 16
Proteine 17
    Proteinqualität 18
    Fette 19

Jod – das unterschätzte Spurenelement 20
Vitamine 21
Mineralstoffe 21
Leistungsorientierte Sportler brauchen Kohlenhydrate 22
Uwe Schröder: 22
    Kohlenhydrate als wichtigste Energiequelle 24
    Low-Carb für Leistungssportler nicht zu empfehlen 25
    Wann der Sportler Kohlenhydrate zuführen sollte 26
    Richtlinien für Kohlenhydrataufnahme 27
    Blutzuckerspiegel und glykämischer Index 28
Sporternährung – Nährstoffe auf einen Blick 29
    Das optimale Sportgetränke für alle Sportler und Sportarten –
    Die Quadratur des Kreises? 35
    Wann und wie viel sollte ich trinken? 35
Sporternährung in unterschiedlichen Sportarten 36
Andrea Stensitzky-Thielemans: 36
Definition der Sporternährung 38
    Gewichtmachen 42
    Vegane und vegetarische Ernährung 43
    Sport und LOGI-Methode 46
    Fettverbrennung im Sport –
    Gewichtsmanagement durch Sport 47
    Säure-Basen-Haushalt 49
    Essstörungen beim Sport 51

Fit-Faktor Enzym-Hefezellen

Warum Hefe die Gesundheit fördert 55
Enzyme – Zündfunken für den Stoffwechsel 56
Enzymhefezellen: Mehr Leistung ohne Doping! 57
Wie werden Enzym-Hefezellen hergestellt? 58
Gespräch mit dem ehmaligen Leistungssportler
und Trainer Günter Traub: „Wer lange fit bleiben will, muss sich
bewegen und richtig ernähren!" 60

Was ist das Besondere an den Enzym-Hefezellen?	65
Was ist in Enzym-Hefezell-Präparaten enthalten?	67
Wie wirken Enzym-Hefezellen im Körper?	69
Modulation des Immunsystems	69
Zellschutz gegen oxidativen Stress und Entgiftung	70
Förderung von Regeneration und Linderung von Muskelstress	71
Probiotische Wirkung von Enzym-Hefezellen	75
Interview mit Lauftrainer Armin Schlepper	78
„Viele Athleten schaffen es oft nicht, sich richtig zu ernähren."	78
Studien zu Enzym-Hefezellen	81

Enzym-Hefezellen im praktischen Einsatz

Das sagen Sportärzte und Experten	84
Interviews	85
Interview mit Dr. med. Ulrich Kau, Sportmediziner	86
„Bei Nahrungsergänzung zählt nur,	
ob sie etwas bringt oder nicht!"	
Interview mit Prof. Dr. med. Aloys Berg	88
„Enzym-Hefezellen verbessern die Zellfunktionen	
des Sportlers."	
Interview mit Dr. med. Thorsten Rarreck, Sportmediziner	89
„Den größten Fehler machen die meisten	
Sportler direkt nach dem Training."	
Interview mit Prof. Dr. med. Florian Pfab, Sportmediziner	94
„Die Ernährung auf den	
körperlichen Bedarf anpassen"	
Interview mit Dr. med. Marco Campo dell' Orto, Kardiologe	96
„Regeneration wird zu oft vernachlässigt."	
Interview mit Prof. Peter Billigmann Sportmediziner	98
„Frauen haben einen anderen Mikronährstoffbedarf als Männer."	
Interview mit Dr. med. Georg Wolz, Ernährungsmediziner	101
„Sport bedeutet für den Körper Stress."	
Interview mit Dr. Siegfried Lehrl,	
Gesellschaft für Gehirntraining e.V.	104
„Auf die mentale Fitness kommt es an."	

Enzym-Hefezellen im praktischen Einsatz

Das sagen Sportler	107
Interview mit Sabine Spitz, mehrfache Weltmeisterin im Mountainbiking	108
Interview mit Angela Maurer, vielfache Deutsche Meisterin und Goldmedaillengewinnerin im Freiwasserschwimmen	113
Interview mit Julian Flügel, Marathon-Läufer	118
Interview mit Karl Schulze, Ruderer	123
Interview mit Lukas Liß, Bahnradfahrer	127

Das sagen weitere Top-Sportler zu Enzym-Hefezellen   132

Rezeptteil   138

Exkurs: Enzym-Hefezellen und Beruf	144
Häufig gestellte Fragen zu Enzym-Hefezellen	145
Bezugsquellen	146

Glossar	147
Abkürzungsverzeichnis	147
Literatur	**148**

INHALT

Wichtige Adressen

Sportärzte 149
Ernährungsberatung 150
Verbände, Vereine und Institutionen 151

Über die Autoren

Mathias Oldhaver 152
Günter Wagner 153

Impressum und Haftungsausschluss	154
Bildnachweise	154
Weitere Bücher der Autoren	155
Index	156
Enzym-Hefezellen in den Medien	157

Autorenhinweis

Die in diesem Buch vorgestellten Inhalte basieren auf den individuellen Erfahrungen und Überzeugungen der Autoren. Wie in der Betreuung im Spitzensport üblich, gibt es in vielen Fällen noch keine evidenzbasierten wissenschaftlichen Belege in Form von Placebo-kontrollierten Studien. Die Autoren und die zu Wort kommenden Experten und Spitzensportler äußern sich somit im Rahmen ihrer persönlichen oft langjährigen Erfahrung, ohne dass dies der herrschenden Meinung in der Schulmedizin entsprechen muss.

VORWORT

RICHTIGE ERNÄHRUNG IST DIE BASIS SPORTLICHER LEISTUNG

In den letzten Jahrzehnten haben Wissenschaftler mit ihren Forschungen auf den Gebieten Sportmedizin, Biomechanik, Sportwissenschaften und Physiotherapie dazu beigetragen, die Gesetzmäßigkeiten der sportlichen Leistungssteigerung besser zu erkennen und zu verstehen. Hierdurch konnten Trainer und Sportler ihre Trainingsmethoden verfeinern, Trainingsintensitäten und Trainingsumfänge erhöhen und gleichzeitig Sicherheit und Verletzungsrisiken bei Training und Wettkampf verbessern. Zu den durch ein gezieltes Training zu verbessernden Leistungskomponenten gehören neben konditionellen und koordinativen Fähigkeiten die sportartspezifischen Techniken sowie die psychischen und kognitiv-taktischen Fertigkeiten. Bei einem zeitgemäßen Training zu berücksichtigen sind dabei neben Alter, Konstitution und Talent insbesondere auch der Trainingszustand, die Lebenssituation (Schule, Studium, Beruf, Trainingsstätte), aktive Regenerationsmaßnahmen sowie eine die sportliche Aktivität unterstützende Ernährung.

Dieses Handbuch zeigt, dass die richtige Ernährung erstens eine Voraussetzung für das „Sich-Belasten-Können" und somit für die Leistungsentwicklung ist und zweitens ein wesentliches Element zur optimalen Regeneration nach Belastungssituationen darstellt.

Aus unseren langjährigen Erfahrungen in der Betreuung von Sportlerinnen und Sportlern wissen wir, dass nur eine Ernährung, die dem Wohlbefinden dient, langfristig auch positive Wirkungen auf die Leistungsfähigkeit hat. Untermauert werden diese Erfahrungswerte von aktuellen wissenschaftlichen Studien. Die Autoren sowie die im Buch zu Wort kommenden Experten und Sportler vertreten praxisnahe Positionen, die im Sport- und Berufsalltag leicht umgesetzt werden können. Das vorliegende Buch verdeutlicht dabei auch die große Bedeutung der Mikronährstoffe in unserer Ernährung und weist den Weg zu einem sportgerechten Ess- und Trinkverhalten, das Wohlbefinden und sportliche Leistung gleichermaßen fördert.

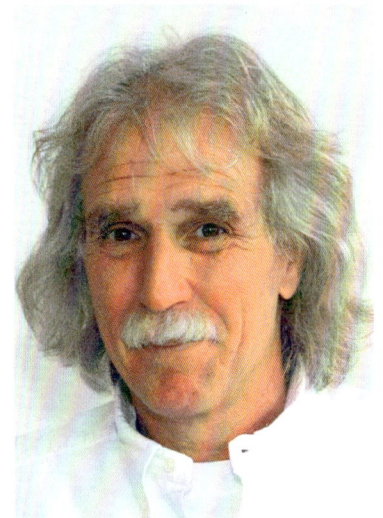

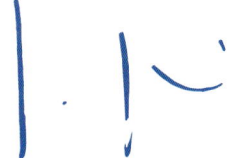

Prof. Dr. med. Johannes M. Peil,
Leitender Arzt der Sportklinik Bad Nauheim
und Ärztlicher Leiter der Sportklinik Frankfurt

FAKTOREN DER LEISTUNGSFÄHIGKEIT

WAS MACHT SPORT MIT DEM **KÖRPER?**

Ganz gleich, welche Sportart man betreibt: Das wichtigste Gerät dafür ist der Körper. Nur ein Körper in guter Verfassung kann viel leisten und immer wieder persönliche Spitzen- und Bestleistungen erzielen. Um diese Ziele zu erreichen, benötigen Sportler neben Talent und Training, Technik und Taktik, Koordination und Konzentration, Motivation und einer entsprechenden Umwelt die passende Ernährung. Die Ernährung ist dabei nicht das Wichtigste, aber der Nährboden, auf dem nicht nur die sportliche Leistungsfähigkeit, sondern auch die Gesundheit gedeiht oder verdirbt.

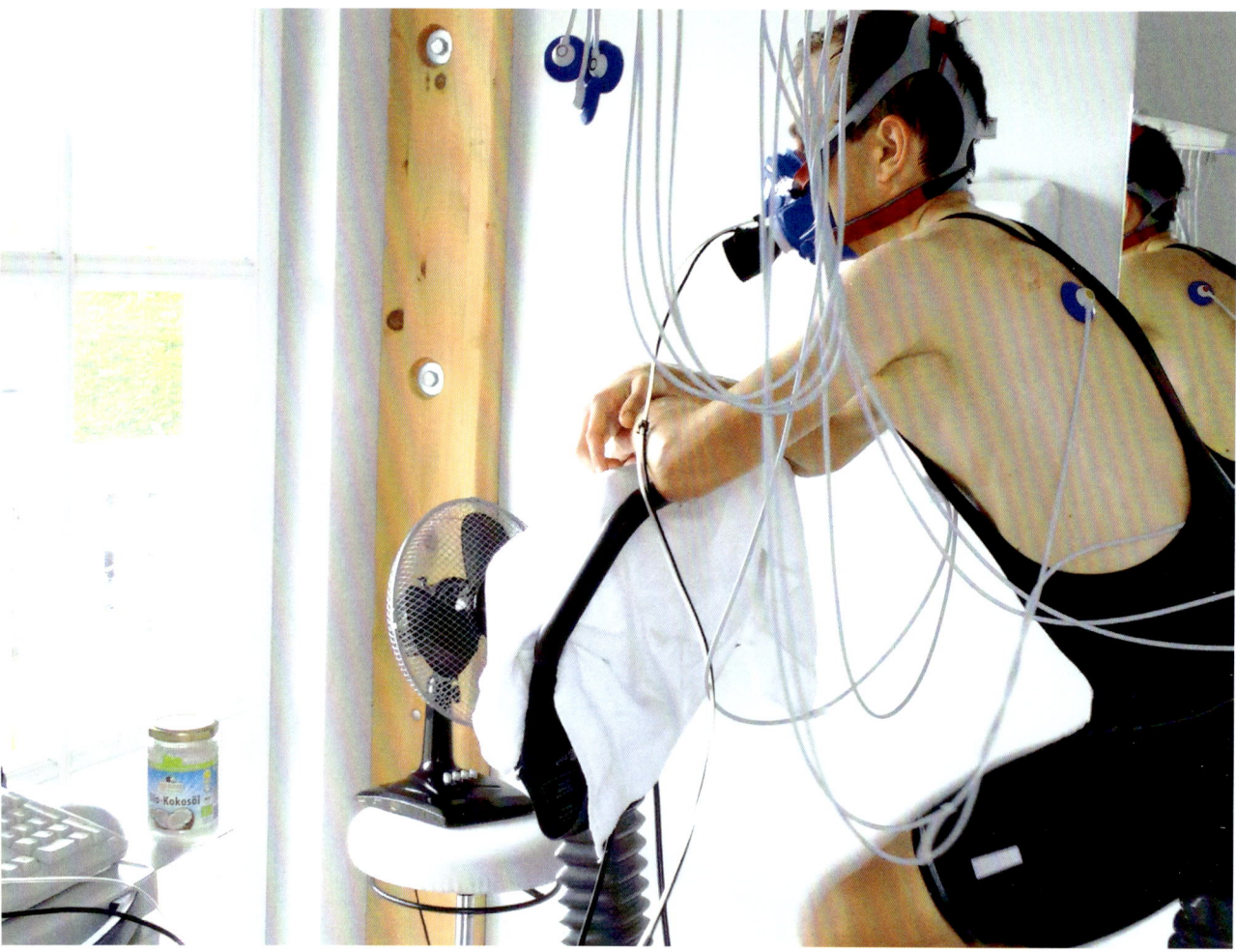

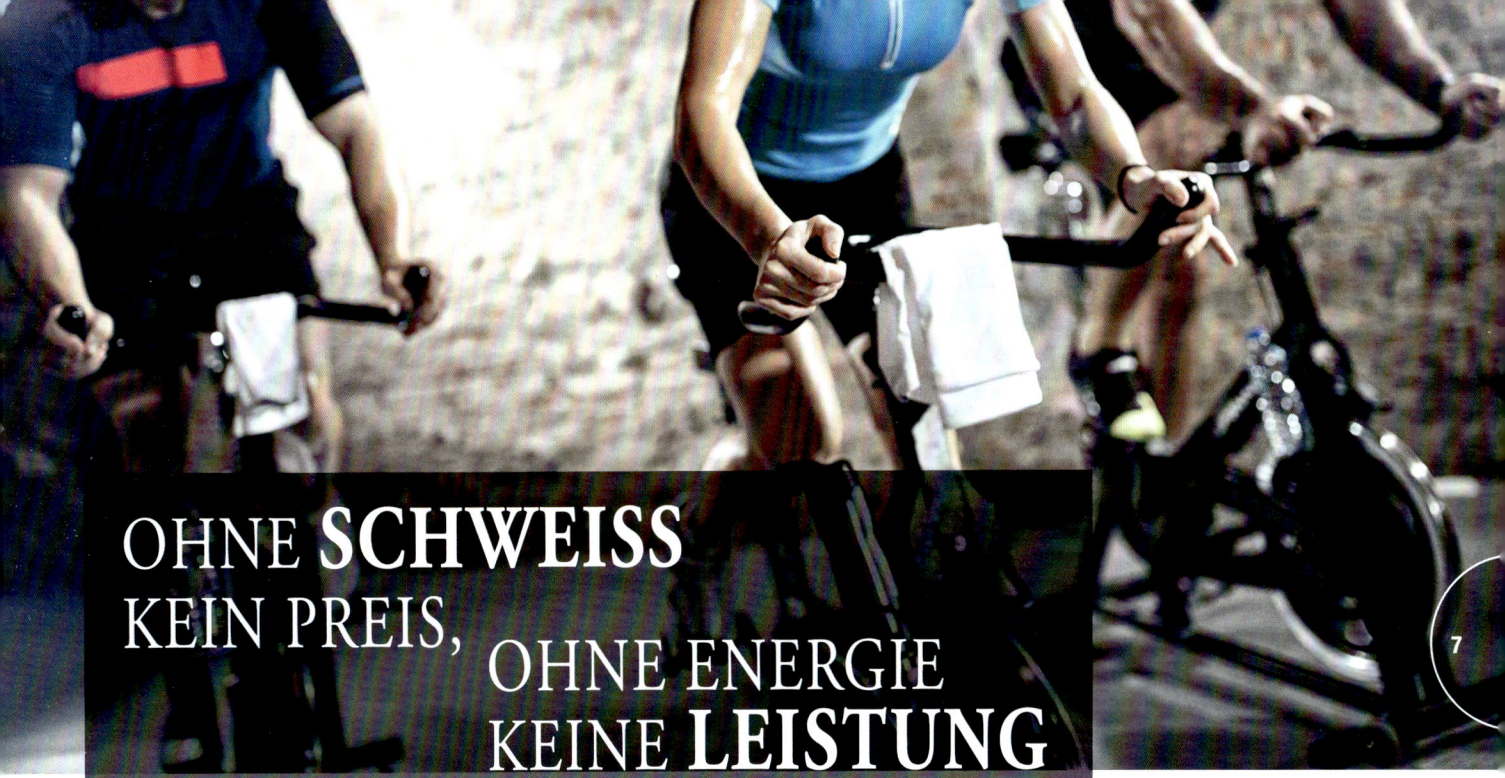

OHNE SCHWEISS KEIN PREIS, OHNE ENERGIE KEINE LEISTUNG

Sofort nach der Aufnahme sportlicher Aktivität startet im Körper eine Vielzahl biologischer Prozesse. Bereits mit den ersten Schritten beginnen wir vermehrt Kalorien zu verbrennen, der Stoffwechsel wird angekurbelt, Nährstoffe werden verarbeitet, die Energiebilanz ändert sich. Denn jede Bewegung erfordert Energie, jede Bewegung erfordert die Mobilisierung einer oder mehrerer Muskelgruppen. Und damit der Muskel die verlangte Leistung erbringen kann, müssen ihm entsprechende Energielieferanten zur Verfügung stehen. Der Brennstoff, den die Muskelzellen zur Leistungserbringung benötigen, ist eine chemische Substanz, das Adenosintriphosphat (ATP).

Der ATP-Vorrat im Körper und der Muskulatur ist jedoch sehr begrenzt. Er reicht nur für 2–3 Kontraktionen bzw. 2–3 Sekunden Arbeitsdauer. Jede weitere Bewegung erfordert die Wiederauffüllung der ATP-Pools. Für die Wiederauffüllung der ATP-Pools stehen dem Körper grundsätzlich nur zwei Möglichkeiten zur Verfügung: anaerob, also ohne Sauerstoff, oder aerob, mit Sauerstoff. Anaerob kann der Körper einmal die begrenzten ATP-Reserven sowie das Kreatinphosphat nutzen. Diese reichen für sportliche Aktivitäten von 10–20 Sekunden. Zum anderen kann er das in Muskeln gespeicherte Glykogen zu Laktat abbauen. Diese Art der Energiebereitstellung, die wohl von Natur aus primär für die Überlebensreaktionen Kampf oder Flucht bestimmt war, ist im biochemischen Sinne unkompliziert und schnell. Begrenzt wird dieser Energiegewinnungsprozess allerdings durch die Anhäufung von Laktat im Muskel. Laktat in größeren Mengen macht den Muskel sauer, behindert den Ablauf der chemischen Reaktionen für die Muskelkontraktion und den Nährstofftransport. Je höher der Laktatgehalt der Muskelzelle, desto früher tritt das Arbeitsende ein. Wegen ihrer Laktat bildenden Reaktion wird diese Energiegewinnung in der Sportmedizin auch als anaerob laktazide Form bezeichnet.

SAUERSTOFF – EIN DOPPELSCHNEIDIGES SCHWERT

Die wesentliche Energienutzung erfolgt aerob. Für die aerobe Energiegewinnung wird der mit jedem Atemzug aufgenommene und vom Blutkreislauf zum Muskel transportierte Sauerstoff benötigt. Ohne Sauerstoff keine aerobe Energiegewinnung. Der eingeatmete Sauerstoff ist der Zündstoff, der die Energiegewinnung aus Kohlenhydraten, Fetten bzw. Fettsäuren sowie wenn notwendig aus Proteinen bzw. Aminosäuren möglich macht.

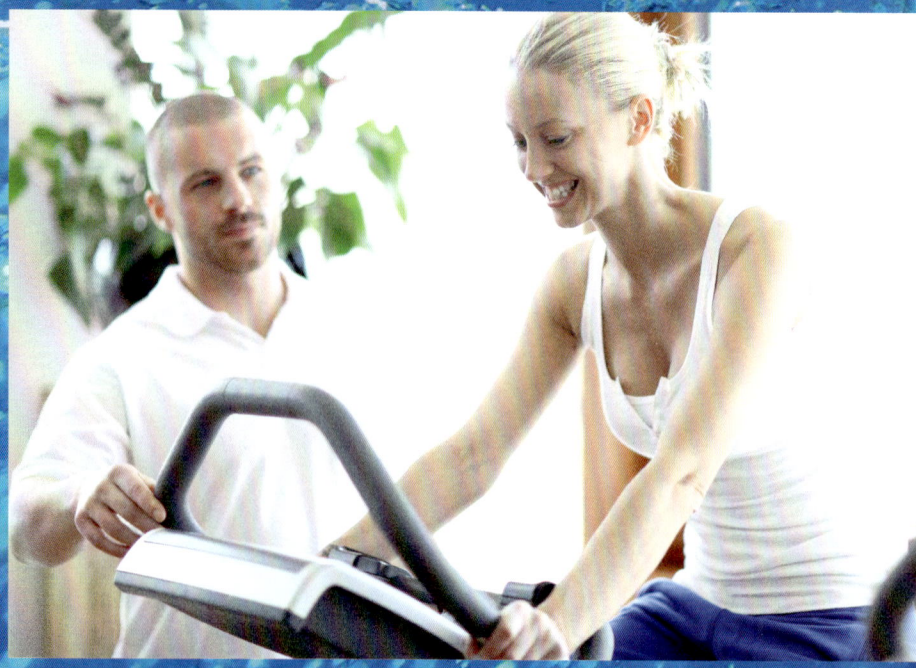

Sauerstoff ist jedoch nicht nur für sportliche Top-Leistungen notwendig, sondern direkt untrennbar mit dem Leben verknüpft. Nur mit Hilfe des Sauerstoffs kann unser Körper durch Oxidationsvorgänge die großen Energiemengen produzieren, die er zur Aufrechterhaltung seiner Lebensvorgänge benötigt. Eine gute Sauerstoffversorgung ermöglicht es unseren vielen Billionen Körperzellen, ein hohes Energieniveau aufrechtzuerhalten, das für einen ungestörten Ablauf der lebenserhaltenden Stoffwechselprozesse notwendig ist. Ähnlich wie in einem Kraftwerk benötigt unser Körper aber eine ganze Reihe von Schutzmaßnahmen, damit diese Prozesse kontrolliert ablaufen können, ohne die umliegenden Strukturen zu zerstören.

Wer im Sport erfolgreich sein will, ganz gleich, ob bei den Olympischen Spielen, den Deutschen Meisterschaften oder im eigenen Verein bei einer Vereinsmeisterschaft oder lokalen Wettkämpfen, muss hart trainieren. Das bedeutet: Die im Sport beanspruchten Organe müssen während des Trainings und des Wettkampfes besonders intensiv mit Sauerstoff versorgt werden. Alle Maßnahmen, welche die Sauerstoffaufnahme der Zellen verbessern, tragen auch zur Steigerung der Leistungsfähigkeit bei. Bei sportlichen Tätigkeiten unter maximaler oder intensiver Belastung sind Sauerstoffzufuhr und Sauerstoffverwertbarkeit (= maximale Sauerstoffkapazität) die leistungslimitierenden Größen. Deshalb spielen insbesondere bei Ausdauer- und Spielsportarten sowie bei intervallartigen Trainings- und Wettkampfbedingungen die Kohlenhydrat- bzw. Glykogenspeicher eine so wichtige Rolle. Denn pro Liter eingeatmeten Sauerstoffs kann aus Glykogen bzw. dem Kohlenhydratbaustein Glukose mehr Energie gewonnen werden als aus Fettsäuren oder Aminosäuren: aus Glykogen 5,05 kcal, aus Protein lediglich 4,5 kcal und aus Fett 4,65 kcal Energie pro Liter Sauerstoff. Auch die Geschwindigkeit, mit der die Energie für die sportliche Leistung zur Verfügung gestellt werden kann, ist bei Glykogen bzw. Glukose höher als bei Fettsäuren oder Aminosäuren. Die energetische Flussrate von Fettsäuren beträgt 0,24 Mikromol ATP pro Gramm pro Sekunde, die von Glukose 0,5 Mikromol ATP pro Gramm pro Sekunde.

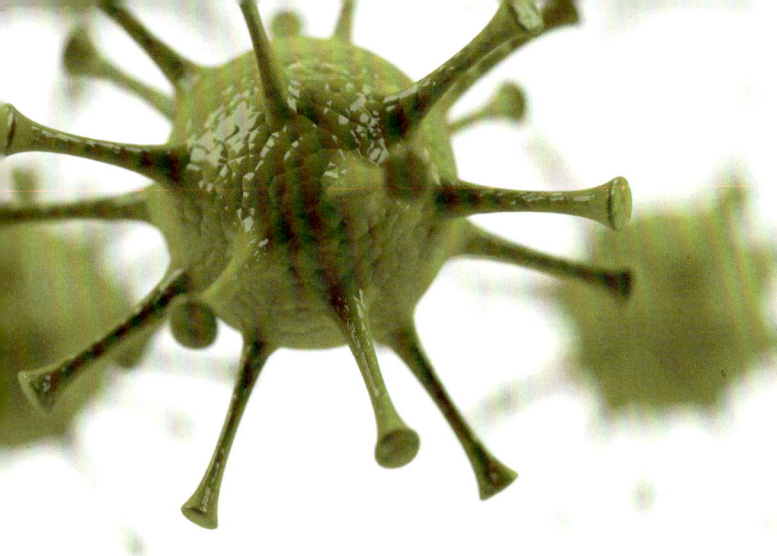

OXIDATIVER STRESS **UND** FREIE RADIKALE

Bei jeder aeroben Energiegewinnung entstehen im Körper jedoch als Nebenprodukte aggressive Sauerstoffverbindungen, die neutralisiert und unschädlich gemacht werden müssen. Bei vollständiger Verbrennung entstehen dabei die harmlosen und unschädlichen Abfallprodukte Kohlendioxid und Wasser. Zu einem gewissen Prozentsatz (zirka 1 bis 4 Prozent) laufen diese Reaktionen aber natürlicherweise nicht ganz vollständig ab. Dadurch entstehen instabile Sauerstoff- und Sauerstoff-Wasserstoffverbindungen, wie beispielsweise das Superoxid Radikal und das Wasserstoffperoxid, die die Bildung hochreaktiver, aggressiver Verbindungen, die sogenannten freien Radikale bewirken.

Für sportliche Aktivitäten wird wesentlich mehr Sauerstoff benötigt und auch mit jedem Atemzug aufgenommen als für eine körperlich passive Lebensweise. Sind es im Ruhezustand ca. 350 bis 300 ml Sauerstoff pro Minute, können es bei intensivem Training auch schon mal bis zu 4500 ml pro Minute sein. Mit diesem erhöhten Sauerstoffumsatz sind vor allem Muskeln und Gehirn einem erhöhten oxidativen Stress ausgesetzt. Die mögliche Folge: Nach einem intensivem Training ist der Körper in der Regenerationsphase mehr mit dem Aufräumen zerstörter Zellbestandteile beschäftigt als mit dem Immunschutz.

OPEN-WINDOW-EFFEKT – HERAUSFORDERUNG FÜR DEN IMMUNSCHUTZ

Die Bildung freier Radikale ist grundsätzlich ein normaler biologischer Prozess, den unser Körper auch für sich nutzt: Immunzellen nutzen deren zellzerstörendes Potenzial zum Abtöten krank machender Keime (Viren, Bakterien). Freie Radikale aktivieren Genanteile, die für die Produktion antioxidativer Schutzenzyme zuständig sind. Und freie Radikale können nicht mehr funktionierende, körpereigene Zellen unschädlich machen, bevor diese beispielsweise entarten oder sich unkontrolliert vermehren. Gleichzeitig sorgen körpereigene Enzymsysteme und Schutzmechanismen dafür, dass freie Radikale an den Stellen, wo sie nicht gebraucht werden, unschädlich gemacht werden. Das Dilemma ist: Leider ist diese Schutzkapazität des Körpers begrenzt. Hartes Training, eine Erhöhung der Trainingsintensität, insbesondere aber auch intensive sportliche Aktivitäten nur am Wochenenden oder im Urlaub oder der unter gesundheitlichen Gesichtspunkten durchaus wünschenswerte Wiedereinstieg in regelmäßige sportliche Aktivität bringen den Körper schnell an seine Grenzen. Darüber hinaus bewirken auch Erkrankungen, Lebensstilfaktoren (zum Beispiel Rauchen oder Alkohol) und Umwelteinflüsse (zum Beispiel die immer noch zunehmende Umweltverschmutzung oder das immer noch größer werdende Ozonloch) eine übermäßige Bildung freier Radikale. Können diese nicht mehr ausreichend oder schnell genug neutralisiert werden, schädigen sie wichtige biologische Strukturen.

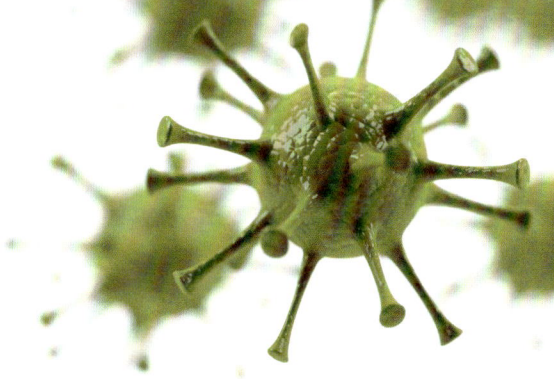

SPORT: OXIDATIVER STRESS ODER SCHUTZ?

Jede sportliche Belastung, insbesondere jede intensive und jede ausdauersportliche Belastung, geht mit einer Erhöhung des Energieverbrauchs und damit mit einer vermehrten Verbrennung der Nährstoffe unter Nutzung von Sauerstoff einher. Diese kann dabei auf das über 100-Fache im Vergleich zu körperlicher Ruhe ansteigen. Das Gleiche gilt infolgedessen auch für die Entstehung freier Radikale. Bei ungewohnten, insbesondere ungewohnt intensiven Belastungen (vor allem beim Untrainierten) ist die körpereigene, antioxidative Kapazität einer solchen Belastung oft nicht gewachsen. Blutwerte, mit denen man das Ausmaß oxidativen Stresses im Körper messen kann, steigen dann an und bleiben für 24 bis 48 Stunden erhöht. So ähneln charakteristische immunologische Blutparameter nach einem Marathonlauf denen nach einer akuten Sepsis. Nicht ganz zufällig haben belastungsbedingte Beschwerden wie Entzündungen bzw. Schmerzen im Muskel- oder Sehnenbereich, Muskelkater, das Gefühl der Steifigkeit, Müdigkeit, Abgeschlagenheit, Unwohlsein, Infektanfälligkeit einen ähnlichen zeitlichen Verlauf.

Blutparameter in Folge einer akuten Sepsis

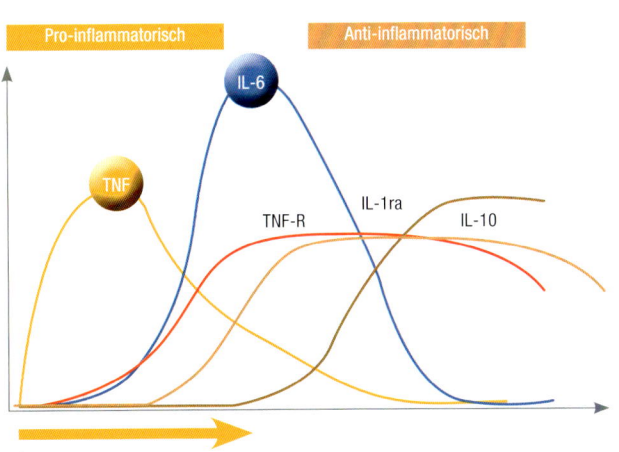

Blutparameter nach einem Marathonlauf

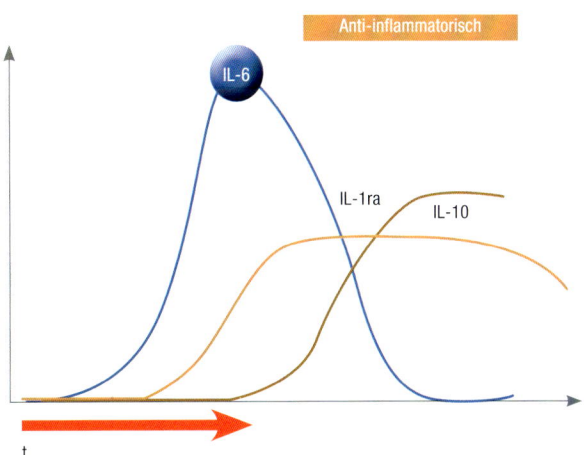

Abb. 1: Nach K. Rehm, I. Sunesara, G. D. Marshall: Int J Sports Med 2015; 36(10): 832-836

WOCHENENDSPORTLER –
DER GRÖSSTE RISIKOFAKTOR FÜR OXIDATIVEN STRESS

Der Neu- oder Wiedereinstieg in ein Training ist eine besonders kritische Phase, in der der Körper erhöhtem oxidativen Stress ausgesetzt ist, ohne ausreichend eigene Schutzkapazität zu besitzen. Ein moderater, behutsamer Belastungseinstieg und eine vermehrte Nahrungszufuhr oder -ergänzung mit antioxidativen Substanzen sind in einer solchen Phase besonders wichtig. Das Gleiche gilt für den sogenannten „Weekend-Warrior" (Wochenendkämpfer): Darunter versteht man Gelegenheitssportler, die nicht regelmäßig trainieren, sich aber ab und zu – bevorzugt an Wochenenden – in ungewohnte Belastungen stürzen (Fußballspiele, Lauf-Events u. a.) und diese mit maximaler Anstrengung durchzukämpfen versuchen.

Intensive und ungewohnte sportliche Belastungen (z.B. bei sportlich sehr intensiven Aktivitäten nur an den Wochenenden oder im Urlaub) bedeuten für jeden Körper Stress. Dieser Stress bewirkt eine weitgehend einheitliche Ganzkörperreaktion, die auf die Wiederherstellung des Gleichgewichtes aller Organvorgange zielt und den Körper vor Überlastung schützen soll. So kann sich der Körper regenerieren und an die neue Belastung anpassen. Die Reaktion des Immunsystems auf intensive sportliche Aktivitäten ist somit durchaus ein Teil der erstrebten Trainingsanpassung. Die Immunreaktion spiegelt dabei die individuelle Verarbeitung des Körpers auf den Belastungsstress wider. Das Schutzdefizit ist bei Personen mit schlechtem Trainingszustand ausgeprägter als bei top austrainierten Sportlern.

MODERATES TRAINING **STÄRKT** DIE ABWEHRKRÄFTE

Eine Vielzahl von Untersuchungen hat es bestätigt, dass hohe Intensitäten und große Umfänge im Ausdauerbereich die Infektrate erhöhen, während ein moderates Training die Infektneigung vermindert. Die zeitliche Dauer dieser vorübergehenden, durch Wettkampf und Training hervorgerufenen Immunschwächung beträgt mehrere Stunden bis ein bis zwei Tage. Diese Auswirkungen werden als Open-window-Effekt bezeichnet.

DER REGELMÄSSIG TRAINIERENDE IST VOR OXIDATIVEM STRESS **BESSER GESCHÜTZT**

Sportler, die ein regelmäßiges, an ihre Leistungsfähigkeit angepasstes Ausdauertraining durchführen, besitzen im Vergleich zu Untrainierten eine höhere Fähigkeit, freie Radikale unschädlich zu machen. Ferner ist die individuelle Belastungsintensität von Trainierten bei gleichen Trainingsvorgaben geringer als bei Untrainierten und damit entstehen auch weniger freie Radikale.

Regelmäßiges Training kann darüber hinaus die antioxidative Reservekapazität des Menschen erhöhen. Organe mit einem hohen Energieumsatz (Muskel, Herz, Leber) können sich an ein regelmäßiges Training mit einer erhöhten Aktivität antioxidativer Enzymsysteme anpassen. Gleichzeitig produziert der Trainierte bei gleicher Belastungsintensität auch weniger freie Radikale als der Untrainierte.

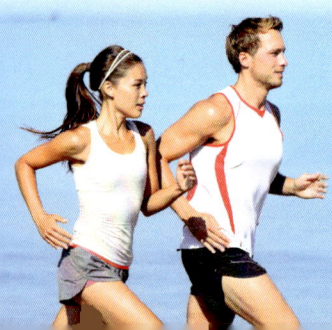

BESSER JA, ABER ZU SELTEN AUSREICHEND – DIE GRATWANDERUNG DES LEISTUNGSORIENTIERTEN **FREIZEIT- UND SPITZENSPORTLERS**

Differenzierter muss die Situation beim Wettkampfsportler betrachtet werden. Er richtet sein Training weniger nach gesundheitlichen Aspekten aus, sondern unterstellt es hauptsächlich dem Ziel der Leistungsoptimierung. Dazu wird er in Training und vor allem auch im Wettkampf regelmäßig bis an die Grenzen seiner Belastbarkeit für Umfang und Intensität gehen und diese auch immer wieder überschreiten. Unter diesen Bedingungen ist auch beim gut trainierten Sportler ein erhöhter oxidativer Stress nachweisbar. Chronischer, belastungsbedingter oxidativer Stress kann somit auch bei optimaler Anpassung leider nicht immer vollständig kompensiert werden.

DIE **GUTEN** ALTEN ZEITEN …

Konnte man in den frühen 60er- oder 70er-Jahren des 20. Jahrhundert noch bei dreimaligem Training in der Woche (nach der Arbeit) in der Handball-Bundesliga mitspielen, gehören diese Zeiten nicht nur beim Handball der Vergangenheit an. Heute trainieren nicht nur Bundesligaspieler morgens Ausdauer, nachmittags oder abends Kraft (Fitness-Studio) und dazwischen noch Technik und Taktik. Dazu kommen Mentaltraining und (Video-)Vorbereitung auf den Gegner. An den Wochenenden ist Spielbetrieb mit oder ohne (lange) Anreise, am nächsten Tag entweder leichtes Auslaufen oder wieder Training (je nachdem wie gut das Spiel ausging). Top-Vereine und Nationalspieler, die zudem noch in der Champions League und der Nationalmannschaft mitspielen, haben sogar alle drei Tage ein Spiel. Damit der Körper diese Belastungen ohne gesundheitliche Probleme über Jahre aushält, ist unstrittig, dass er eine entsprechende Unterstützung durch die Ernährung und gezielte Nahrungsbestandteile benötigt.

SPORT UND ERNÄHRUNG – PARTNERSCHAFT FÜR LEISTUNG UND GESUNDHEIT

Neben Intensität und Dauer der sportlichen Aktivität sind auch Faktoren aus der Psyche und der Ernährung in ihrer Wirkung auf die Immunkompetenz bei Sportlern wissenschaftlich untersucht worden. Diese Faktoren haben nachweisbar Auswirkungen auf die Infektneigung. So hatten Personen mit einem gesunden Lebensstil (zeitgemäße natürliche Ernährung, ausreichend Schlaf, wenig Alltagsstress) einen im Blut nachweisbar höheren Aktivitätszustand von definierten Immunzellen als Vergleichspersonen mit unausgewogenem Lebensstil.

LEBENSSTIL BEEINFLUSST **INFEKTNEIGUNG**

Die Universität Freiburg ging hierzu bei ca. 1.000 Leistungssportlern der Frage „Infektneigung und Sporttreiben" nach. Gefragt wurde nach der Trainingsart, dem Trainingsumfang, den speziellen Regenerationsmaßnahmen, dem zusätzlichen Alltagsstress und schließlich auch nach den Ernährungsgewohnheiten. Die Ergebnisse zeigten eindeutig, dass Sport und Lebensstil für die Anfälligkeit bei Sportlern mitverantwortlich sind. Während intensiver und exzessiver Ausdauersport, Alltagsstress und Schlafdefizit die Anfälligkeit um mehr als das Doppelte ansteigen lassen, können regelmäßiger Verzehr von Obst und Gemüse das Risiko deutlich senken. Wer als Sportler durch die Optimierung solcher Einflussfaktoren eine bessere Leistungsfähigkeit und Belastbarkeit erreichen möchte, kann seine Ernährung mit bewährten Immunstimulanzien und biologischen Wirkstoffen, wie den sekundären Pflanzenstoffen, optimieren.

ERNÄHRUNG
– CHANCE UND RISIKO

Sport und Ernährung können sowohl im positivem wie auch im negativen Sinne Einfluss auf die oxidative Stressbelastung des Körpers nehmen. Körperliche Inaktivität führt zu einer verminderten antioxidativen Enzymkapazität. Die Ernährung hingegen kann, je nach Zusammensetzung und Qualität der Ernährung, einerseits selbst zu einer größeren Belastung des Organismus werden, aber andererseits, wenn diese ausreichend antioxidative Wirkstoffe dem Körper zur Verfügung stellt, einen wichtigen Beitrag zur Unterstützung der antioxidativen Kapazität liefern.

ORAC: ANTIOXIDATIVE FÄHIGKEIT IST MESSBAR

Es wäre nun spannend zu wissen, wie hoch die antioxidative Fähigkeit eines jeden Lebensmittels ist, um abschätzen zu können, was man als Sportler essen sollte, um den durch Sport entstehenden Überschuss an Freien Radikalen zu kompensieren. Und genau dies ist mit Hilfe moderner Biomarker heute möglich. So lässt sich der Gehalt an Radikalenfängern in Lebensmitteln und damit deren gesundheitlicher Wert messen. Dafür hat man die Maßeinheit ORAC eingeführt, was für „Oxygen Radical Absorbance Capacity" steht, zu deutsch: Fähigkeit zur Absorbierung der Freien Radikale. Grundsätzlich gilt: Je höher der ORAC-Wert der Lebensmittel, desto besser, sprich gesünder. Denn je höher der ORAC-Wert, desto größer die Zahl der Antioxidantien in den betreffenden Nahrungs- oder Nahrungsergänzungsmitteln. Studien zeigen, dass Menschen, die Nahrungsmittel mit hohen ORAC-Werten zu sich nahmen, die antioxidative Kraft ihres Blutes um bis zu 25 Prozent steigern konnten. Empfohlen werden mindestens 3000 ORAC-Einheiten am Tag. 100 Gramm Orangen haben beispielsweise einen ORAC-Wert von 750 µmol/l. Enzym-Hefezell-Präparate erreichen erstaunliche ORAC-Werte von 5.500 µmol/l (Zell Oxygen® Immunkomplex) oder gar einen ORAC-Wert von 8.500 µmol/l (z.B. Sanuzella® ZYM sportsline)!

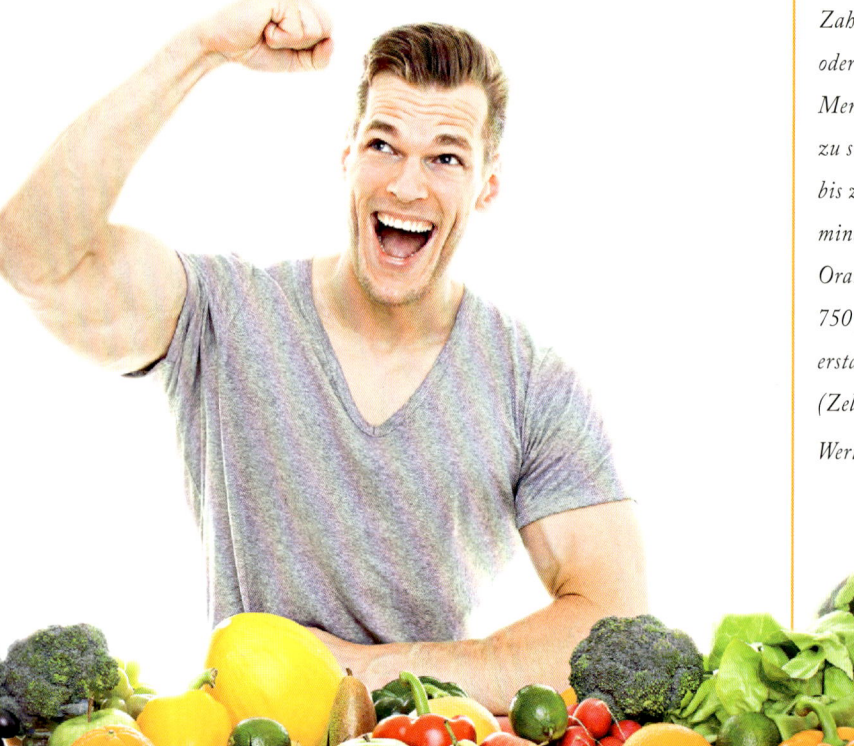

DIE ROLLE DER ERNÄHRUNG IM SPORT: WELCHE NÄHRSTOFFE SIND BESONDERS WICHTIG?

Kohlenhydrate

Die Kohlenhydrate können generell als wichtigste Energiequelle für den Sportler bezeichnet werden. Dieses gilt sowohl für die körperliche Aktivität als auch für die mentale Leistungsanforderung. Kohlenhydrate werden im Körper als langkettige Glukoseverbindungen, die als Glykogen bezeichnet werden, in der Leber und im Muskel gespeichert. Diese Speicherform der Kohlenhydrate ist mit der Stärke vergleichbar. Die Speicherkapazität beträgt bei Untrainierten 375 bis 450 Gramm in den Muskeln und 75 bis 150 Gramm in der Leber. Die Größe der Glykogenspeicher kann durch Training in Verbindung mit einer kohlenhydratreichen Ernährung auf über 600 Gramm gesteigert werden. Somit können die intramuskulär gespeicherten Kohlenhydratreserven einem Energieäquivalent von 1.500 bis 2.500 kcal entsprechen.

Pro Liter eingeatmetem Sauerstoff wird aus Fett oder Protein weniger und langsamer Energie gewonnen als aus Glykogen. Aus Glykogen können 5,05 kcal, aus Protein 4,5 kcal und aus Fett 4,65 kcal pro Liter Sauerstoff gewonnen werden. Für die sportliche Leistung mitentscheidend ist zudem die Geschwindigkeit, in der die Energie dem Körper zur Verfügung steht. Diese ist bei Glykogen höher als bei Fett bzw. Fettsäuren und Protein. Die energetische Flussrate von Fettsäuren beträgt nur 0,24 Mikromol ATP pro Gramm pro Sekunde, die von Glykogen 0,5 Mikromol ATP pro Gramm pro Sekunde. Die Energiegewinnung aus Kohlenhydraten ist somit mehr als doppelt so schnell wie aus Fett bzw. Fettsäuren.

Leberglykogen

Die in der Leber gespeicherte Glykogenmenge unterliegt periodischen Schwankungen, je nachdem wie viel Glykogen für die Bereitstellung von Blutglukose abgebaut wird, und entsprechend der Glukosemenge, die nach der Nahrungsaufnahme an die Leber abgegeben und in die Glykogenreserve eingebaut wird. Die in der Leber gespeicherten Glykogenmengen nehmen nach den Mahlzeiten zu, zwischen den Mahlzeiten und insbesondere während der Nacht dagegen nehmen sie ab, da die Leber fortwährend Glukose in den Blutkreislauf abgibt, um einen normalen Blutglukosespiegel sicherzustellen.

Die Verfügbarkeit von Leberglykogen ist ein Schlüsselfaktor für die Aufrechterhaltung eines physiologischen Blutzuckerspiegels während sowohl sportlicher als auch mentaler Aktivitäten. Sobald der Vorrat an Leberglykogen erschöpft ist und der Glukoseverbrauch in den arbeitenden Geweben (Muskeln, Gehirn) weiterhin hoch ist, erhöht sich das Risiko einer hypoglykämischen Stoffwechsellage. Dieser stressreiche Zustand hat eine maximale Fettmobilisation sowie eine Spaltung und Freisetzung von Proteinen zur Folge. Die Glukoseverarbeitung fällt auf marginale Werte ab, mit der Folge des Abfalls der körperlichen und mentalen Leistungsfähigkeit.

Muskelglykogen

Die quantitative Verwertung von Muskelglykogen als Energiequelle ist vom Trainingszustand sowie von Dauer und Intensität der Belastung abhängig (vergleiche 1.2). Im Ruhezustand kann das Verhältnis der Energiezufuhr bei 90 Prozent Fett und 10 Prozent Kohlenhydraten liegen. Bei höheren Belastungsintensitäten beginnt der Körper immer mehr Kohlenhydrate zu verwerten. Bei sehr intensiven Belastungen kann das Verhältnis der Energiezufuhr von Fett zu Kohlenhydraten 10 Prozent zu 90 Prozent betragen. Diese Verschiebung hin zur vorwiegenden Nutzung der in der Muskelzelle gespeicherten Kohlenhydrate ist durch die Tatsache zu erklären, dass die maximale Energiemenge, die pro Zeiteinheit von den Kohlenhydraten zur Verfügung gestellt werden kann, höher liegt als beim Fett (oder Protein). Außerdem ist die Sauerstoffmenge, die zur Energiegewinnung aus Kohlenhydraten benötigt wird, etwa 10 Prozent geringer als beim Fett. Daraus folgt, dass sich Sportler intensiveren Belastungen unterziehen können, also bessere Laufleistungen erzielen oder im Fußball in der zweiten Spielhälfte mehr Tore schießen bzw. weniger Gegentreffer bekommen können, wenn sie Kohlenhydrate als hauptsächliche Energiequelle nutzen (dank einer kohlenhydratreichen Ernährung nutzen können).

Kohlenhydratreiche Basisernährung

Freizeit- und Leistungssportlern wird eine Kohlenhydratzufuhr von 50 bis 60 Prozent der Energiezufuhr empfohlen. Aus Faustregel gelten 5 bis 8 Gramm pro Kilogramm Körpergewicht. Zu den Kohlenhydraten gehören eine Vielzahl von Stoffen, wie Traubenzucker, Fruchtzucker, Haushaltszucker, Milchzucke, Stärke und Ballaststoffe.
Neben der Menge sind die Geschwindigkeit und der zeitliche Verlauf wichtig, in denen die Lebensmittel die enthaltenen Kohlenhydrate dem Körper zur Verfügung stellen. Dieser Effekt wird als glykämischer Index bezeichnet. Lebensmittel und Getränke mit einem hohen glykämischen Index werden vom Körper schnell aufgenommen. Die Aufnahme und Verwertung von Kohlenhydraten aus Lebensmitteln mit einem mittleren bis niedrigen glykämischen Index stellen die Kohlenhydrate langsamer, oft aber auch kontinuierlicher und prolongierter zur Verfügung.

Carboloading / Saltin-Diät

Zu den bekanntesten Verfahren, die Glykogenspeicher zu vergrößern, gehört die Saltin-Diät, auch als Glykogenloading oder Glykogensuperkompensation bezeichnet. Dieses Ernährungsregime wird im Ausdauersport meistens vier bis sieben Tage vor einem größeren Wettkampf praktiziert. In der ursprünglichen Form der Saltin-Diät wurde beginnend mit dem 7. Tag vor dem Wettkampf hart trainiert, wobei die bei der jeweiligen Sportart beanspruchten Muskelgruppen zusätzlich belastet wurden. Dieses Training wurde über die folgenden drei Tage durchgezogen und die Kohlenhydratzufuhr auf unter 40 kcal Prozent gesenkt. Danach setzt man den Sportler für die restlichen drei Tage unmittelbar vor dem Wettkampf auf kohlenhydratreiche Kost (mindestens 70 kcal Prozent), in Verbindung mit einer Erholungsphase. Dieses Ernährungsregime führt zu einer Gewichtszunahme von 1,5 bis 2,0 kg, da 1 Gramm Glykogen zusätzlich 2 bis 3 Gramm Wasser bindet. Für die meisten Sportarten wiegt dieser Negativeffekt der Gewichtszunahme allerdings geringer als die hiermit verbundenen energetischen Vorteile durch das zusätzlich verfügbare Glykogen.
Nicht wenige Sportler haben mit der strengen Form der Saltin-Diät Magen-Darm-Probleme. Bewährt hat sich deshalb eine modifizierte Form des Carboloadings. Beginnend mit dem 6. Tag vor dem Wettkampf absolvieren die Sportler ein hartes Training. An diesen und den beiden folgenden Tage ernähren sie sich „normal" (50 kcal Prozent Kohlenhydrate). An den nächsten zwei Tagen wird die Kohlenhydratzufuhr auf 70 kcal Prozent angehoben und das Training verkürzt. Bei unverändert hoher Kohlenhydratzufuhr bleibt der Tag vor dem Wettkampf trainingsfrei.

PROTEINE

Proteine bzw. Aminosäuren stellen eine wichtige Grundlage für das Wachstum und die Entwicklung der Organe und Gewebe dar. Der menschliche Organismus verfügt über keine Proteinreserven oder Proteinspeicher, die dem großen Energiespeicher des Körperfetts oder dem relativ kleinen Glykogenspeicher entsprechen würden. Alle Proteine, die sich im Organismus befinden, sind funktionelle Proteine, d.h., sie sind Bestandteil der Gewebe- und Muskelstrukturen oder gehören Stoffwechselsystemen wie dem Transportsystem oder Hormonsystem an.

Überschüssiges Protein kann nicht als Protein gespeichert werden; es wird vielmehr gespalten, so dass der Stickstoff mit dem Harn ausgeschieden und der Rest entweder direkt für die Energieproduktion verwendet oder metabolisch umgewandelt als Glykogen oder zu einem sehr kleinen Teil als Fett gespeichert wird.

Der Anteil der Proteine an der Gesamtenergie sollte bei 12-20 Prozent liegen. Eine Mindest-Aufnahme von 0,8 Gramm pro kg Körpergewicht wird von der Deutschen Gesellschaft für Ernährung (DGE) e.V. empfohlen. Bei Kraftsport in Phasen des Muskelaufbaus kann der Proteinbedarf auf 1,5 bis 2,0 g Protein pro kg Körpergewicht ansteigen.

Der quantitativ höhere Proteinbedarf wird aufgrund des erhöhten Energiebedarfs mit einer üblichen Mischkost ausreichend gedeckt. Eine Ergänzung der Ernährung mit Eiweißpräparaten ist aus quantitativen Gründen hier nicht notwendig. Anders sieht es bei Sportarten aus, die in Gewichtsklassen starten. Hier kombinieren Sportler nicht selten ein sehr intensives Training mit einer Gewicht reduzierenden Diät. Hier kann es sehr schnell zu einem zumindest temporären Proteinmangel kommen.

Proteinqualität

Eine Maßzahl bei Proteinen ist die biologische Wertigkeit. Darunter wird die Menge in g Körpereiweiß verstanden, die durch die Aufnahme von 100 g eines Nahrungsproteins ersetzt werden kann. Als Bezug dient dabei das Vollei mit einer biologischen Wertigkeit von 100. Aus 100 g Vollei können demnach 100 g Körpereiweiß gebildet werden. Beispiele für ideale Kombinationen sind Kartoffel-Ei-Gerichte oder Kombinationen aus Getreide- und Milchprodukten (vgl. Tabelle 1).

Einzeleiweiß	Biologische Wertigkeit	Mischungsverhältnis	Biologische Wertigkeit
Vollei	100	Vollei / Kartoffel 1:2	138
Kartoffel	86	Kartoffel / Rindfleisch 1:3	90
Milch	84	Vollei / Milch 5:2	122
Reis	83	Vollei / Reis 3:2	106

Tab. 1: Biologische Wertigkeit nach Biesalski et al. (2004), S. 700

Neben einer ausreichenden quantitativen Proteinversorgung kann eine qualitative Verbesserung der Protein- bzw. der Aminosäurezufuhr positive Effekte auf die sportliche Leistungsfähigkeit haben, nicht nur beim Krafttraining, sondern insbesondere auch bei wiederholtem erschöpfendem Ausdauertraining. Hierzu zählen insbesondere verzweigtkettige Aminosäuren, sogenannten BCAAs (Isloeucin, Leucin und Valin), sowie Glutamin. BCAAs können Ermüdungserscheinungen verzögern, da das Verhältnis von Tryptophan zu BCAAs und dadurch die Synthese von Serotonin gesenkt werden. Die Aufnahme von BCAAs durch Milchprodukte und Fleisch erhöht deren Konzentration im Plasma. Das wiederum führt dazu, dass die Aufnahme von Tryptophan vom Gehirn und die Synthese von Serotonin reduziert werden, wodurch in der Folge die Müdigkeit verzögert wird. Studien haben gezeigt, dass die wahrgenommene Anstrengung und die mentale Ermüdung nach einer Gabe von BCAAs verzögert werden.

Fette

Neben den Kohlenhydraten stellt Fett die wichtigste Energiequelle für sportliche aktive Personen dar. Die Bedeutung des Fettes für die Energiegewinnung hängt von der Belastungsintensität sowie von der Verfügbarkeit der Kohlenhydrate ab.

Bei untrainierten gesunden Personen beträgt der Fettanteil an der Körpermasse 20–35 Prozent bei Frauen bzw. 10–20 Prozent bei Männern. Bei gut trainierten Personen ist die gesamte im Fettgewebe gespeicherte Fettmenge im Vergleich zu inaktiven Personen kleiner: Sie beträgt bei Männern 5–15 Prozent, bei Frauen 10–15 Prozent. Trotzdem besitzt diese Fettmenge ein erhebliches Energiepotenzial (circa 7.000 kcal pro kg Körperfett), so dass dieser Energiespeicher zum größten im Körper wird.

Mit üblicher Mischkost werden in den Industrieländern rund 35–45 kcal Prozent Fett aufgenommen. Im Rahmen einer Sportlerernährung wird empfohlen, die Fettaufnahme auf ca. 20–30 kcal Prozent zu reduzieren, wodurch die Kohlenhydratzufuhr auf 55-65 Prozent erhöht wird. Die Aufnahme an gesättigten Fettsäuren sollte auf weniger als 10 kcal Prozent reduziert werden, der Anteil an einfach ungesättigten und mehrfach ungesättigten Fettsäuren sollte mindestens 10 – 15 kcal Prozent betragen. Als Faustregel gilt ein Fettsäureverhältnis von mehrfach ungesättigten Fettsäuren zu einfach ungesättigte Fettsäuren zu gesättigten Fettsäuren von 1:1:1.

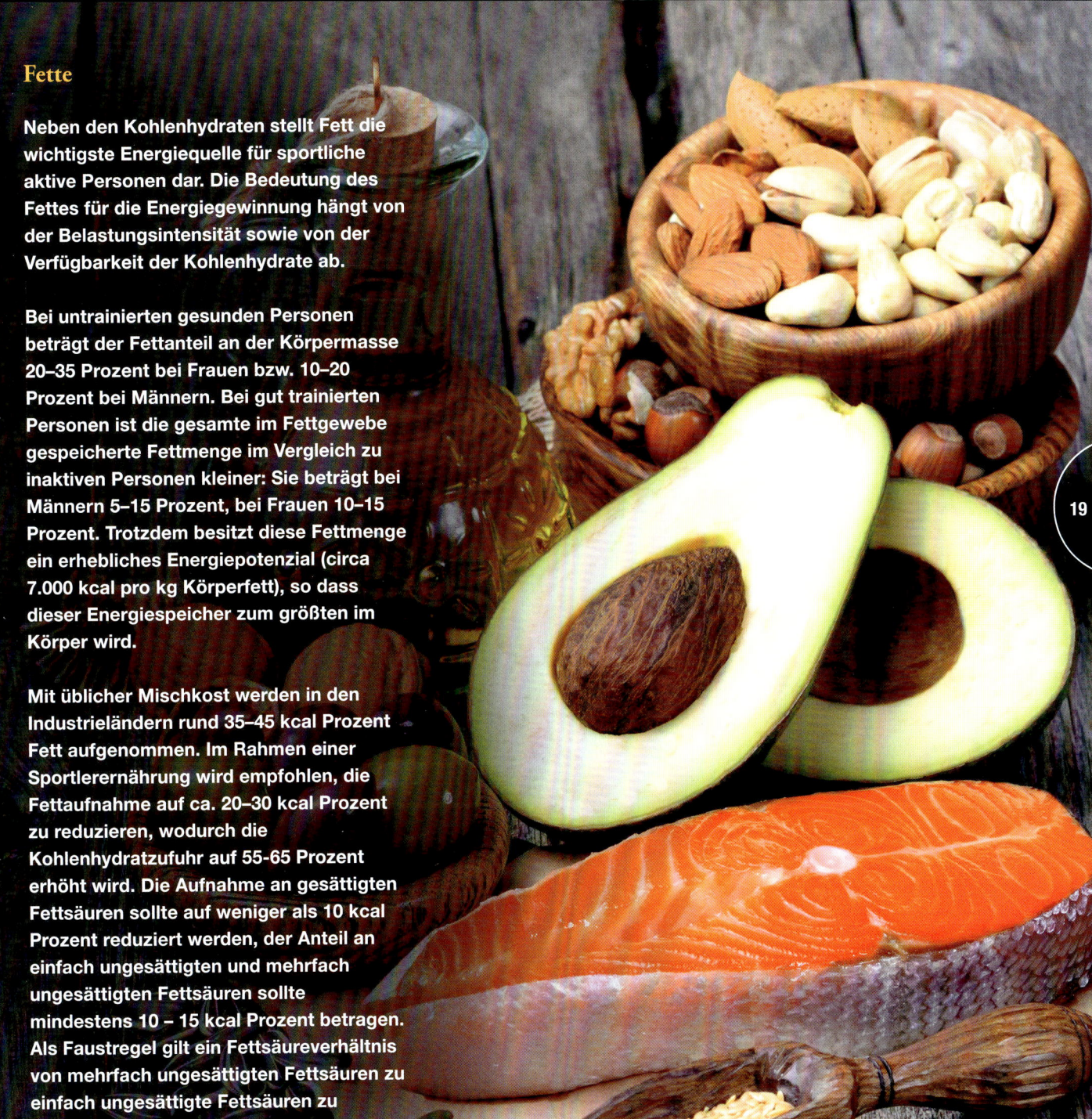

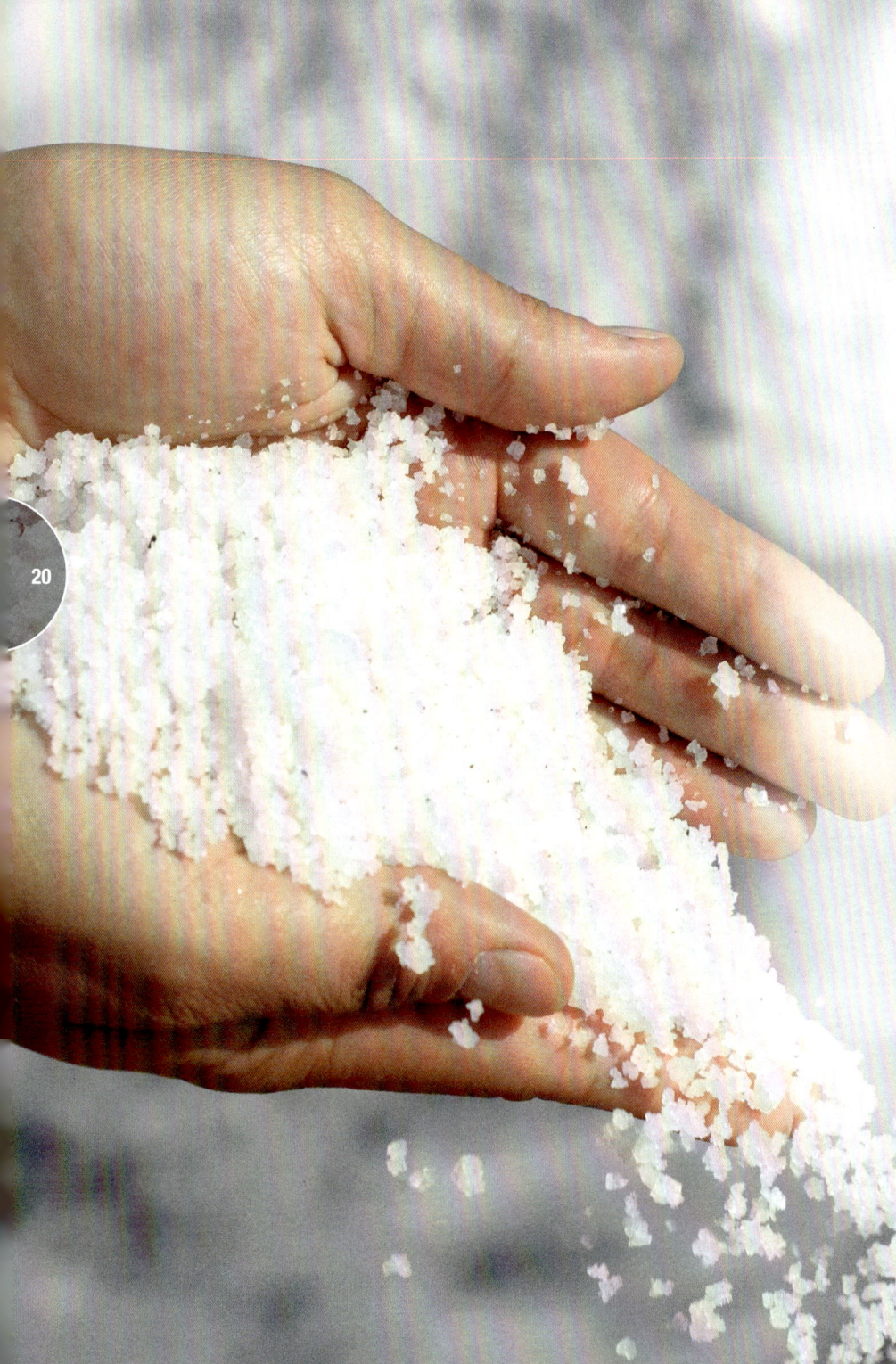

Jod – das unterschätzte Spurenelement

Ein oft unterschätztes Risiko einer Unterversorgung an Mikronährstoffen besteht beim Spurenelement Jod. Es wird bei sportlicher Aktivität über den Schweiß ausgeschieden. Da nur wenige Lebensmittel Jod in nennenswerten Mengen enthalten, kann dieser Verlust mit natürlichen Lebensmitteln nur schwer ausgeglichen werden. Schon die Basisempfehlung der täglichen Jodzufuhr von 200 µg wird in Deutschland vom durchschnittlichen Bundesbürger nicht erreicht. Entsteht nun ein zusätzlicher Jodverlust durch sportliche Aktivität – mit jedem Liter Schweiß verliert der Körper zusätzlich rund zehn Mikrogramm Jod, so wird das Risiko einer Jodunterversorgung noch vergrößert und es kommt zu einer nachlassenden Leistungsfähigkeit und Müdigkeit. Daher empfiehlt es sich, beim Salzen von Speisen jodiertes Speisesalz oder jodiertes Meersalz statt Kochsalz zu verwenden. Weiterhin sollten jodreiche Lebensmittel wie Seefische und Milchprodukte regelmäßig auf dem Speiseplan stehen.

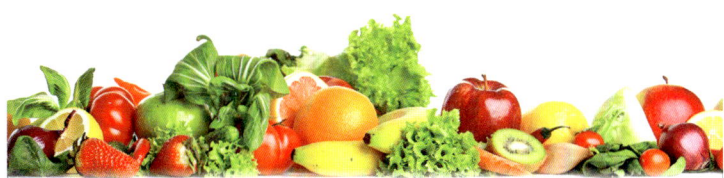

Vitamine

Vitamine haben eine herausragende Bedeutung im menschlichen Stoffwechsel, da sie zahlreiche Vorgänge regulieren und steuern. Eine regelmäßige Zufuhr von Vitaminen mit der Nahrung ist somit für den Körper unverzichtbar. Wie hoch der tägliche Vitaminbedarf des Sportlers jedoch ist, ist abhängig von verschiedenen Faktoren, wie Körpergröße, Gewicht, Alter, sowie sportlicher Aktivität. Aufgrund des erhöhten Energieumsatzes durch sportliche Aktivität korreliert eine isokalorischen Ernährung mit einer erhöhten Vitaminaufnahme mit der üblichen Ernährung. Eine Ergänzung ist deshalb im Allgemeinen nicht notwendig.

Die Anwendung von Vitaminen in Megadosen bei Sportlern wird oft mit der Begründung vertreten, dass beträchtliche Mengen an Vitaminen über den Schweiß und den Urin ausgeschieden werden. Diese Argumentation entbehrt jeglicher wissenschaftlichen Grundlage. Die Vitaminverluste über den Schweiß sind marginal. Von einer chronischen Anwendung von Vitaminen in Mega-Dosierungen ist wegen unerwünschter Nebenerscheinungen und möglichen Wechselwirkungen mit anderen Wirkstoffen abzuraten.

Eine Ergänzung mit Vitaminen kann insbesondere bei Sportarten wie Turnen, Skispringen, Tanzen, Ballett, also bei Sportarten, bei denen ein niedriges Körpergewicht als leistungsfördernd angesehen wird, sowie bei Sportarten, die „Gewichtmachen", wie Ringen, Gewichtheben, Boxen, sinnvoll sein. Aufgrund der zumindest temporären hypokalorischen Ernährung besteht hier ein erhöhtes Risiko einer Unterversorgung mit Vitaminen.

Mineralstoffe

Mineralstoffe sind von entscheidender Bedeutung für eine Vielzahl von Stoffwechselvorgängen wie die Übertragung von Nervenimpulsen, die Muskelkontraktion, die Aktivität von Enzymen als auch als Baustoffe für Knochen und Skelettsystem. Der Mineralstoffgehalt variiert zwischen den verschiedenen Geweben wie auch zwischen den intra- und extrazellulären Kompartimenten. So weist zum Beispiel das Skelett einen sehr hohen Calcium- und Phosphatgehalt auf, während die Muskelzellen viel Kalium und Magnesium enthalten, das Blut sowie die Interstitialflüssigkeit sehr viel Natrium und Chlorid.

Mineralstoffe können – in Abhängigkeit von der Schweiß- und Urinproduktion – in größeren Mengen vom Körper ausgeschieden werden. Eine Übersicht über die Mineralstoffverluste mit dem Ganzkörperschweiß gibt Tabelle 2. Ein zeitnaher Ausgleich der mit dem Schweiß ausgeschiedenen wertgebenden Mineralstoffe ist empfehlenswert.

Mineralstoff	mg / l	Durchschnittliche Menge in mg / l
Natrium	413–1091	752
Chlorid	533–1495	1014
Kalium	121–225	173
Calcium	13–67	40
Magnesium	4–34	20

Tab. 2: Mineralstoffgehalt im Ganzkörperschweiß aus Wagner et al. (2004), S. 61

Uwe Schröder:
LEISTUNGSORIENTIERTE SPORTLER BRAUCHEN KOHLENHYDRATE

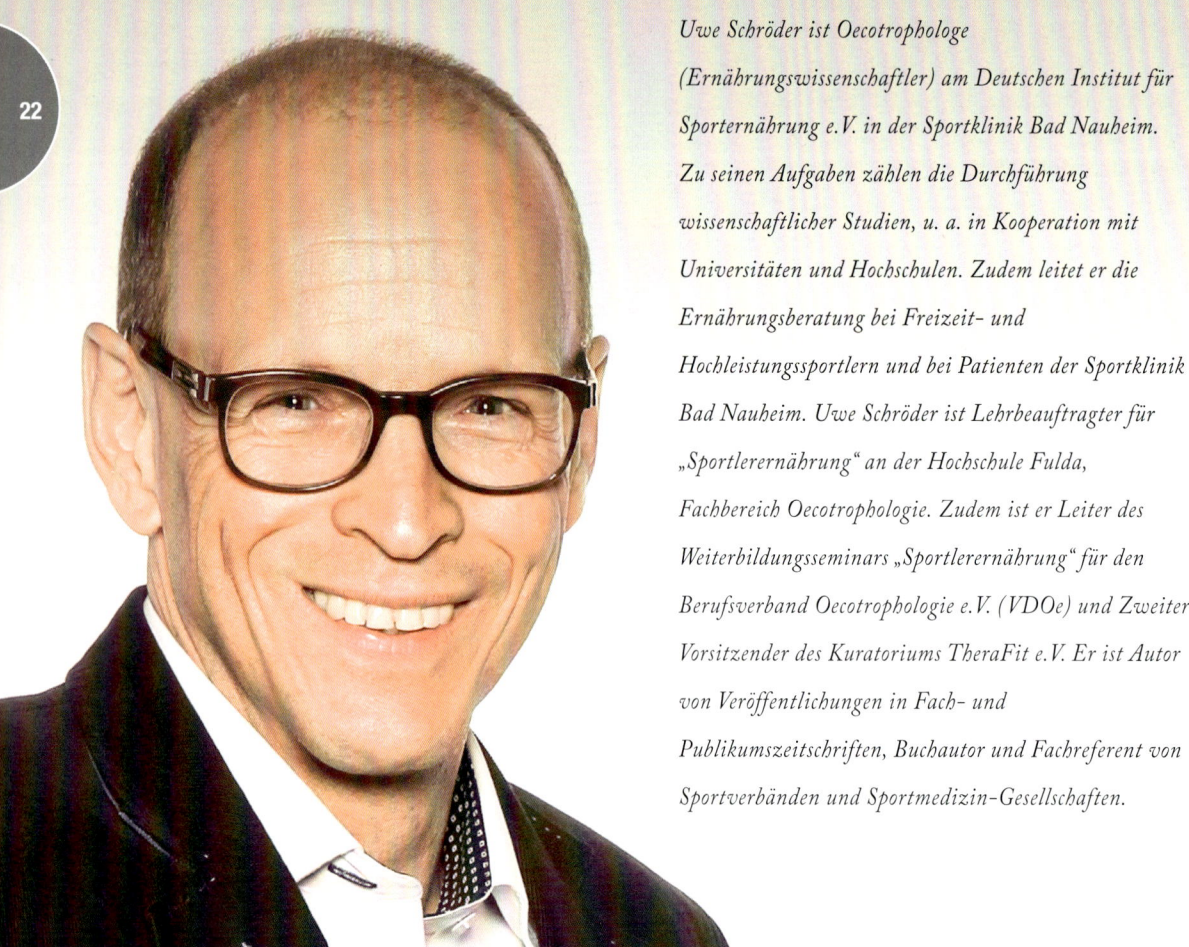

Uwe Schröder ist Oecotrophologe (Ernährungswissenschaftler) am Deutschen Institut für Sporternährung e.V. in der Sportklinik Bad Nauheim. Zu seinen Aufgaben zählen die Durchführung wissenschaftlicher Studien, u. a. in Kooperation mit Universitäten und Hochschulen. Zudem leitet er die Ernährungsberatung bei Freizeit- und Hochleistungssportlern und bei Patienten der Sportklinik Bad Nauheim. Uwe Schröder ist Lehrbeauftragter für „Sportlerernährung" an der Hochschule Fulda, Fachbereich Oecotrophologie. Zudem ist er Leiter des Weiterbildungsseminars „Sportlerernährung" für den Berufsverband Oecotrophologie e.V. (VDOe) und Zweiter Vorsitzender des Kuratoriums TheraFit e.V. Er ist Autor von Veröffentlichungen in Fach- und Publikumszeitschriften, Buchautor und Fachreferent von Sportverbänden und Sportmedizin-Gesellschaften.

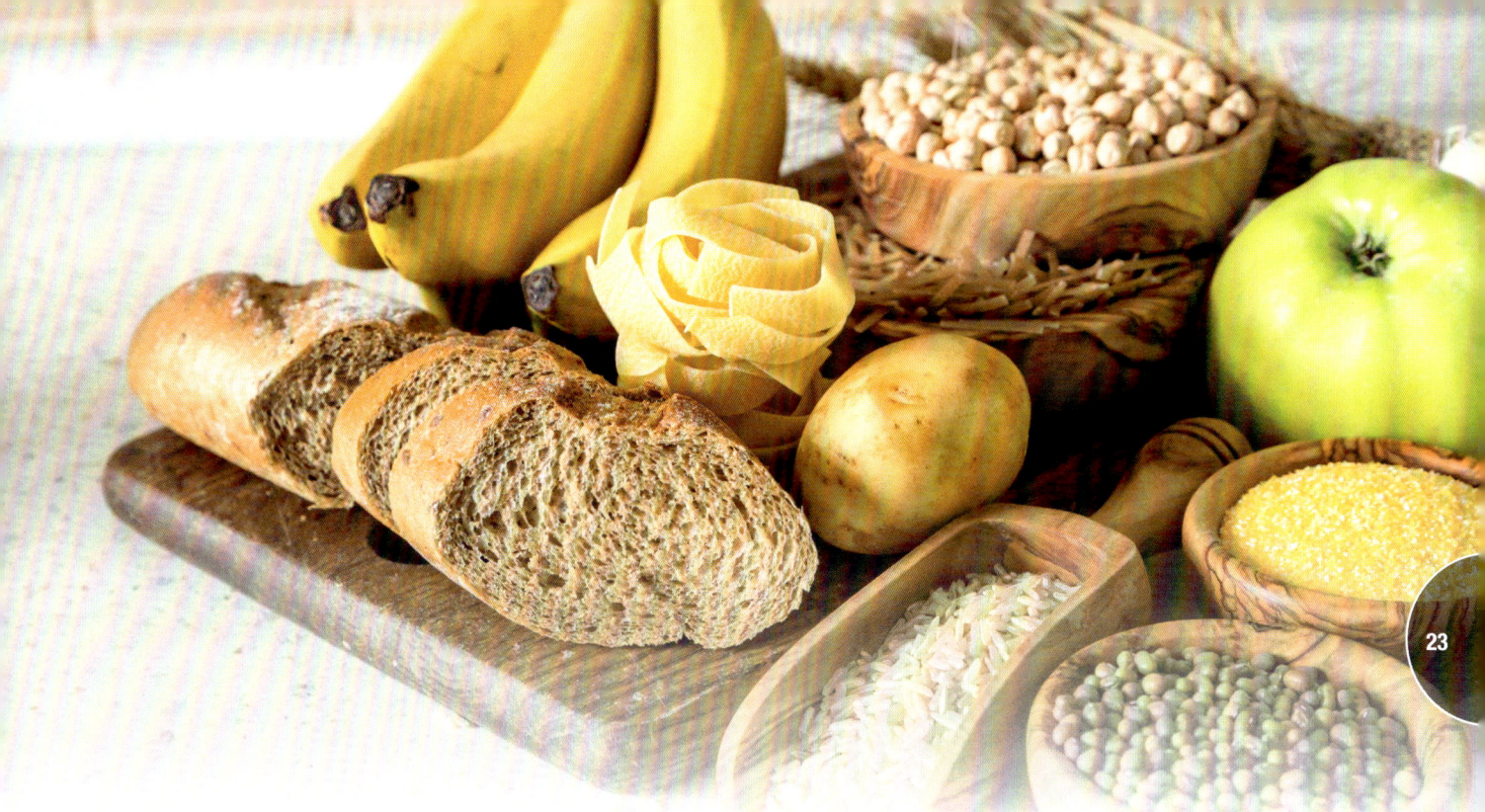

Auch wenn in den letzten Jahren eine Diskussion über die Rolle der Kohlenhydrate geführt wurde und noch immer wird, ist ihre Bedeutung für leistungsorientierte Sportler unbestritten extrem hoch. Allerdings lässt sich ihre Bedeutung in der Sporternährung nicht pauschalisieren. Je nach Sportart, Zielsetzung des Trainings, Trainingszustand etc. nimmt die Rolle der Kohlenhydrate zu oder ab. Bei Sportlern, die ihr Training periodisieren, ist sie z.B. auch davon abhängig, in welcher Phase des Trainings sich ein Sportler befindet. Je nach Aktivitätsumfängen und -intensitäten sollte etwa die Hälfte der täglich aufgenommenen Energie über kohlenhydratreiche Lebensmittel gedeckt werden. Als Faustregel gelten 5 bis 8 Gramm Kohlenhydrate pro Kilogramm Körpergewicht am Tag beim leistungsorientierten Sportler. Zielt das Training aber spezifisch auf Anpassung des gesamten Organismus an wettkampfspezifische Anforderungen ab und es wird fokussiert mit „Stress" gearbeitet, so liegen die Kohlenhydratempfehlungen bei 7 bis 10 Gramm Kohlenhydraten pro kg Körpergewicht am Tag. Steht der Fettstoffwechsel als Trainingsziel im Vordergrund, können auch Werte von weniger als 3 Gramm Kohlenhydrate pro Kilogramm Körpergewicht am Tag sinnvoll sein.

Athleten, die sich täglich langen Ausdauerbelastungen aussetzen, wie beispielsweise leistungsorientiert trainierende Triathleten, benötigen auch nach und oftmals während der Belastung Kohlenhydrate. Es gilt, je länger ein Wettkampf, umso wichtiger wird die Zufuhr der Kohlenhydrate von außen. Denn bei entleerten Muskel-Kohlenhydratspeichern (Glykogenspeichern) muss die Intensität drastisch reduziert werden – und das bedeutet eine schlechtere Endzeit.
Weiterhin können Kohlenhydrate nachweislich die Regeneration eines Sportlers beschleunigen und so ein effektiveres Training begünstigen.

Kohlenhydrate als wichtigste Energiequelle

Kohlenhydrate können generell als wichtigste Energiequelle für Sportler bezeichnet werden. Pro Liter eingeatmetem Sauerstoff wird mit ihnen im Vergleich zu Fetten und Proteinen mehr und schneller Energie gewonnen. Dieses gilt sowohl für die körperliche Aktivität als auch für die mentale Leistungsanforderung. Kohlenhydrate werden im Körper in der Leber und den Muskeln als Glykogen (langkettige Glukoseverbindungen) gespeichert. Die Größe der Glykogenspeicher kann durch Training in Verbindung mit einer kohlenhydratreichen Ernährung gesteigert werden.

Schnell verfügbare Kohlenhydrate können als „Waffe" eingesetzt werden, wenn die Leistung schwindet und schnell Energie benötigt wird. Hier kommt es auch nicht mehr auf die Nährstoffdichte an, da nur die Energiebereitstellung in dieser Situation zählt.

Um lange oder sehr oft schnell zu laufen, wie beim Fußball, muss eine möglichst große Menge Kohlenhydrate pro Zeiteinheit verstoffwechselt werden können. Dazu müssen verzehrte Kohlenhydrate schnell aus dem Darm im Muskel zur Verfügung stehen, damit die zur Verfügung stehenden Zuckereinheiten optimal in Energie umgesetzt werden können.

Bei Marathonläufern mit einer Bestzeit von 2h45 min konnte gezeigt werden, dass sie 96 Prozent der benötigten Energie aus Kohlenhydraten gewinnen. Es gilt als gesichert, dass leistungsorientierte Marathonläufer im Wettkampf, im Gegensatz zu vielen Annahmen von Aktiven, ihre Energie eben nicht überwiegend aus Fett, sondern aus den körpereigenen Kohlenhydratspeichern und der während des Rennens aufgenommenen Kohlenhydrate beziehen.

Fest steht, dass je kürzer die Wettkampfdistanz ist, desto wertvoller ist die Kohlenhydratversorgung schon während des Trainings für dieses Event. Alles deutet darauf hin, dass eine fettreiche, kohlenhydratarme Ernährungsweise die Leistungsfähigkeit von gut trainierten Athleten in intensiven Trainingsphasen und im Wettkampf begrenzt und dass damit keine optimale Anpassung an hohe Trainingsreize erzielt wird.

Eine der ersten Ernährungsstudien mit Fußballspielern stammt aus der Arbeitsgruppe des schwedischen Wissenschaftlers Bengt Saltin und verdeutlicht die Wichtigkeit der Kohlenhydrate als Energiequelle. Saltin ließ eine Spielergruppe, die in der Woche zuvor mit einem Ernährungsplan kohlenhydratreich versorgt worden war, gegen ein Team spielen, das sich mit üblicher Kost, die entsprechend weniger Kohlenhydrate enthielt, versorgt hatte. Bei den Spielern, die sich kohlenhydratreich ernährten, konnte vor und nach dem Spiel sowie in der Halbzeitpause eine höhere Glykogenkonzentration im Muskel nachgewiesen werden. Dies spiegelte sich auch in einer höheren Laufleistung wider.

Die erstgenannte Mannschaft lief in der ersten Halbzeit sechs Kilometer, die andere fünf. In der zweiten Hälfte schaffte die mit Kohlenhydraten besser versorgte Elf immer noch sechs Kilometer, die andere nur noch vier. Zudem war der Anteil der im Sprint zurückgelegten Laufstrecke in der kohlenhydratreich versorgten Gruppe deutlich höher.

Glykogen und Ausdauer

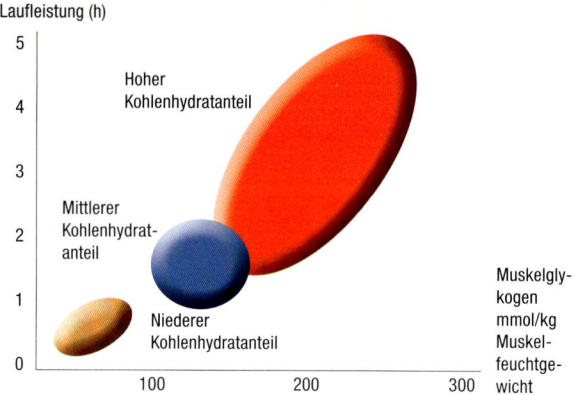

Abb. 1a: Glykogen und Ausdauer
Quelle: Deutsches Institut für Sporternährung e.V.

	Glykogenkonzentration		Laufleistung			
	Gramm/kg Muskel		m	m	%	%
	Vorher	Halb-zeit	Ende	1. Hälfte	2. Hälfte	Lauf	Sprint
Gruppe 1 Kohlehydrat-reiche Kost	15	4	1	6100	5900	27	24
Gruppe 2 Übliche Kost	7	1	0	5600	4100	50	15

Abb. 2: Glykogenkonzentration und Laufleistung
Quelle: Springer UEFA Sonderbeilage 2012

Kohlenhydrate sind nicht gleich Kohlenhydrate – worauf Sportler achten sollten

Gerade beim Sport können auch Zucker bzw. schnell verfügbare Kohlenhydrate zwingend notwendig sein, um in bestimmten Situationen schnell und effektiv Energie zu liefern. Dabei liegt der Fokus auf der Zufuhr einer leistungsunterstützenden, sinnvollen Menge, die am individuellen und situationsspezifischen Bedarf orientiert sein muss.

Wer sich aber wenig bewegt, sollte hingegen mit Zucker sehr sparsam umgehen. Menge, Aufnahmezeitpunkt und die Art des Zuckers entscheiden darüber, ob Zucker ein sinnvoller, unterstützender Nahrungsbestandteil ist oder nicht. Viel Zucker bei wenig „Zuckerverbrauch" durch Bewegung fördert die Einlagerung von Fetten, ist schlecht für wichtige Blutparameter und kann die Entstehung von Übergewicht unterstützen. Etwas Zucker beim Turnier hingegen hilft, die mentale und körperliche Leistungsfähigkeit auf Top-Niveau zu erhalten und nach der Aktivität schnell wieder fit zu werden.

Zucker sollte nicht mehr als 10 Prozent der Gesamtzufuhr an Energie ausmachen. Dies ist jedoch problematisch, da heutzutage viele verarbeitete Lebensmittel Zucker enthalten. Der absolute Verzicht auf Zucker ist mit viel Disziplin und hohem Aufwand verbunden und für Sportler weder notwendig noch sinnvoll.

Zudem heißt es oft, dass langkettige Kohlenhydrate (Oligo- und Polysaccharide) nur langsam ins Blut gehen, wohingegen kurzkettige Kohlenhydrate (Mono- und Disaccharide) schnell zur Verfügung stehen. Diese Einteilung ist gelinde gesagt Quatsch. Der gewöhnliche Haushaltszucker (Zweifachzucker) hat einen deutlich niedrigeren glykämischen Index als Maltodextrin (langkettiges Oligo- bis Polysaccharid), während Fruchtzucker als Einfachzucker sogar einen niedrigen GI aufweist.

Es gibt keine „guten" und „bösen" Kohlenhydrate. Alle haben ihre Berechtigung, wenn sie situationsspezifisch eingesetzt werden. Kurz vor dem Wettkampf liegt der Fokus auf leicht verdaulichen Kohlenhydraten mit niedrigem bis mittleren glykämischen Index. Während des Wettkampfes sind „schnelle" Kohlenhydrate mit mittlerem bis hohen glykämischen Index angesagt. Nach dem Wettkampf sollten zunächst schnelle Kohlenhydrate, in den Folgestunden Kohlenhydrate mit mittlerem und niedrigem glykämischen Index verzehrt werden.

Low-Carb für Leistungssportler nicht zu empfehlen

In den letzten Jahren hat in der Sporternährung der Low-Carb-Ansatz immer mehr Anhänger gewonnen. Was ist davon zu halten? Zunächst ist wichtig zu wissen, dass es bei der Low-Carb-Ernährung nicht die eine spezielle Ernährungsweise gibt, sondern viele verschiedene Low-Carb-Diäten. Die bekanntesten sind wohl die Glyx-, Atkins- und LOGI-Methoden. Allgemein wird die Zufuhr an Kohlenhydraten drastisch eingeschränkt, sodass die Ernährung dann fett- und eiweißbetont ist.

In bestimmten Trainingsphasen mit niedriger Intensität und hohen Umfängen, bei allgemein niedriger Belastungs-intensität und für Nicht-Sportler ist eine Low-Carb-Ernährung sehr empfehlenswert. Vorausgesetzt, die Lebensmittelwahl ist entsprechend hochwertig mit viel

frischem Gemüse und Obst, hochwertigem Fleisch und Fisch und wenig verarbeiteten Produkten.
Für große Belastungsumfänge mit hohen Intensitäten, für Turnierphasen und Trainingslager ist eine Low-Carb-Ernährung im leistungsorientierten Sport allerdings nicht sinnvoll. Der Freizeitsportler kann aber durchaus von einer Low-Carb-Ernährung profitieren, der Nicht-Sportler sowieso.

Wann der Sportler Kohlenhydrate zuführen sollte

Um Leistung auf individuell hohem Niveau zu erbringen, ist die Anpassung des gesamten Organismus durch intensive Reize notwendig. Diese werden mit der richtigen Menge an Kohlenhydraten mit einem angepassten glykämischen Index leichter, effektiver und mit geringerem Risiko hinsichtlich negativer Auswirkungen erbracht als mit wenig oder gar ohne Kohlenhydrate.
Wer im Training keine Kohlenhydrate bereits während intensiver Einheiten konsumiert, wird diese auch im Wettkampf nicht im optimalen Maße nutzen – und vertragen! – können.
Gerade die Magenentleerung und die Absorption im Darm sind limitierende Faktoren für die schnelle Verfügbarkeit der Kohlenhydrate. Die Absorptionskapazität des Darms passt sich dem Ernährungsverhalten an. Sie reagiert schnell und effektiv auf Variationen in der Kost. Die maximal mögliche Kohlenhydratabsorptionsrate kann durch eine kurze Periode der Anpassung an eine kohlenhydratreiche Kost erreicht oder erhöht werden. In einer vierwöchigen Phase wird diese Anpassung durch die Kohlenhydrat-Aufnahme während der Trainingseinheiten provoziert.
Studien belegen, dass die Oxidation exogener Kohlenhydrate während der Belastung durch eine entsprechende Einübung der Kohlenhydrat-Aufnahme schon während intensiver Trainingseinheiten deutlich erhöht und damit die endogenen Kohlenhydrat-Speicher geschont werden können.

Um als Sportler von diesen Anpassungsprozessen zu profitieren, müssen diese bereits im Training eingesetzt werden. So können höhere Kohlenhydrat- und Wassermengen während des Wettkampfs verfügbar gemacht werden. Zudem werden höhere Kohlenhydrat-Mengen besser vertragen, vor allem bei Beachtung der Kohlenhydratart. Die Leistungsfähigkeit wird damit nachgewiesenermaßen effektiv unterstützt bzw. verbessert. Grundsätzlich gilt, dass nach intensiven und/oder sehr langen Trainingseinheiten bei kurzer zur Verfügung stehender Regenerationszeit der sofortige Verzehr von 1,2 bis 1,5 g Kohlenhydrate/kg Körpergewicht notwendig ist, um die Regeneration anzukurbeln und die entleerten Glykogenspeicher wieder zu füllen. Stehen weniger als vier Stunden bis zur nächsten Trainingseinheit zur Verfügung, ist in dieser Zeit weitgehend auf Fett und auch auf Eiweiß zu verzichten, weil sie die Magenentleerung verlangsamen und damit die schnelle effektive Regeneration behindern. Wer länger als zwei Stunden mit der passenden Kohlenhydrataufnahme wartet, muss damit rechnen, dass sich bei gleicher Gesamt-Kohlenhydrat-Aufnahme die Füllung der Glykogenspeicher um bis zu acht Stunden verzögert.
Zur effektiven Regeneration direkt nach einem intensiven Training oder einem Spiel wird ein Kohlenhydrat-Eiweiß-Verhältnis von 3:1 empfohlen. Molken- und Milcheiweiße, aber auch Sojaprotein weisen einen durch Studien gut dokumentierten, die Regeneration unterstützenden Effekt auf. Zudem sollte ein nennenswerter Anteil der zu diesem Zeitpunkt verzehrten Kohlenhydrate einen hohen glykämischen Index aufweisen. Nahrungsergänzungen wie Enzym-Hefezellen können die Regeneration sinnvoll unterstützen. Voraussetzung für eine effektive Regeneration ist auch, dass alle notwendigen Nährstoffe, inklusive der sekundären Pflanzenstoffe, in ausreichender Menge vorliegen und im Körper aktiv sind. Da hier oft Defizite bei der alimentären Versorgung bestehen, ist ein Vitalkomplex mit dezidiert ausgewiesenem Spektrum und Gehalt an sekundären Pflanzenstoffen empfehlenswert.

Richtlinien für Kohlenhydrataufnahme

Zusammenfassend lassen sich folgende Richtlinien für den optimalen Zeitpunkt und Umfang der Kohlenhydrataufnahme festhalten:

Vor dem Wettkampf:

- » Eine kohlenhydratreiche Ernährung in den letzten beiden Tagen vor einem Wettkampf sorgt für eine optimale Auffüllung der Glykogendepots.
- » Vor allem für Belastungen länger als 90 Minuten spielt dies eine große Rolle.
- » 24–36 Stunden mit hoher Kohlenhydrataufnahme kann die Muskelglykogenspeicher füllen – eine vorherige Entleerung, wie es in früheren Studien kolportiert wurde, ist nicht nötig

Während des Wettkampfs:

- » Der Konsum von Kohlenhydraten kurz vor und während eines Wettkampfs stellt eine effektive Energiequelle für die Muskeln und das zentrale Nervensystem dar und verhindert den Abfall des Blutzuckerspiegels.
- » Ab einer Belastungsdauer von mehr als 60 Minuten kann der Verzehr von 30–60 g Kohlenhydraten pro Stunde Sinn machen.
- » Bei längeren, ununterbrochenen Belastungen (>2,5 Stunden) kann der Konsum von bis zu 90 g Kohlenhydraten pro Stunde sinnvoll sein.
- » Dabei wird meist auf eine Glukose-Fruktose-Mischung im Verhältnis 2:1 zurück gegriffen, da die Energiegewinnung durch die Fruktose über einen eigenen Transportmechanismus geschieht und somit mehr Energie gewonnen werden kann als über reine Glukose (insgesamt bis zu 1,5 g Kohlenhydrate pro Minute).
- » Bei Belastungen, die ca. bis 1 Stunde andauern, müssen keine Kohlenhydrate während der Aktivität verzehrt werden.
- » Allerdings gibt es Studien, die eine positive Leistungsveränderung bei Einnahme von sehr geringen Mengen Kohlenhydraten bzw. bei einfachen Mundspülungen mit süßen Kohlenhydraten zeigen.

Blutzuckerspiegel und glykämischer Index

Je nach Aktivitätsumfängen und -intensitäten sollte etwa die Hälfte der täglichen aufgenommenen Energie über kohlenhydratreiche Lebensmittel gedeckt werden. In dieser Basisversorgung sind Kohlenhydratlieferanten mit einem niedrigen glykämischen Index zu bevorzugen. Diese Kohlenhydrate stehen langsam, aber stetig zur Verfügung und haben daher keine großen Blutzuckerschwankungen zur Folge.

Generell gibt der Index Auskunft über den erwartbaren Verlauf des Blutzuckerspiegels nach Konsum eines kohlenhydrathaltigen Lebensmittels und beschreibt die Fläche unter der Blutzuckerkurve nach dem Verzehr (postprandial) von 50 g Kohlenhydraten in Form eines Lebensmittels im Vergleich zur Fläche unter der Kurve nach dem Verzehr von 50 g reiner Glukose.

Ein niedriger Wert bedeutet, dass die Kohlenhydrate langsam ins Blut sickern, wohingegen ein hoher Wert anzeigt, dass die Kohlenhydrate schnell ins Blut schießen und den Blutzuckerspiegel rasant nach oben treiben. Deshalb empfiehlt es sich, bei längerem Training Lebensmittel mit niedrigem glykämischen Index auszuwählen, da diese gleichmäßig Energie spenden und einen durchgehend ausgewogenen Blutzuckerspiegel gewährleisten.

Um eine Vergleichbarkeit der ermittelten GI-Werte zu gewährleisten, gilt der glykämische Index von Glukose als Maßstab für die Bewertung. Er wird mit der dimensionslosen Zahl 100 angegeben.

Wer kohlenhydratreiche Lebensmittel mit einem niedrigen glykämischen Index regelmäßig über den Tag verteilt aufnimmt, sorgt für ein ausgeglichenes, langanhaltend hohes Niveau seiner Leistungsfähigkeit und Konzentration. Als hoher glykämischer Index werden Werte zwischen 70 und 100 bezeichnet. Dazu zählen Lebensmittel wie beispielsweise Weißbrot und Cornflakes. Einen mittleren glykämischen Index (Werte zwischen 55 und 70) erreichen Lebensmittel wie zum Beispiel Roggenvollkornbrot, Haushaltszucker und Apfelsaft. Lebensmittel, nach deren Verzehr der Blutzucker nur wenig ausgeprägt ansteigt, haben einen glykämischen Index unter 55. Beispiele hierfür sind Milch, Kokosblütenzucker, Hülsenfrüchte und Blattgemüse sowie Fruchtzucker und Isomaltulose.

Tab. 3: Glykämischer Index ausgewählter Lebensmittel

Lebensmittel	50 g KH enthalten in	GI
Glukose	50 g	100
Honig	67 g	100
Rohr-/Ahornsirup	80 g	100
Cornflakes	59 g	100
Kartoffeln	254 g gekocht	> 85
Spaghetti	198 g gekocht	< 85
Vollkornbrot	106 g ca. 4 Scheiben	< 85
Reis (weiß)	169 g gekocht	< 85
Trauben (blau)	323 g	< 85
Trauben (weiß)	310 g	< 85
Orangen	3 Stück à 140 g	< 85
Mais	200 g gekocht	< 85
Bohnen	485 g gebraten	> 60
Äpfel, Pfirsiche, Birnen, Hülsenfrüchte u.a.		< 60

*** Weißbrot hat einen GI von 100 ***

Quelle: Deutsches Institut für Sporternährung e.V.

SPORT-ERNÄHRUNG –
NÄHRSTOFFE AUF EINEN BLICK

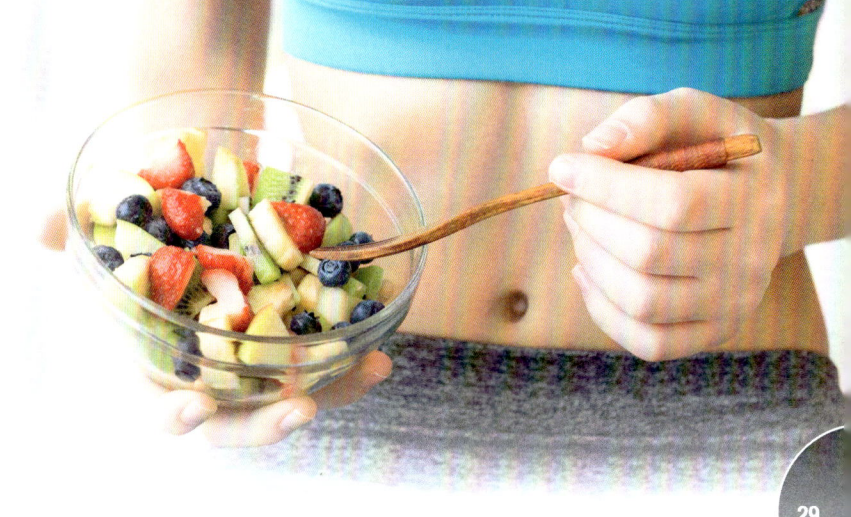

Sporternährung auf einen Blick:

Nährstoffe

Nährstoffe	ausgewählte Empfehlungen, Schätz- oder Richtwerte für die Tageszufuhr (nach D.A.CH.)[1]	Richtzahlen für die Tageszufuhr beim Leistungssportler (nach DiSE Deutsches Institut für Sporternährung e.V.)	Hauptfunktionen	Vorkommen
Kohlenhydrate	250 – 400 g	5 – 10 g pro kg Körpergewicht	Energiequelle für den gesamten Organismus, insbesondere für Muskulatur, Gehirn und Nervenzellen, Energiespeicher für Leistungsspitzen	Kartoffel, Getreideprodukte, Milchreis, Obst, Gemüse, Trockenfrüchte
Ballaststoff	über 30 g	über 30 g	Darmfunktionen, Sättigungsregulation	Vollkornprodukte, Obst, Gemüse
Eiweiß	0,8 g pro kg Körpergewicht	1,0–2,0 g pro kg Körpergewicht, je nach Sportart, Trainingsphase und -intensität	Muskelaufbau, Bildung von Enzymen, Immunsystem	Milch, Milchprodukte, Fleisch, Getreide, Hülsenfrüchte, Kartoffeln
Fett	80 g	1,0–1,8 g pro kg Körpergewicht	Energiereserve als Depotfett, Membranbestandteil, Träger essenzieller Fettsäuren und fettlöslicher Vitamine	Öle und Fett, Schweinefleisch, Wurst, Käse
Wasser	2,5 l davon 1,5 l durch Getränke	3,5–5 l davon 2,5–4,0 l durch Getränke je nach Schweißverlust	Transport von Sauerstoff und Nährstoffen, Reizübertragung und Muskelbewegung, Schweißproduktion, Thermoregulation, Ausscheidungen harnpflichtiger Substanzen	Getränke wie Tee, Mineralwasser, Frucht- und Gemüsesaft, Schorlen, Obst, Gemüse

[1] D.A.CH.: Deutschland (D), Österreich (A), Schweiz (CH)
Gemeinsame Zufuhrempfehlungen der Deutschen Gesellschaft für Ernährung (DGE) e.V., der Österreichischen Gesellschaft für Ernährung (ÖGE), der Schweizerischen Gesellschaft für Ernährungsforschung (SGE) und dem Schweizerischen Verein für Ernährung (SVE)

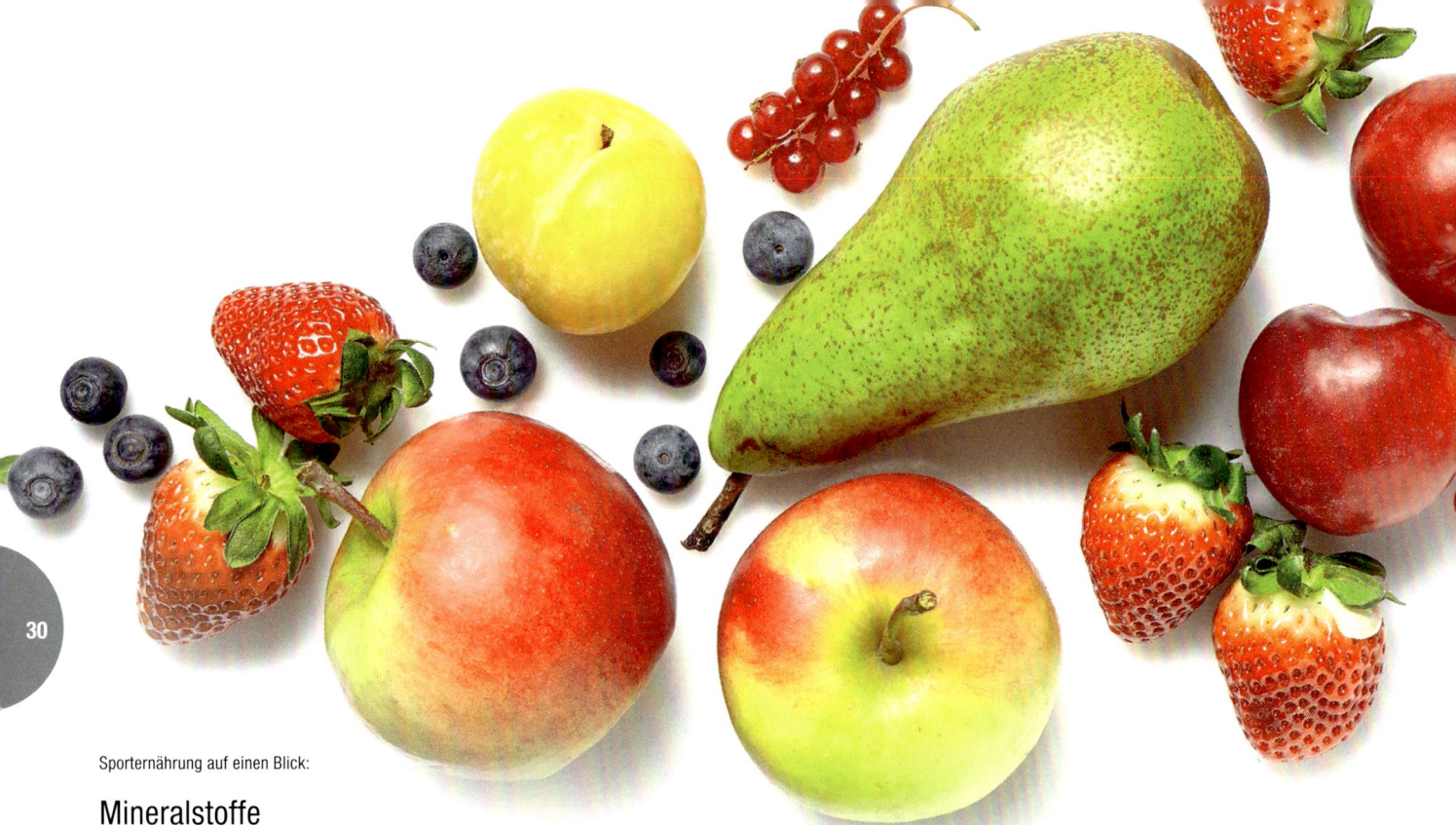

Sporternährung auf einen Blick:

Mineralstoffe

Nährstoffe	Empfehlung für die Tageszufuhr (nach D.A.CH.)	Richtzahlen für die Tageszufuhr beim Leistungssportler (nach DiSE Deutsches Institut für Sporternährung e.V.)	Hauptfunktionen	Vorkommen
NaCl (Kochsalz)	4 g	10–15 g	Regulation des Wasserhaushalts, beteiligt an Resorption von Kohlenhydraten und Aminosäuren, Muskelkontraktion, Enzymaktivator	Fleisch- und Wurstwaren, Hartkäse, Dosengemüse, Räucherfisch
Kalium	4 g	4-5 g	Regulation des Wasserhaushalts, Enzymaktivator	Hülsenfrüchte, Trockenfrüchte, Gemüse- und Obstsäfte, Bierhefe
Magnesium	350–400 mg ♂ 300–350 mg ♀	500–700 mg	Erregungsleitung von Muskeln und Nerven, Muskelkontraktion, Enzymbestandteil, Aufbau von Knochen und Sehnen	Mineralwasser, Getreide, Nüsse, Fleisch, Grüngemüse
Calcium	1.000 mg	über 1.200 mg	Stützfunktion im Skelett, Bildung von Knochen- und Zahnsubstanz, Blutgerinnung, Muskelkontraktion	Milch, Milchprodukte, Gemüse, Mineralwasser
Phosphor	700 mg	über 1.000 mg	Energiegewinnung, Bestandteil energiereicher Verbindungen, Knochenbestandteil	Milch, Milchprodukte, Fisch, Fleisch
Jod	200 µg	über 200 µg	Bestandteil der Schilddrüsenhormone, Muskelaufbau, Kohlenhydrat- und Fettstoffwechsel	Meeresprodukte wie Fisch und Muscheln, Milchprodukte, Jodsalz
Eisen	10 mg ♂ 15 mg ♀	18–25 mg	Sauerstoffverwertung, Blutkörperchenbildung, Energiestoffwechsel	Milch, Milchprodukte, Fleisch, Hirse, Spinat
Zink	10 mg ♂ 7 mg ♀	über 15 mg	Wachstum, Fortpflanzung, Immunsystem, Wundheilung, Energiehaushalt	Fleisch, Fisch, Ei, Milch, Käse, Spinat und Vollkornprodukte

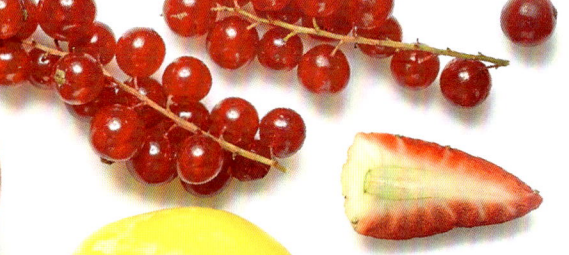

Sporternährung auf einen Blick:

Vitamine

Nährstoffe	Empfehlung für die Tageszufuhr (nach D.A.CH.)	Richtzahlen für die Tageszufuhr beim Leistungssportler (nach DiSE Deutsches Institut für Sporternährung e.V.)	Hauptfunktionen	Vorkommen
A (Retinol)	1,0 mg ♂ 0,8 mg ♀	über 2 mg	Beteiligung am Sehvorgang, Aufbau und Funktionserhaltung von Haut und Schleimhäuten	Gemüse, Milch, Milchprodukte, Fisch
D (Calciferol)	20 μg	größer 20 μg	Wichtig im Calcium- und Phosphatstoffwechsel, Mineralisierung der Knochen	Fettfische, Hering, Aal, Lachs, Makrele
E (Tocopherol)	12–15 mg ♂ 12 mg ♀	über 15 mg	Schützt ungesättigte Fettsäuren und Vitamin A im Körper vor Oxidation (natürliches Antioxidans)	Pflanzliche Öle und Fett, Erbsen, Grünkohl
B1 (Thiamin)	1,1–1,3 mg ♂ 1,0 mg ♀	über 1,5 mg je nach Kohlenhydrataufnahme	Wichtig im Kohlenhydratstoffwechsel, für das Nervensystem	Vollkornprodukte, Hefe, Kartoffeln, Schwein, Hülsenfrüchte, Geflügelfleisch
B2 (Riboflavin)	1,3–1,4 mg ♂ 1,0–1,1 mg ♀	über 1,5 mg je nach Kohlenhydrat- und Eiweißaufnahme	Beteiligt am Fett-, Kohlenhydrat- und Proteinstoffwechsel	Milch, Milchprodukte, Käse, Schweine-, Rind- und Geflügelfleisch, Vollkornprodukte
B6 (Pyridoxin)	1,4-1,6 mg ♂ 1,2 mg ♀	über 1,5 mg je nach Eiweißaufnahme	Wichtig im Proteinstoffwechsel und für das Nervensystem	Weizenkeime, Bohnen, Kalb-, Schweine-, Rind- und Geflügelfleisch, Vollkornprodukte
B12 (Cobalamin)	3 μg	5 μg	Verhindert bestimmte Formen der Blutarmut (Anämie)	Seelachs, Rindfleisch, Milch, Milchprodukte, Eier
Biotin	30-60 μg	30-60 μg	Wichtig bei der Synthese von Kohlenhydraten und Fettsäuren	Milch, Innereien, Sojabohnen
Folat (Folsäure)	300 μg	500 μg	Wichtig für die Zellneubildung	Weizenkeime, Vollkornprodukte, Kohlgemüse, Hefe, Kartoffeln
Niacin	14–16 mg ♂ 11–13 mg ♀	über 30 mg	Wichtig für Energiestoffwechsel und Herzfunktion	Vollkornprodukte, Erbsen, Rind-, Schweine- und Geflügelfleisch, Seefisch
Pantothensäure	6 mg	8 mg	Wichtig beim Abbau von Fetten, Kohlenhydraten und Aminosäuren	Brokkoli, Blumenkohl, Kalb-, Rindfleisch, Milch, Vollkornprodukte
C (Ascorbinsäure)	95 mg ♂ 110 mg ♀	über 250 mg	Verbessert die Eisenaufnahme aus der Nahrung, wichtig für die Bildung und Funktionserhaltung von Bindegewebe und Knochen, stimuliert die körpereigenen Abwehrkräfte, Antioxidans	Frisches Obst und Gemüse, Paprika, Kartoffeln, Tomate, Zitrusfrüchte, schwarze Johannisbeeren, Sanddorn

[1] D.A.CH.: Deutschland (D), Österreich (A), Schweiz (CH)
Gemeinsame Zufuhrempfehlungen der Deutschen Gesellschaft für Ernährung (DGE) e.V., der Österreichischen Gesellschaft für Ernährung (ÖGE), der Schweizerischen Gesellschaft für Ernährungsforschung (SGE) und dem Schweizerischen Verein für Ernährung (SVE)

Wasser und Wasserhaushalt

Der Wasseranteil am Gesamtkörpergewicht beträgt rund 45 bis 70 Prozent. Es ist somit mengenmäßig der wichtigste Bestandteil des menschlichen Organismus. Die Muskulatur besteht zu 70 bis 75 Prozent aus Wasser, während das Fettgewebe nur etwas 10 bis 15 Prozent Wasser enthält.

Der Wasserbedarf des Körpers beträgt rund 1 ml pro kcal Energieverbrauch. Ohne sportliche Aktivität beträgt der Wasserbedarf somit rund 2,0 bis 2,5 Liter pro Tag. Im Durchschnitt werden über Getränke etwa 1,5 Liter, über die Nahrung 0,7 Liter aufgenommen. Hinzu kommen noch 0,3 Liter Oxidationswasser.

Entsprechend dem Energieverbrauch beim Training und Wettkampf kann bei sportlicher Aktivität der Wasserbedarf auf 4 bis 5 Litern pro Tag ansteigen. Abhängig von der Art und Dauer der Belastung, dem Trainingszustand sowie der Temperatur der Umgebung und der Höhenlage kann der Schweißverlust zwischen 100 ml und mehr als 2 Liter pro Stunde betragen.

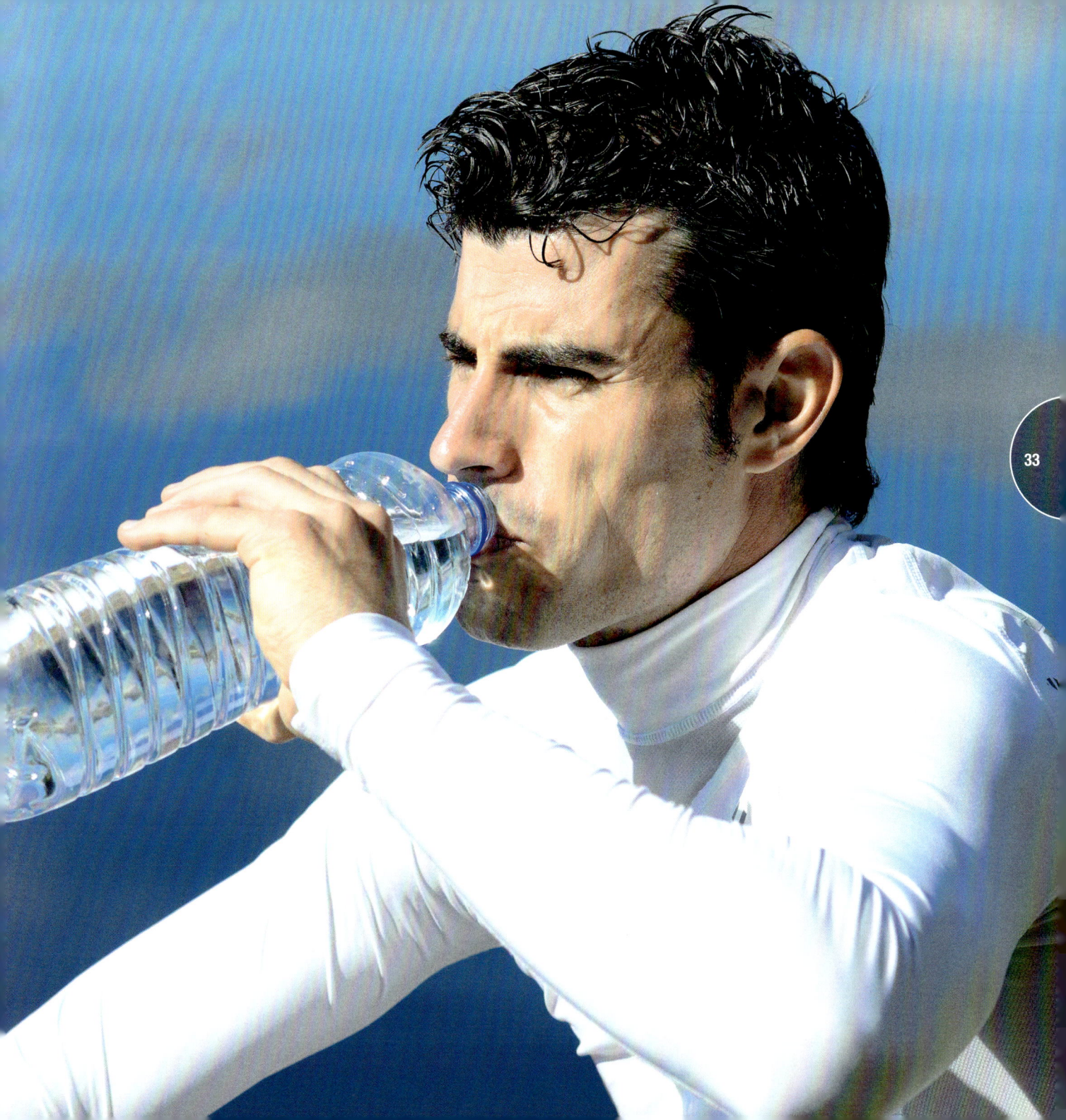

Bei ausreichender Getränkeaufnahme bleibt der Wassergehalt des Körpers auffallend konstant. Wasser kann nicht im Körper gespeichert werden. Überschüssige Flüssigkeit wird über die Nieren sehr schnell wieder ausgeschieden. Auf der anderen Seite kann der Körper jedoch durch ein Ungleichgewicht zwischen Flüssigkeitsaufnahme und Flüssigkeitsverlusten „austrocknen".

Die Wassergehalte aller Kompartimente werden durch den osmotischen Druck bestimmt. In Folge der Semipermeabilität der Zellmembranen, in Kombination mit der „Ionenpumpe", herrschen im intra- und extrazellulären Kompartiment unterschiedliche Mineralstoff-(Elektrolyt-) Konzentrationen. Mittels Osmose findet ein Ausgleich der unterschiedlichen Lösungskonzentrationen in den Kompartimenten statt. Osmose ist der Übergang von Wasser von einem Kompartiment mit geringerer Lösungskonzentration auf ein Kompartiment mit höherer Lösungskonzentration. Im menschlichen Organismus finden solche Flüssigkeitsbewegungen statt, um die extrazellulären Flüssigkeiten auf einen osmotischen Druck von ca. 300 mosmol (Isotonie) zu stabilisieren. Sportliche Aktivitäten, insbesondere in warmer Umgebung, können zu dramatischen Veränderungen im Wassergehalt sowie in Bezug auf die Elektrolytkonzentrationen in den verschiedenen Kompartimenten führen.

Natrium und Chlorid außerhalb der Zellen sowie Magnesium und Kalium im Zellinnern sind die wichtigsten Elektrolyte, die den Wassergehalt der Zelle beeinflussen.

Einen praxisrelevanten Überblick über die Schweißverluste ermöglicht die Ermittlung des Körpergewichtes vor und nach dem Wettkampf. Die Differenz zwischen dem Körpergewicht in kg zu Beginn der sportlichen Aktivität und am Ende zuzüglich der während der Aktivität aufgenommenen Getränkemenge ergeben die tatsächlichen Schweißverluste in Litern. Weitere Informationen zum Hydratationstest unter www.dise.online.

Beträgt der Wasserlust mehr als 2 Prozent des Gesamtkörpergewichtes, kann es u.a. zu einer Einschränkung der Nährstoffversorgung, Erbrechen oder Muskelkrämpfen führen.

Die Elektrolytkonzentration des Schweißes ist geringer als die des Blutes. Dies bedeutet, dass relativ mehr Wasser als Elektrolyte aus dem Blut mit dem Schweiß verloren werden und es zu einer Erhöhung der Elektrolytkonzentrationen im Blut kommt. Dies ist insbesondere dann der Fall, wenn kein Wasser aufgenommen wird, um die Flüssigkeitsverluste zu kompensieren. Starke Schweißverluste und eine Kompensation mit mineralstoffarmen Getränken können zu erniedrigten Blutnatriumwerten führen.

Hyponatriämie und dadurch bedingte Symptome einer Wasserintoxikation sind bei Marathonläufen und Triathlonsportlern beobachtet worden. Das Argument, wonach der Natriumgehalt der vor und nach dem Training eingenommen Mahlzeiten genüge, um die Verluste auszugleichen, ist irreführend. Die nach dem Training eingenommenen Mahlzeiten kompensieren nicht die Natriumverluste während der Aktivität. Natrium gehört neben Magnesium und Calcium auch aus diesem Grunde zu den wichtigen Mineralstoffen für sportliche aktive Menschen.

Das optimale Sportgetränke für alle Sportler und Sportarten – Die Quadratur des Kreises?

Sportlergetränke für den schnellstmöglichen Flüssigkeitsersatz sollten so zusammengesetzt sein, dass sie sowohl mit dem Schweiß verlorene Flüssigkeit und Mineralstoffe ersetzen, als auch zusätzlich während der sportlichen Aktivität verwertbare Energie in Form von Kohlenhydrate dem Körper zur Verfügung stellen. Und damit auch ausreichende Mengen getrunken werden, sind Geschmack und die Magenfreundlichkeit des Getränkes von hoher Bedeutung.

Als allgemeine Richtlinie gilt, dass Sportgetränke zur schnellstmöglichen Rehydratation nicht hypertonisch sein sollten. Maximal akzeptabel ist eine Osmolarität von 400–450 mosmol, ideal ist eine Osmolarität von rund 300 mosmol/Liter (= Isotonie). Hypertone Getränke reduzieren die Nettoflüssigkeitsresorption, da sie eine Wassersekretion in den Gastointestinaltrakt hervorrufen, um eine Isotonie des Getränkes mit dem Blut zu erreichen. Zudem verlängert sich die Magenentleerungszeit von hypertonischen Getränken im Vergleich zu hypotonen und isotonischen Getränken. Auch Kohlenhydrate erhöhen die Osmolarität des Getränkes. Je nach Kohlenhydrat beträgt die maximale sinnvolle Kohlenhydratmenge 30 bis 80 g Kohlenhydrate pro Liter.

Da große individuelle Unterschiede bestehen hinsichtlich Schweißrate, Elektrolytgehalt des Schweißes, Kohlenhydratnutzung sowie den klimatischen Faktoren, in denen Sport getrieben wird, ist es unmöglich, ein Sportgetränk zusammenzustellen, das in jeder beliebigen Situation die entstandenen Verluste exakt ausgleichen kann. Neben den klassischen Sportgetränken sind Getränke, die einen Anteil von 20 bis maximal 30 Prozent Frucht- oder Gemüsesaft und 80 bis 70 Prozent mineralstoffreiches Wasser aufweisen, ein guter Kompromiss. Die handelsüblich angebotenen fertigen Saftschorlen erfüllen aufgrund des zu hohen Fruchtsaftanteils und des zu geringen Mineralstoffgehaltes (insbesondere des zu geringen Natriumgehaltes) diese Anforderungen nicht. Eine selbst hergestellte Saftschorle aus drei Teilen eines mineralstoffreichen Mineralwassers (pro Liter mindestens 80 mg Natrium, 200 mg Calcium und 100 mg Magnesium) im Verhältnis mit einem Teil Fruchtsaft ist eine sportgerechte Rezeptur einer Saftschorle.

Wann und wie viel sollte ich trinken?

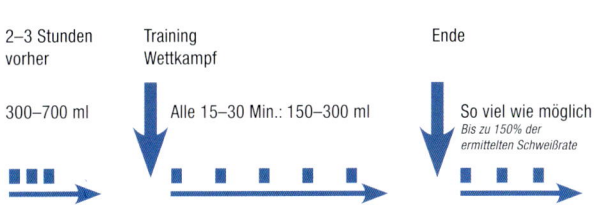

Abbildung 2a nach Wagner et al. (2004)

Die Abbildung 2a beschreibt ein empfehlenswertes und allgemein bewährtes Trinkregime, wann und wie viel vor, während und nach sportlicher Aktivität getrunken werden sollte. Ergänzend sollte regelmäßig der Urin und dessen Farbe kontrolliert werden. Ist dieser stark konzentriert und damit stark gefärbt, ist es wahrscheinlich, dass der Wasserhaushalt unausgeglichen ist. Beim Vorliegen einer hellen Farbe dürfte der Wasserhaushalt ausgeglichen und ein größeres Wasserdefizit unwahrscheinlich sein.

Andrea Stensitzky-Thielemans:

SPORTERNÄHRUNG IN UNTERSCHIEDLICHEN SPORTARTEN

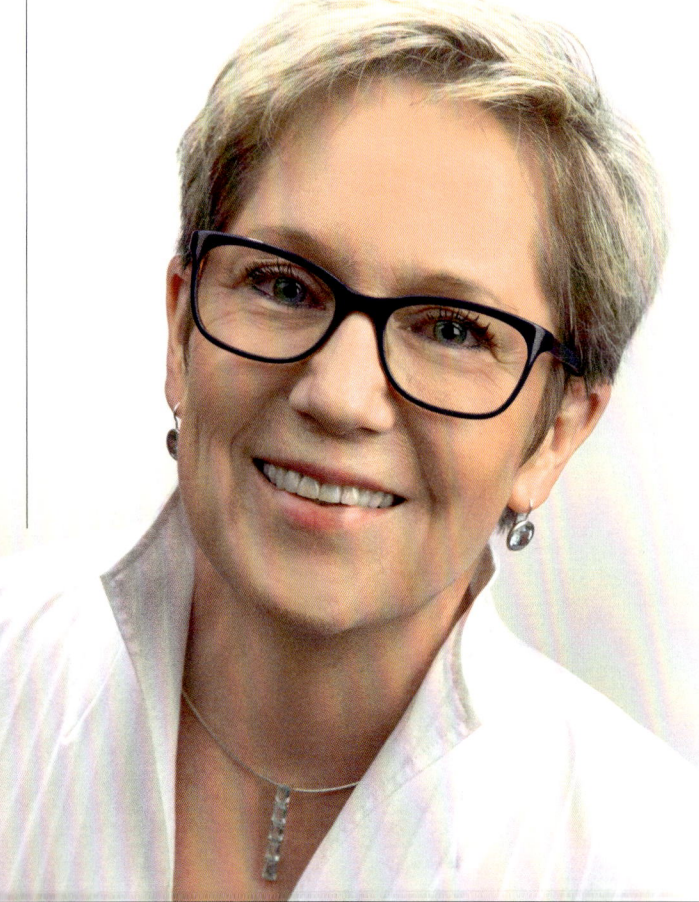

Andrea Stensitzky-Thielemans ist staatlich examinierte Diätassistentin (Justus-Liebig-Universität Gießen) und Ernährungsberaterin der Deutschen Gesellschaft für Ernährung e.V. Sie arbeitet freiberuflich. Unter anderem in der Praxis Dres. Sommerbrodt (Ernährungsmediziner) und Kollegen in Wiesbaden. Zudem ist sie als Ernährungsberaterin am Institut für Sport und Sportwissenschaften der Universität Freiburg und am Olympiastützpunkt Freiburg/Schwarzwald tätig. Ihre wissenschaftlichen Schwerpunkte sind die Ernährungsberatung von Spitzensportlern sowie im Breiten- und Leistungssport und die Lebensstilintervention über körperliche Aktivität und Ernährung bei Übergewicht, Adipositas und Diabetes mellitus Typ 2.

Unterschiedliche Belastungssituationen einzelner Sportarten erfordern eine Anpassung der Ernährung als wichtigen Faktor im Trainingsprozess wie auch im Wettkampfgeschehen auf die Erfordernisse der jeweiligen Sportart. Dazu kann man die einzelnen Sportarten (inkl. Beispiele) grob wie folgt einteilen:

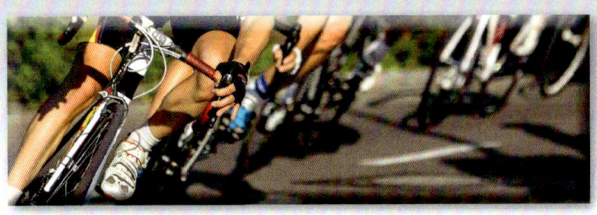

Ausdauersportarten
Straßenradrennen, Mittelstreckenlauf, Langstreckenlauf, Gehen, Triathlon, Marathon, Eisschnelllauf (über 1500 m)

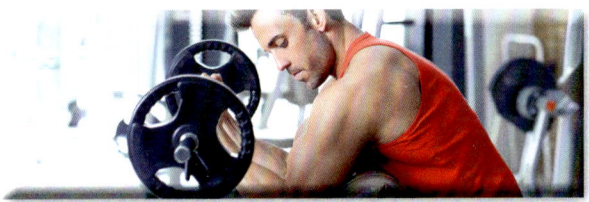

Kraft-Ausdauersportarten
Kanu, Rudern, Schwimmen, Mountainbike

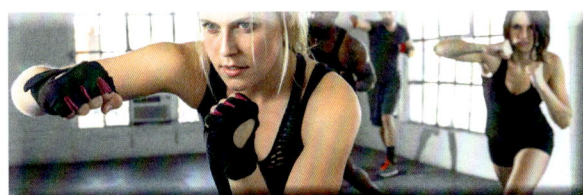

Kraftsportarten
Gewichtheben, Kugelstoßen, Hammerwerfen, Diskuswerfen, Turnen

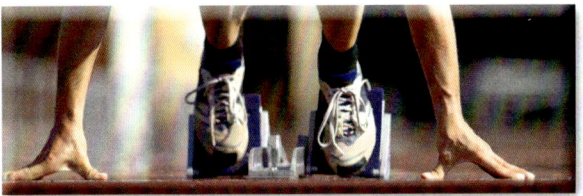

Kampfsportarten
Judo, Ringen, Boxen

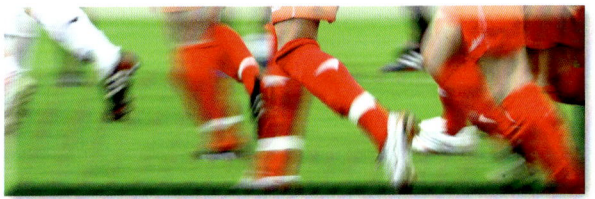

Schnellkraftsportarten
Kurzstreckenlauf bis 400 m, Hoch-, Weit-, Drei- und Stabhochsprung, Speerwerfen, leichtathletischer Mehrkampf, Schwimmen (bis 100 m), Radsport (Bahnfahren), Kanuslalom, Eisschnelllauf (bis 1500 m), Eiskunstlauf, Rodeln, Skisprung, Skisport (alpin)

Spielsportarten
Fußball, Handball, Basketball, Volleyball, Eishockey, Tennis, Tischtennis

DEFINITION DER SPORTERNÄHRUNG

Unter dem Begriff Sporternährung ist eine Ernährungsform zu verstehen, die bestimmte Kriterien bezüglich des Ernährungssystems und der Zusammensetzung jeder einzelnen Mahlzeit zu erfüllen hat, damit der Sporttreibende davon bestmöglich profitieren kann. Das bedeutet, dass die Zufuhr von Lebensmitteln und Getränken so exakt wie möglich auf die körperliche Belastung des Individuums abgestimmt sein sollte.

Zu berücksichtigen sind dabei die jeweilige Sportart, die Trainingsart und die Trainingsumfänge, der individuelle Trainingszustand bzw. das Leistungsniveau, klimatische Bedingungen, die Körperkomposition, das Geschlecht und auch das Alter des Athleten. Außerdem muss immer Rücksicht genommen werden auf die jeweilige Phase, in der sich der Athlet befindet; sprich die Saisonplanung spielt eine wesentliche Rolle.

Hier gibt es folgende Unterschiede:

Vorbereitungsphase: Die Vorbereitungsphase enthält unterschiedliche Trainingszyklen wie z. B. das Hypertrophie-Training, Ausdauer- und Schnellkraft-Einheiten, sofern erforderlich auch eine Phase für die Gewichtsreduktion.

Wettkampfphase: Die anschließende Wettkampfphase ist je nach Sportart von unterschiedlicher Dauer, Länge und Intensität beeinflusst. Findet der Wettkampf in einem anderen Land statt, müssen auch die Belastungen durch die Reisetätigkeit, klimatische Herausforderungen, die Verfügbarkeit von Lebensmitteln und Getränken und die hygienischen Voraussetzungen berücksichtigt werden.

Regenerationsphase: Die Regenerationsphase hat das größte Potenzial für die Optimierung der Leistungsfähigkeit. Daher ist es entscheidend, hierfür die richtige Ernährungsstrategie zu finden und sicherzustellen, dass diese vom Athleten entsprechend akribisch durchgeführt wird.

Für die gesamte Palette der Makro- und Mikronährstoffe sollte in jeder der oben beschriebenen Phasen bzw. Situationen sichergestellt sein, dass diese in ausreichenden Mengen aufgenommen werden. Um dieses sicherzustellen, hat sich ein individuelles Ernährungstrainings mit einer integrierten Einzel-Betreuung bestens bewährt.

Gerade bei Athleten, die für Wettkämpfe oft unterwegs sind, ist es manchmal nicht so einfach, die optimale Nährstoffzufuhr zu gewährleisten. In manchen Ländern ist womöglich das gewohnte Essen nicht verfügbar. Besondere Herausforderungen stellen dabei insbesondere Wettkämpfe mit extremen klimatischen Voraussetzungen wie Hitze, Kälte- oder Höhe dar. Und Phasen der Gewichtsreduktion bedeuten dabei nicht nur eine negative Energiebilanz, sondern eventuell auch eine verringerte Zufuhr an Vitaminen, Mineralstoffen und insbesondere auch an den wichtigen sekundären Pflanzenstoffen. Das Risiko einer unzureichenden Zufuhr mit entsprechendem Risiko eines Leistungseinbruchs erhöht sich entsprechend.

Nach intensiver sportlicher Belastung muss unbedingt richtig regeneriert werden. Mit Regeneration ist allerdings nicht gemeint, die Füße hochzulegen, sondern die verbrauchten Nährstoffe wieder zuzuführen. Denn in den Stunden nach dem Training spielt der sogenannte „Open-window-Effekt" eine wichtige Rolle. Damit wird die direkt nach einer intensiven Belastung durch Training oder Wettkampf bedingte Immunschwächung mit verminderter Abwehrlage bezeichnet. Dann ist der Athlet besonders anfällig für Infektionen, weil das Immunsystem mit der Beseitigung der durch oxidativen Stress entstandenen Zelltrümmer beschäftigt ist. In dieser Phase müssen dem Körper nicht nur die notwendigen Nährstoffe zugeführt werden, also Kohlenhydrate sowie Eiweiß, sondern insbesondere auch Elektrolyte und Mikronährstoffe wie Vitamine und sekundäre Pflanzenstoffe. Diese können mithelfen, ein Zuviel an freien Radikalen abzufangen, und so die Entzündungsfaktoren herunterregulieren. Besonders bewährt haben sich hier Kombinationspräparate mit Enzym-Hefezellen wie Sanuzella® ZYM sportsline, da sie die für den Redoxprozess notwendigen Mikronährstoffe in hoher Bioverfügbarkeit liefern und obendrein noch reich an antioxidativen Substanzen sind. Untersuchungen haben gezeigt, dass sich Enzym-Hefezell-Präparate positiv auf die muskuläre Stressreaktion und die antioxidative

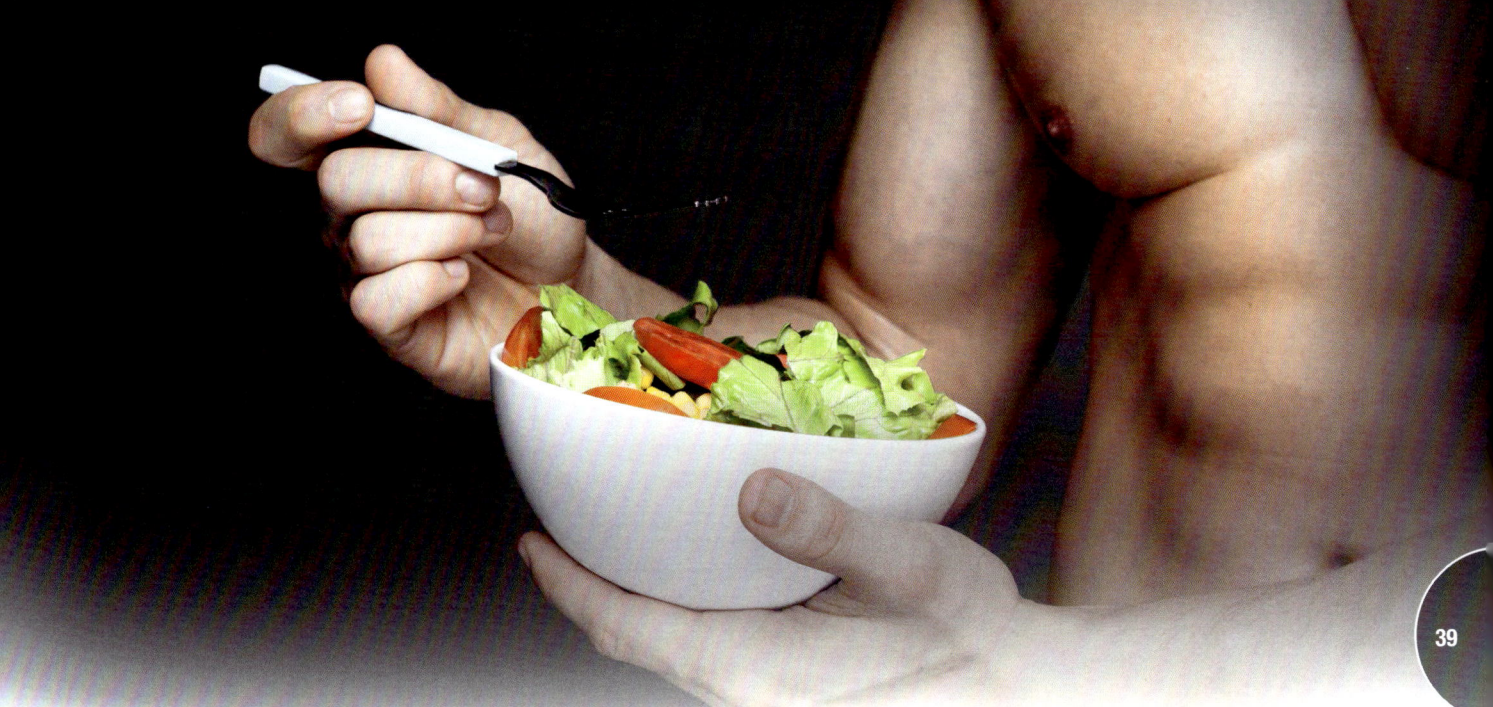

Regulation auswirken. Weil im Zuge von deren Einnahme deutlich geringere Zellschäden festgestellt werden, wirken sich diese Präparate entsprechend positiv auf Leistungsstabilisierung und Stressreduzierung aus.

Ernährungstechniken

Ausgehend vom Grund- und dem Arbeitsumsatz, also dem Erhaltungsumsatz oder der „Basisernährung" des Athleten, wird der Kalorienumsatz für das Training ergänzt. Hier wird ein durchschnittlicher Zeitumfang von einer bestimmten Anzahl von Stunden pro Tag für den Trainingsumfang berechnet. Natürlich müssen Umfänge und Intensitäten individuell berücksichtigt werden.

Dazu wird zunächst die tägliche Energiemenge in Kilojoule (kJ) bzw. Kilokalorien (kcal) für den Athleten bestimmt. Darauf aufbauend folgt die Ermittlung der empfohlenen Zufuhrmengen an den drei Hauptnährstoffen bzw. Makronährstoffen Eiweiß, Fett und Kohlenhydrate sowie aller Mikronährstoffe. Im Idealfall wird dieser Bedarf für jeden Athleten individuell bestimmt und mit individuellen Speiseplänen, die auf das jeweilige Anforderungsprofil abgestimmt sind, umgesetzt. So erhält jede Athletin und jeder Athlet mehrere unterschiedliche Speisepläne für alle möglichen unterschiedlichen Belastungsarten. Je weiter der Athlet in seinem Ernährungswissen fortschreitet bzw. je länger das Ernährungstraining praktiziert wird, umso leichter fällt es dem Athleten, die

sportspezifischen Ernährungsprinzipien zu befolgen und die erlernten Ernährungstechniken anzuwenden. Die Umsetzung in der Praxis wird durch eine Art Baukastensystem erleichtert. Dazu erhalten die Athleten fertige Speisepläne mit exakt ausgearbeiteten Mahlzeitenvorschlägen und Rezepturen. Diesen sind grundsätzlich die exakten Nährwertberechnungen mit Hilfe eines computergestützten Systems hinterlegt. Grundlage für diese Arbeit liefert eine tabellarische Übersicht zu den einzelnen Situationen bzw. den individuellen Belastungsanforderungen für jede Athletin und jeden Athleten zu den einzelnen Makronährstoffen, die vom American College of Sports Medicine (ACSM) erarbeitet wurde. Diese sieht wie folgt aus:

Empfehlungen für die Kohlenhydrat-Zufuhr:

Trainingsintensität	Zeitraum der KH-Aufnahme	Ziel für KH-Aufnahme
Täglicher Kohlenhydrat-Bedarf für Lade- und Regenerationsphase		
Gering	Grundsätzlich pro Tag	3–5 g/kg Gewicht
Moderat	Grundsätzlich pro Tag	5–7 g/kg Gewicht
Hoch	Grundsätzlich pro Tag	6–10 g/kg Gewicht
Sehr hoch	Grundsätzlich pro Tag	8–12 g/kg Gewicht
Strategien für die akute Ladephase für optimale Leistungsfähigkeit in Wettkämpfen oder entscheidenden Trainingssessions		
Generelle Ladephase	Vorbereitung von Einsätzen von < 90 Minuten	7–12 g/kg Gewicht für 24 Stunden
KH-Ladephase	Vorbereitung von Einsätzen von > 90 Minuten Training	Für 36-48 Stunden 10–12 g/kg Gewicht pro 24 Stunden
Schnellladephase	< 8 Stunden Regenerationszeit zwischen 2 Trainings, die Ladephasen erfordern	1–1,2 g/kg Gewicht in den ersten 4 Stunden erneut je nach Training
Ladephase vor dem Wettkampf	Vor einer Einheit, die länger als 60 Minuten andauert	1–4 g/kg 1–4 Stunden vor dem Wettkampf
Bei leichtem Training	Unter 45 Minuten	Keine KH-Ladephase erforderlich
Während anhaltend intensivem Training	45–75 Minuten	Zufuhr kleiner Mengen; inklusive Spülen des Mundes mit KH-Lösung
Während Ausdauertraining und „stop and start" – Sportarten, z. B. Tennis, Ballsportarten	1–2,5 Stunden	30–60 g pro Stunde
Während intensivem Ausdauertraining	Mehr als 2,5–3 Stunden	Bis zu 90 g pro Stunde

Quelle: http://www.acsm-msse.org

Empfehlungen für die Protein-Zufuhr:

1,2 – 2,0 g pro kg Körpergewicht / Tag
In Ausnahmefällen werden auch Gaben von mehr als 2,0 g pro kg Körpergewicht diskutiert. Ganz entscheidend ist die Proteinqualität: Hier sollte auf Proteinquellen mit hoher biologischer Wertigkeit geachtet werden. Die Kombination aller vorhandenen bzw. verfügbaren Proteinquellen (pflanzlichen wie tierischen Ursprungs) sollte gut aufeinander abgestimmt sein. Die Proteinzufuhr sollte auf eine vernünftige und praktikable Art und Weise im Speiseplan des Athleten untergebracht und gleichmäßig über den Tag verteilt werden. Unter Berücksichtigung und Einhaltung aller bekannten Voraussetzungen können auch getestete und sichere Protein-Supplemente (Nahrungsergänzungen) in Form von Riegeln und/oder Proteinpulver eingesetzt werden.

Die Verteilung der Proteinmahlzeiten erfolgt nach der Faustformel:

0,3 g Protein pro kg Körpergewicht pro

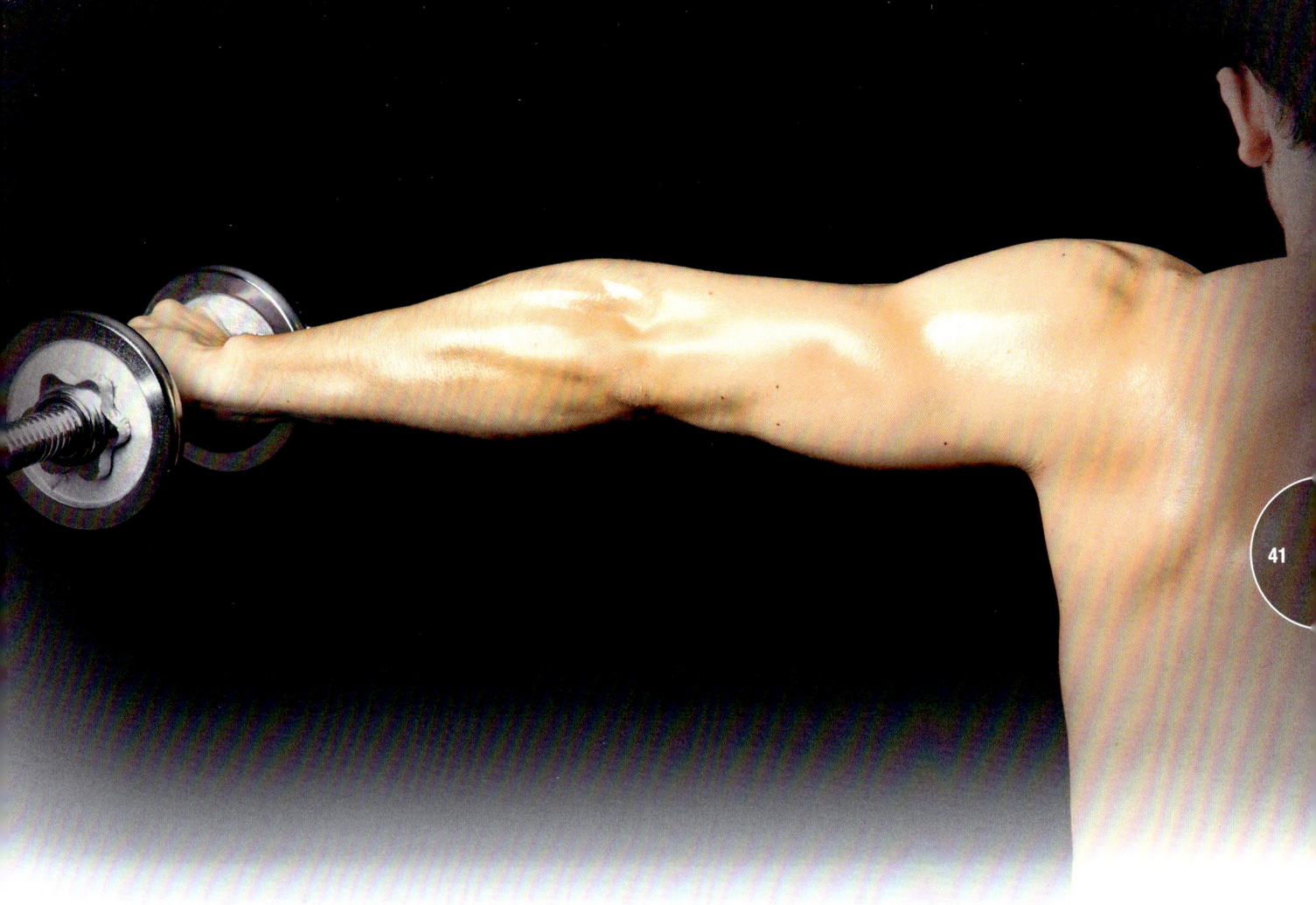

Mahlzeit auf mindestens 3, besser 5 Mahlzeiten über den Tag verteilt. Anders gesagt: 15 bis 25/30 g Protein pro Mahlzeit zu bzw. nach der Belastung. Die Umsetzung hängt natürlich von verschiedenen Faktoren ab, wie den Voraussetzungen, die der Athlet oder die Athletin mitbringt, von der Belastungsdauer und -art, der Sportart sowie der Länge der Trainingsphase und dem Trainingszustand des Athleten. In der frühen Regenerationsphase – also direkt und bis zwei Stunden nach der Belastung – sollten ca. 10 g essentielle Aminosäuren zugeführt werden. Die Aminosäure Leucin spielt in diesem Zusammenhang eine besondere Rolle. Besonders reich an Leucin ist z. B. Molkenprotein.

Empfehlungen für die Fettzufuhr:

Die tägliche Zufuhr an Fett sollte nicht über 20 Prozent des Energiebedarfs liegen. Wichtig ist hier, dass bei der Fettzufuhr die ungesättigten Fettsäuren (Omega-3-Fettsäuren) einen hohen Anteil ausmachen.

Gewichtmachen

Der Begriff „Gewichtmachen" steht für eine kurzfristige Reduzierung des Körpergewichts vor einem sportlichen Wettkampf. Ringen, Boxen, Judo oder Gewichtheben, aber auch Skispringen, Galoppsport und Leichtgewichtsrudern sind einige der Sportarten, in denen das „Gewichtmachen" ein gängiges Verfahren darstellt. Diesen Sportlern bietet es die Möglichkeit, entweder die im Turnier geforderten Gewichtsbegrenzungen einzuhalten oder gar den Start in einer leichteren Gewichtsklasse und damit einhergehende größere Erfolgschancen anzustreben.
Häufig genügt es einmalig zur Gewichtskontrolle vor Wettkampfbeginn ein Körpergewichtsminimum vorzuweisen. Da dies in einem äußerst kurzfristigen Zeitfenster von wenigen Tagen oder Stunden vor Wettkampfstart durch einen Verlust von Körperwasser erreicht werden kann, greifen Sportler nicht selten zu drastischen Methoden wie vollständige Flüssigkeitsrestriktion, Einnahme von Diuretika oder Laxantien sowie induziertes Schwitzen durch laszive Saunaanwendungen und Ausdaueraktivitäten in nichtatmungsaktiver oder Winterbekleidung.
Obwohl die Anwendung solcher Maßnahmen eine Gewichtsabnahme von circa 5 bis 6 Prozent ermöglicht, ist von einer solchen akuten Gewichtsreduzierung abzuraten. Meist führt sie zu körperlichen Leistungseinbußen und gesundheitlichen Beschwerden bis hin zu lebensbedrohlichen Komplikationen. Denn gerade mit der extremen Änderung des Flüssigkeitshaushaltes des Körpers geht unter anderem ein gesteigertes gesundheitliches Risiko einher, da die Ruhe- und Belastungsherzfrequenz erhöht sowie der Blutdruck, das Schlagvolumen, die Muskeldurchblutung oder die Thermoregulation erniedrigt werden.
Ebenfalls ist eine kurzfristige Gewichtsabnahme durch hypokalorische Kost nicht empfehlenswert. Sie verhindert die optimale Auffüllung der für die Ausdauerbelastungen notwendigen Glycogenspeicher im Muskel und kann zudem gravierende Nährstoffdefizite auslösen, was eine eingeschränkte Leistungsfähigkeit des Sportlers und der Sportlerin zur Folge hat.
Um ein erhöhtes und somit besseres Startgewicht zurückzuerlangen, erfolgt in dieser extremen Form des „Gewichtmachens" direkt nach dem Wiegen eine zügige Wasser- und Elektrolytzufuhr. Dies geschieht häufig durch parenterale Flüssigkeitszufuhr oder Einnahme von mineralstoff- und kohlenhydratreichen Getränken. Diese Maßnahmen dienen zwar einem erneuten Anstieg des Körpergewichts innerhalb weniger Stunden, jedoch bleibt die Rückgewinnung der kompletten Leistungsfähigkeit aus.
Das günstigste Verfahren zu einem risikolosen, Kräfte schonenden „Gewichtmachen" ist ein gemäßigter Gewichtsverlust von 2 bis 3 kg über eine Zeitspanne von einem Monat vor Wettkampfbeginn. In Sportarten mit Gewichtsklassen sind Veränderungen des Körpergewichts von höchstens 3 Prozent über einen einwöchigen Zeitraum akzeptabel. Wünschenswert ist aber in jedem Fall, dass Athlet, Trainer und Betreuer gemeinsam und rechtzeitig im Saisonverlauf anhand individueller Körpergewichts- und Körperfettwerte des Sportlers und der Sportlerin ein realisierbares Ziel zur Gewichtsverminderung festsetzen. Die Ernährung sollte hierbei langfristig so umgestellt werden, dass mit entsprechendem Training das ideale Gewicht erlangt wird. Hierzu dient eine um die 30–32 kcal/kg Körpergewicht enthaltende Kost, welche vor allem aus Vollkornprodukten, Gemüse, Obst, fettarmen Fleisch und Milchprodukten, Fisch sowie hochwertigem, pflanzlichen Öl bestehen sollte. Um einen Verlust der Muskelmasse zu verhindern, ist eine Erhöhung der Eiweißzufuhr auf 1–2 g/kg Körpergewicht empfehlenswert. Zur gänzlichen Vermeidung von Defiziten in der Nährstoffdichte ist es von Nutzen, vermehrt Ernährungsberatungen in Anspruch zu nehmen.
Im Hinblick auf den gesundheitlichen Schutz der Sportler sollten die Regelwerke eventuell dahingehend geändert werden, dass ein Verbot für parenteralen Flüssigkeitsausgleich nach dem offiziellen Wiegen ausgesprochen wird und eine Gewichtsfeststellung nach dem Wettkampf erfolgt. Von einer „Gewichtsmanipulation" durch „Gewichtmachen" ist zudem bei Kindern und Jugendlichen dringend abzuraten.

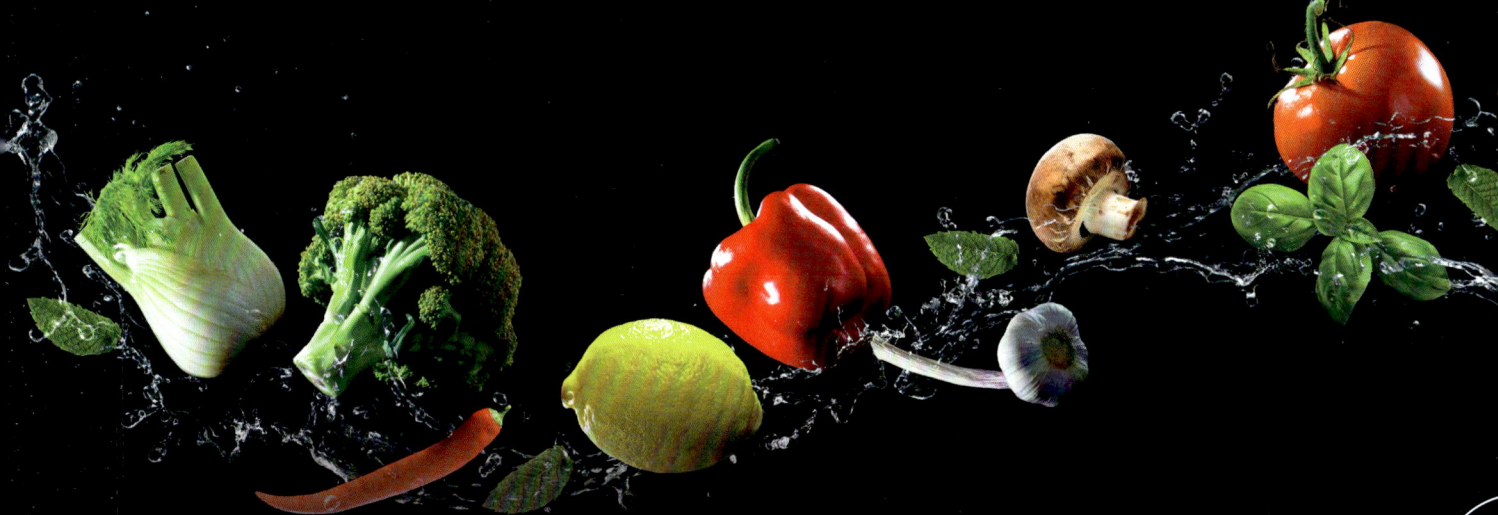

Vegane und vegetarische Ernährung

Von den fleischfreien Kostformen gibt es zahlreiche Varianten. Zu den von Sportlern am häufigsten genutzten vegetarischen Kostformen gehören die vegane Ernährung, bei welcher nur pflanzliche Lebensmittel verzehrt werden. Zum anderen die lakto-vegetabile Kost, bei der Milch und Milchprodukte (lakto-) gegessen werden, sowie die ovo-lakto-vegetabile Ernährung, welche die zusätzliche Aufnahme von Eiern (ovo-) erlaubt.

Der vollkommene Verzicht auf Fleisch, Fisch und Milch kann langfristig das Risiko einer Unterversorgung von Proteinen, Calcium, Jod, Zink, Eisen, Vitamin B12, Vitamin D, Magnesium sowie von Kalorien als Energiequelle erhöhen. Eine unzureichende Eiweißzufuhr ergibt sich daraus, dass pflanzliche Eiweiße im Allgemeinen eine geringere biologische Wertigkeit aufweisen als tierische Eiweiße. Biologische Wertigkeit ist ein Maßstab für den Gehalt der essentiellen Aminosäuren, die dem Körper mit der Nahrung zugeführt werden müssen. Das Risiko einer quantitativen und qualitativen Proteinunterversorgung kann jedoch durch eine richtige Kombination verschiedener pflanzlicher Lebensmittel gesenkt werden. Hochwertiges Eiweiß liefern Kombinationen von Getreide mit Milch, von Getreide mit Hülsenfrüchten, von Getreide mit Eiern, von Kartoffeln mit Milch und ganz besonders eine Kombination von Kartoffeln mit Ei. Diese Vielfalt an ernährungsphysiologisch empfehlenswerten Zusammenstellungen ist auch mit rein veganen Lebensmitteln möglich, jedoch stark eingeschränkt.

Das Risiko von Mineralstoffmängeln ist vor allem durch den hohen Mineralstoffverlust mit dem Schweiß begründet, bei dem mit jedem Tropfen Magnesium, Calcium, Zink oder auch wertvolles Nahrungseisen verloren geht. Der sich vegetarisch ernährende Sportler muss daher darauf achten, dass vorwiegend Pflanzenprodukte verzehrt werden, die solche Mineralstoffe in nennenswerten Mengen enthalten. Calciumreiche Lebensmittel sind z.B. grüne Blattgemüse. Allerdings enthalten sie häufig viel Oxalsäure, welche die Calciumaufnahme hemmt. Hochwertige Calcium- und

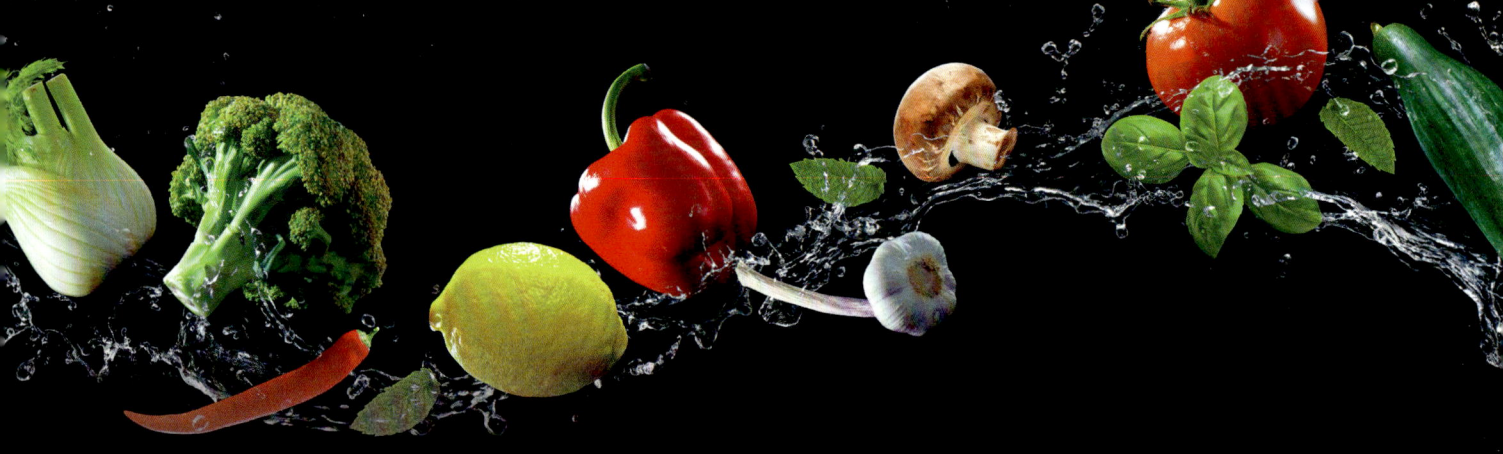

Magnesiumquellen sind calcium- bzw. magnesiumreiche Mineralwässer (mind. 200 mg Calcium/ 100 mg Magnesium pro Liter). Mineralwässer, die zudem reich an Hydrogencarbonat (mind. 1000 mg/Liter) sind, fördern über den positiven Einfluss auf den Säuren-Basen-Haushalt den Calcium-Einbau in die Knochen.

Bei einer rein veganen Ernährungsweise ist ein leistungsminderndes Defizit an Calcium und Eisen häufig. Zur Vorbeugung eines Eisendefizites sollte ein überhöhter Tee- (schwarzer und grüner Tee) und Kaffeekonsum (mehr als eins Liter pro Tag) gemieden werden. Des Weiteren helfen Kombinationen Vitamin-C-reicher Lebensmittel mit guten pflanzlichen Eisenquellen wie Spinat, Fenchel, Hülsenfrüchte, Vollkorngetreideprodukte die Eisenzufuhr zu erhöhen. Vitamin C fördert die Bioverfügbarkeit von Eisen aus pflanzlichen Lebensmitteln bis zu 150 Prozent. Sinnvolle Zusammenstellungen wären hier beispielsweise Haferflocken mit Obst und/oder Fruchtsaft sowie Vollkornbrot mit Paprika. Pflanzliche Lebensmittel enthalten oft weniger Kalorien als tierische Lebensmittel, sodass Sport betreibende Vegetarier einen starken Gewichtsverlust erfahren können. Jedoch ist es möglich, diese Defizite durch eine ausgewogene Lebensmittelauswahl zu kompensieren, damit Kraftleistungs- und Ausdauerfähigkeit sowie ein ideales Körpergewicht erhalten bleiben.

Vitamin B12: Mit Ausnahme von alkoholfreiem Bier, das Vitamin B12 in nennenswerten Mengen enthält, kommt dieses Vitamin in wirksamen Mengen nur in tierischen Lebensmitteln vor. Deshalb wird Veganern empfohlen, regelmäßig den Vitamin-B12-Spiegel im Blut kontrollieren zu lassen. Da die Leber von Erwachsenen über einen relativ großen Vitamin-B12-Speicher verfügt, sind ein Defizit und Mangel jedoch oft erst nach Jahren einer unzureichenden Zufuhr spür- und messbar.

Es ist davon auszugehen, dass sich eine sinnvoll zusammengestellte vegetarische Ernährungsform weder negativ noch positiv auf die Leistungsfähigkeit auswirkt. Wird die Nahrung so zusammengesetzt, dass sie alle erforderlichen Nährstoffe enthält, ist die vegetarische Kost für einen Sportler ebenso geeignet wie die fleischhaltige Ernährungsform. Um dies zu gewährleisten, ist es dem Sportler anzuraten, sich über die Grundlagen der richtigen Durchführung einer vegetarischen Ernährungsweise hinreichend zu informieren. Wer sichergehen möchte, bei einer vegetarischen Ernährungsweise alle wichtigen Vitamine und Mineralstoffe in der benötigten Menge aufzunehmen, sollte seine Ernährung unbedingt mit entsprechenden in der Praxis bewährten und erprobten Produkten ergänzen. Für sportlich sehr aktive Kinder und Jugendliche ist eine vegane Ernährung absolut nicht zu empfehlen, da ein hohes Risiko besteht, dass die Entwicklung und das Wachstum beeinträchtigt werden können.

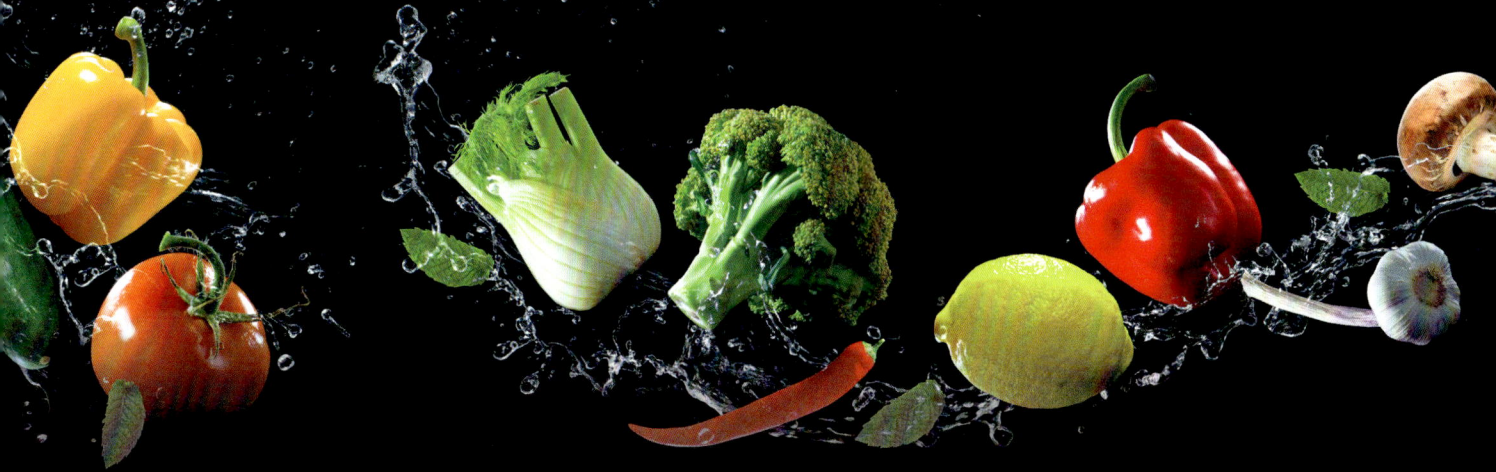

Auf diese Nährstoffe sollten Vegetarier achten:

	Energieliefernde Nährstoffe			Vitamine		Mineralstoffe		
	KH	EW	Fett	B12	D	Fe	Ca	Zink
Pudding-Vegetarier Kein Fleisch, kein Fisch, kein Ausgleich durch bewusste Auswahl pflanzlicher Lebensmittel. Hoher Anteil an verarbeiteten und gekochten Lebensmitteln.	++	+	++	–	–	–	–	–
Ovo-lacto-Vegetarier Neben pflanzlicher Kost werden auch Milch und Milchprodukte sowie Eier verzehrt.	++	+	++	+	+	–	+	+
Ovo-Vegetarier Neben pflanzlicher Kost werden Eier verzehrt, aber keine Milch und -produkte.	++	+	++	–	– –	–	– –	–
Veganer Ausschließlich pflanzliche Kost. Fleisch, Fisch, Milch und Milchprodukte, Eier und Honig werden abgelehnt.	++	–	++	– –	– –	–	– –	–

++ = optimale Versorgung
+ = ausreichende Versorgung
– = Erhöhtes Risiko einer Unterversorgung
– – = Supplemente könnten notwendig werden, um Bedarf zu decken

KH = Kohlenhydrate
EW = Eiweiß
Fe = Eisen
Ca = Calcium

Eine abwechslungsreiche ovo-lakto-vegetabile Vollwertkost ist empfehlenswert. Die vegane Ernährung erfordert viel Ernährungswissen. Leistungssportlern und insbesondere jugendlichen Athleten wird – auch bei hohem Ernährungswissen – von einer veganen Ernährungsweise abgeraten.

Aus: Wagner G., Schröder U.: Essen, Trinken, Gewinnen, pala-verlag 2012

Sport und LOGI-Methode

LOGI steht für
Low **G**lycemic and **I**nsulinemic

Ziel dieser Ernährungsform ist eine niedrige Blutzuckerwirkung ausgewählter Lebensmittel. Wer sich nach dieser Methode ernährt, vermeidet starke Blutzuckerschwankungen und -spitzen. Der Insulinspiegel im Blut bleibt relativ niedrig und dadurch sollen u. a. Heißhungerattacken vermieden werden. LOGI kann als so genannte Low-Carb-Ernährung eingestuft werden. Im Gegensatz zur Atkins-Diät allerdings sind Lebensmittel mit Kohlenhydraten in deutlich höherem Umfang erlaubt. Die Methode ist der Montignac-Methode und der Glyx-Diät ähnlich. Jedoch wird im LOGI-Konzept weniger der glykämische Index (GI) und mehr die glykämische Last (GL) zur Auswahl der Lebensmittel herangezogen, was sie deutlich von den genannten unterscheidet. Basis der Ernährungsform sind Gemüse, mageres Fleisch, Fisch, Milch und Milchprodukte. Aufgrund des niedrigen Kohlenhydratanteils in einer „logischen" Ernährung fehlt dieser Treibstoff, der für hohe körperliche Belastung unabdingbar ist. Für Hobbysportler, die ihren Körper ein paar Mal die Woche in Schwung bringen, birgt LOGI für stoffwechselgesunde Freizeitsportler keinerlei Hindernisse. Bei Leistungssportlern wird die eiweißbetonte Ernährung jedoch eher zum Problem: Alle Sportarten, die intervallartige Höchstbelastungen abverlangen, wie beispielsweise die Ballsportarten, bedingen eine hohe Verfügbarkeit des Kohlenhydrat-Treibstoffes für die beanspruchte Muskulatur. Das Gleiche gilt für Ausdauersportarten, bei denen zwischendurch Maximalbelastungen auftreten (Zwischenspurt, Berganstiege). Solchen Leistungssportlern sei geraten, sich gegen eine solche Ernährung zu entscheiden. Wer diese Art der Ernährung aber beibehalten möchte und trotzdem Leistungssport betreibt, sollte zumindest einige Tage vor geplanten Höchstleitungen, zum Beispiel vor Wettkämpfen, eine hohe Kohlenhydratzufuhr anstreben, um die Glycogenreserven maximal aufzufüllen. Auch direkt nach solchen Belastungen empfiehlt es sich, zur schnelleren Regeneration mindestens einen Tag noch sehr kohlenhydratbetont zu essen.

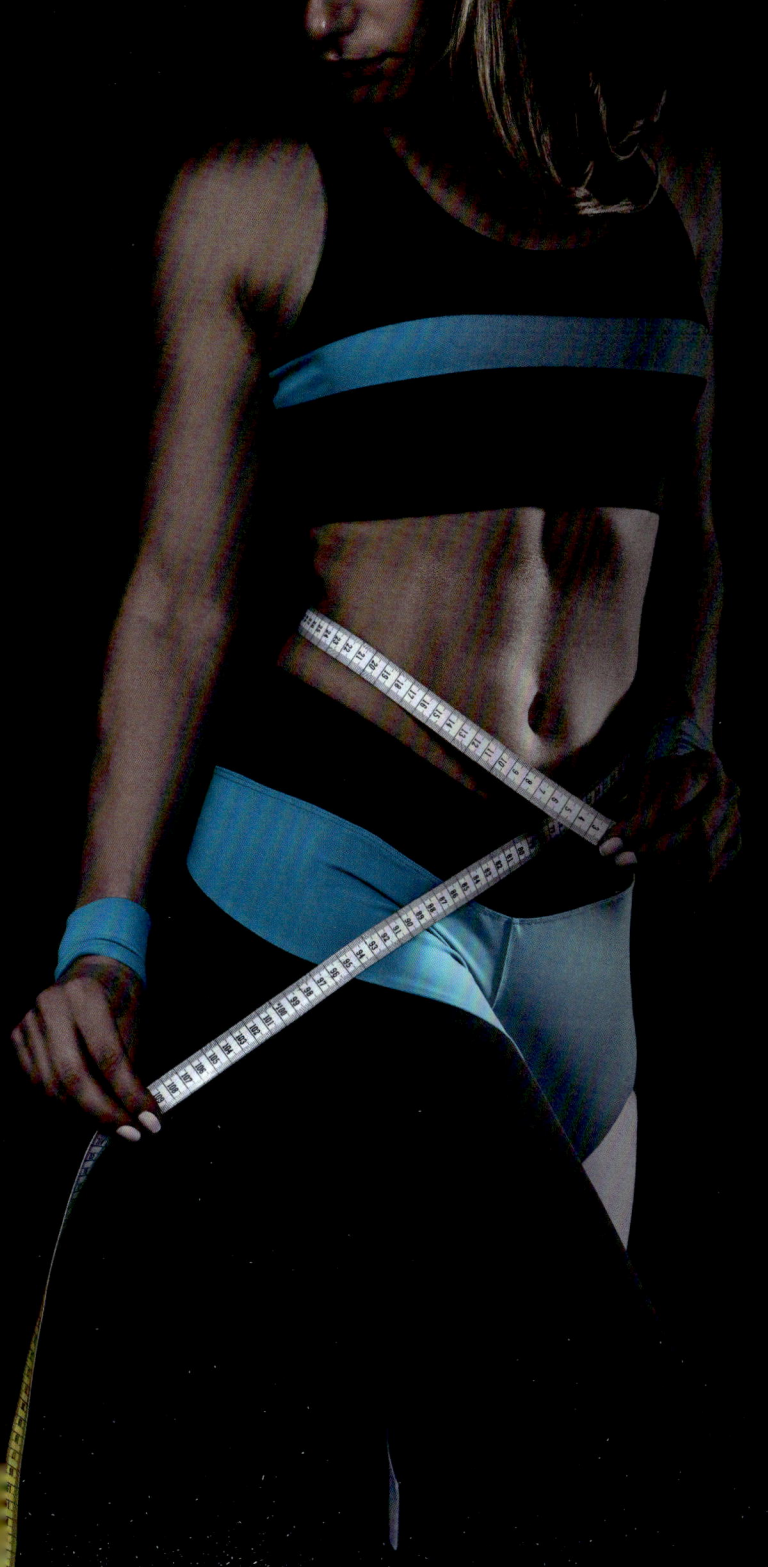

Fettverbrennung im Sport – Gewichtsmanagement durch Sport

Wer Gewicht reduzieren möchte, muss sich beim Sport anders ernähren als ein Leistungssportler. Dies trifft sowohl auf die Auswahl der Lebensmittel als auch auf den Zeitpunkt der Aufnahme zu.

Beim Verzehr von Kohlenhydraten wird vom Körper Insulin ausgeschüttet. Hierdurch kann die Glukose in die Zellen aufgenommen und der Blutzuckerspiegel gesenkt werden. Insulin im Blut hemmt jedoch die Lipolyse, d.h. das Herauslösen von Fetten aus dem Fettgewebe. Dies wiederum bewirkt eine Unterbindung des Fettabbaus aus den körpereigenen Depots. Stattdessen steigert Insulin den Neuaufbau von Fetten. Diese beiden Effekte sind bei der oft angestrebten Gewichtsabnahme unerwünscht.

Lebensmittel können nach ihrer Wirkung auf den Blutzuckerspiegel unterschieden werden. Dabei wird der glykämische Index (GI) herangezogen. Lebensmittel mit einem hohen GI, wie Traubenzucker, Limonade, Weißmehlprodukte, bewirken einen schnellen Anstieg des Blutzuckerspiegels. Somit steigt der Insulinspiegel schnell an. Lebensmittel mit einem niedrigen GI, wie Vollkornprodukte, Hülsenfrüchte, Gemüse, bewirken hingegen, dass der Blutzuckerspiegel nur langsam und über einen längeren Zeitraum ansteigt. Insulin wird deshalb nur langsam und stetig ausgeschüttet.

Diese Lebensmittel mit niedrigem GI bewirken eine erhöhte Fettverbrennungsrate. Demgegenüber rufen Lebensmittel mit einem hohen GI aufgrund der hohen Insulinausschüttung unmittelbar nach dem Verzehr verminderte Fettverbrennungsraten hervor. Für das Gewichtsmanagement gilt daher, dass die Zufuhr einer Mahlzeit mit niedrigem GI drei Stunden vor der körperlichen Belastung zu einer höheren Fettverbrennungsrate während einer Belastung führt im Vergleich zu einer Mahlzeit mit identischen Kalorien, aber hohem GI. Die Aufnahme von Kohlenhydraten mit hohem GI in den letzten drei Stunden vor einer Belastung führt zu einer niedrigen Fettoxidationsrate. Dies ist gut für den Wettkampf, aber schlecht für das Gewichtsmanagement.

Wie in Abbildung 3 ersichtlich, findet bei identischer Belastungsintensität die größte Fettverbrennung im Nüchternzustand nach nächtlicher Nahrungskarenz statt. Am Morgen wird nicht mehr Energie verbraucht, sondern die zum Sport benötigte Energie stammt zu einem größeren Anteil als sonst aus den Fettdepots. Da im Nüchternzustand das Leistungsoptimum nicht erreicht wird, eignen sich hier nur niedrige bis moderate Belastungen, die nicht länger als 90 Minuten dauern. Daher empfiehlt es sich zur Gewichtsreduktion am Morgen im nüchternen Zustand moderat Sport zu treiben. Im weiteren Tagesverlauf sollte bis zu drei Stunden vor der Belastung nichts mehr gegessen werden, wenn das Gewicht reduziert werden soll. Bei Hunger ist der Verzehr von kohlenhydratfreien bzw. Lebensmitteln mit niedrigem GI angeraten. Eine Kohlenhydrataufnahme während körperlicher Aktivität ist nur bei lang andauernden und hohen Belastungen ratsam. Zur Gewichtsreduktion sollten während der Aktivität keine Kohlenhydrate verzehrt werden.

Auch nach dem Sport empfiehlt es sich, solange eine Gewichtsreduktion angestrebt wird, frühestens nach zwei Stunden etwas zu essen. Aufgrund der Aktivität bleibt der Stoffwechsel noch eine Weile erhöht. Dieser Effekt wird auch als Sauerstoffschuld bezeichnet. Nach einer Belastung werden vorrangig Fette oxidiert, da ein vermehrtes Sauerstoffangebot zum Ausgleich des Sauerstoffdefizits zur Verfügung steht. Werden nun vor dem Ablauf der zwei Stunden Kohlenhydrate verzehrt, kann es passieren, dass die vermehrte Fettoxidation unterbrochen wird. Tritt ein Hungergefühl nach der Belastung auf, ist einer eiweißbetonten Mahlzeit der Vorrang zu geben. Doch Vorsicht: In Zeiten einer kohlenhydratarmen Ernährungsweise erhöht sich das Risiko von Sportunfällen. Zahlreiche Untersuchungen dokumentieren, dass aufgrund einer kohlenhydratarmen Ernährungsweise suboptimal gefüllte Glykogenspeicher die Konzentrations-, Reaktions- und Koordinationsfähigkeit beeinträchtigen können und somit das Unfallrisiko erhöhen.

Generell bleibt anzumerken, dass nicht sofort ein immenser Gewichtsverlust feststellbar ist, nur weil die sportliche Aktivität angehoben wurde. Zum Verlust von 1 kg Körperfett müssen 7000 kcal weniger gegessen, getrunken oder durch Bewegung verbraucht werden. Dennoch kann durch Bewegung in Freizeit und Arbeit der Energieverbrauch nennenswert erhöht werden. Zum Vergleich: Ein Profiradsportler kann bis zu 6000 kcal pro Tag verbrauchen. In sitzender Tätigkeit, wie im Bürojob, werden 2000–2400 kcal pro Tag verbraucht.

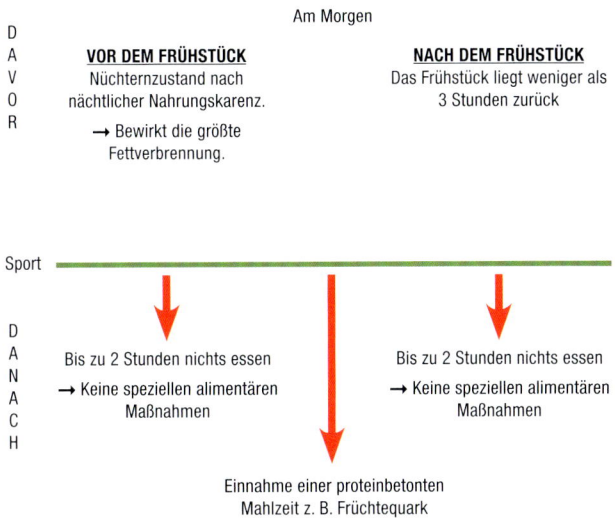

Abb. 3
Quelle: Arnold et al. 2010

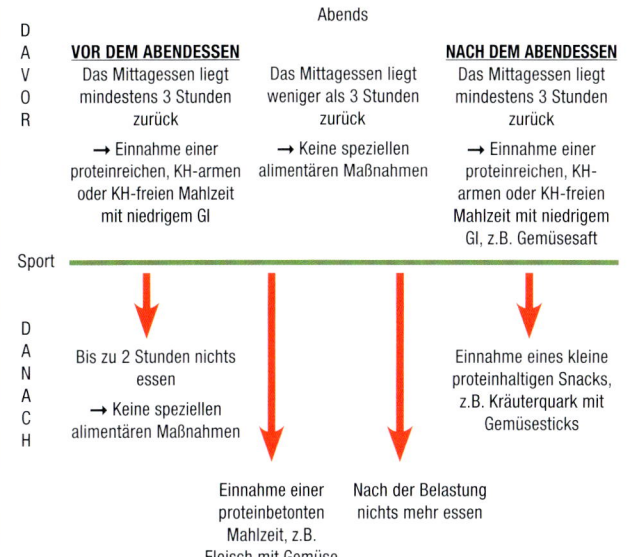

Abb. 3a

Säure-Basen-Haushalt

Säure und Basen sind chemische Gegenspieler und müssen im menschlichen Organismus im optimalen Verhältnis stehen. Dies ist Voraussetzung dafür, dass die biochemischen Reaktionen im menschlichen Körper bestmöglich ablaufen können, da gerade Enzyme, die Katalysatoren des Stoffwechsels, nur in einem bestimmten Milieu voll leistungsfähig sind. Das Säure-Basen-Verhältnis wird mit dem pH-Wert angezeigt. Der pH-Wert von 7 steht für eine neutrale Lösung. Bei Werten unter 7 handelt es sich um eine saure, bei Zahlen über 7 um eine basische Lösung. Vermehrt diskutiert wird, dass durch eine länger während säureüberschüssige Ernährung im Körper latente Übersäuerungszustände, eine so genannte latente Azidose, entstehen können, die die sportliche Leistungsfähigkeit herabsetzen. Auch der Knochenstoffwechsel wird negativ beeinflusst. Durch eine derartige chronische Übersäuerung kann es zu einer verstärkten Entmineralisierung des Knochens kommen. Damit gehen Magnesium und besonders Calcium verloren, indem sie in gelöster Form über das Blut zu den Nieren gelangen und von diesen ausgeschieden werden. Auf Dauer gesehen wirkt sich eine unmerkliche Verschiebung des pH-Werts zum Sauren hin negativ auf die Knochenfestigkeit aus. Wird Calcium regelmäßig vermehrt über den Urin ausgeschieden, erhöht sich zweifelsfrei auch das Risiko von Osteoporose.

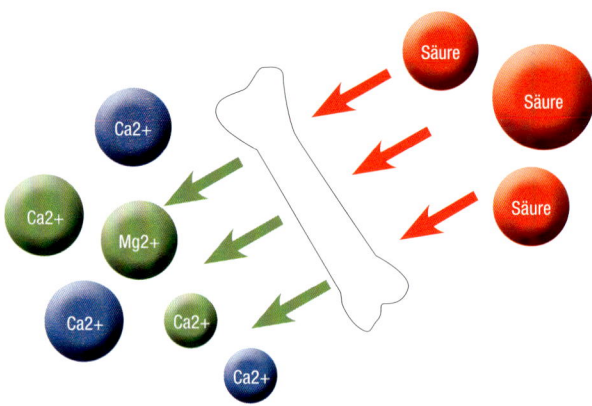

Abb. 4
nach Wagner et al. 2011 S. 44

Die Auswirkung einzelner Lebensmittel auf den Säure-Basen-Haushalt ist abhängig davon, ob nach ihrer Verstoffwechselung Säure- oder Basenreste vorliegen. Elemente wie Phosphat, Sulfat oder Chlorid säuern das Milieu an, auch wenn sie von Lebensmitteln stammen, die selbst neutral oder alkalisch sind, wie Fleisch oder Eiweißkonzentrate. Kalium, Natrium, Calcium, Magnesium und alle Spurenelemente wirken basisch.

Eine basenreiche Ernährung ist für den Sportler von Vorteil: durch kurzfristige, intensive und intervallartige Belastungen wird im Organismus vermehrt Milchsäure (Laktat) produziert, welche neutralisiert werden muss. Da vermehrt basenhaltige Lebensmittel sowie Mineralwässer mit einem hohen Hydrogencarbonatgehalt (mind. 1000 mg/Liter) das Puffersystem unterstützen, ist deren Verzehr während und nach dem Training oder Turnier empfehlenswert.

Da man nicht vom Geschmack ausgehen kann, ob ein basisches oder säuerndes Lebensmittel vorliegt (Zitronensaft schmeckt sauer, ist aber ein basisches Lebensmittel), werden Lebensmittel anhand ihres PRAL-Faktors in saure (positive PRAL-Faktoren) bzw. basische (negative PRAL-Faktoren) Lebensmittel eingeteilt. Unter dem PRAL-Faktor (Potential Renal Acid Load) versteht man die potenzielle Säurebelastung der Niere in mEq/100 g.

Die ernährungsabhängige PRAL wird anhand der Formeln von Remer et al. wie folgt berechnet:

PRAL = 0,4888 x Protein (g/d) + 0,0366 x Phosphor (mg/d) – 0,0205 x Kalium (mg/d) - 0,0263 x Magnesium (mg/d)

Der PRAL-Wert berücksichtigt Unterschiede in den Absorptionsraten der verschiedenen Mineralstoffe und der schwefelhaltigen Aminosäuren. Eine direkte Berücksichtigung der Zufuhr schwefelhaltiger Aminosäuren für die Berechnung der ernährungsbedingten PRAL war aufgrund fehlender Angaben des Gehaltes von Methionin und Cystein in einzelnen Lebensmitteln in der Nährstoffdatenbank nicht möglich. Daher wurden für die Berechnung der PRAL Durchschnittswerte für den Anteil schwefelhaltiger Aminosäuren verwendet. Remer et al. haben nachgewiesen, dass die auf diese Weise geschätzte Schwefelzufuhr sowohl bei lacto-vegetabiler Kost mit moderater Proteinzufuhr als auch bei omnivorer Kost mit hoher Proteinzufuhr der tatsächlich gemessenen Schwefelausscheidung über den Urin annähernd entspricht. Das Modell zur Berechnung der PRAL hat sich sowohl bei Erwachsenen als auch bei Kindern und Jugendlichen als valide erwiesen, da die berechneten PRAL-Werte stark mit der gemessenen Nettosäureausscheidung über die Niere korrelieren.

Saure Lebensmittel	
Bitterschokolade	0,4
Buttermilch	0,5
Eiklar	1,1
Sahne, frisch, sauer	1,2
Erbsen	1,2
Naturjoghurt aus Vollmilch	1,5
Milchschokolade	2,4
Weißbrot	3,7
Mandeln	4,3
Weichkäse, Vollfettstufe	4,3
Reis, geschält	4,6
Cornflakes	6,0
Teigwaren	6,4
Hering	7,0
Wienerwürstchen	7,7
Rindfleisch	7,8
Schweinefleisch	7,9
Hühnerfleisch	8,7
Kalbfleisch	9,0
Lachs	9,4
Rotbarsch	10,0
Kaninchen	19,0
Hartkäse	19,2

Basische Lebensmittel	
Honig	-0,3
Tee	-0,3
Margarine	-0,5
Traubensaft	-1,0
Konfitüre	-1,5
Molke	-1,6
Mineralwasser	-1,8
Äpfel	-2,2
Rotwein	-2,4
Zitronen	-2,6
Haselnüsse	-2,8
Bohnen, grün	-3,1
Weintrauben	-3,9
Blumenkohl	-4,0
Kartoffeln	-4,0
Kiwi	-4,1
Zucchini	-4,6
Aprikosen	-4,8
Bananen	-5,5
Fenchel	-7,9
Spinat	-14,0
Feigen, getrocknet	-18,1
Rosinen	-21,0

Tab. 5: PRAL-Tabelle: Säure-/basenbildende Lebensmittel nach Wagner et al. 2011, S. 45 f

Essstörungen beim Sport

In vielen Leistungssportarten wie Tanz, Turnen, Ballett oder Eiskunstlauf, aber auch Laufen, Triathlon oder Radsport ist eine geringe Körpermasse aufgrund des äußeren Erscheinungsbilds, der relativen maximalen Sauerstoffverwertung und der verbesserten Beweglichkeit Grundlage für den Erfolg. Viele Sportler, die diese Sportarten betreiben, weisen Essgewohnheiten auf, die oft teilweise oder gänzlich der Anorexie bzw. Bulimie ähneln. In der Fachsprache hat sich der Begriff Anorexia athletica etabliert, welche sich durch eine massive Gewichtsabnahme durch Nahrungsrestriktion und/oder ultimativ gesteigerte Sportaktivitäten bemerkbar macht.

Die Olympiasiegerin Takahashi stellte als erste Frau die Rekordzeit von 2 Stunden und 20 Minuten im Marathonlauf auf; wobei sie bei einer Körpergröße von 1,63 m ein extrem niedriges Gewicht von 47 kg aufwies (BMI: 17,9). Dieses und andere Beispiele zeigen, dass eine Körpermassenabnahme im Leistungssport in der Tat von Vorteil sein kann: Körperfett kann unter Leistungsgesichtspunkten ein Aktivitätshindernis darstellen, da es die träge Masse vergrößert und nicht zur Energiebereitstellung beiträgt. Größtenteils kehren die Sportler nach Abschluss der erfolgreichen Wettkampfsaison wieder in ihr normales Essverhalten zurück. Gerät der Athlet jedoch in eine manifeste pathologische Essstörung, folgt nach punktuellen Triumphen ein starker, oft dauerhafter Leistungseinbruch oder gar ein drohendes Karriereende. Denn diese Erkrankung wirkt sich unter anderem durch folgende Punkte negativ auf die Körperfunktionen und die Gesundheit aus.

Störungen	Folgen
Entleerung der Energiespeicher	Hypogrykämie
Chronischer Energiemangel	Schwächung des Immunsystems, Erkrankung und Trainingsausfälle
Proteinmangel	Rückbildung der Muskelmasse und damit verbundene Kraft- bzw. Leistungsverluste
Mineralstoffmangel	Muskelkrämpfe
Herz-Kreislauf-System	Herzrhythmusstörungen, Bradykardie
Hormonsystem	Östrogenmangel, Amenorrhö, Abnahme der Knochendichte
Flüssigkeitsmangel	Dehydrierung, Hitzeunverträglichkeit, Hitzeschläge

Tab.6: Auswirkungen der Essstörung auf den Körper nach Arnold et al. 2010 S. 17

Um ein krankhaftes Essverhalten zu vermeiden, ist es notwendig, dass Athlet und Betreuerstab frühzeitig vor Wettkampfphasen einen geeigneten, individuellen Ernährungsplan aufstellen, der ohne gesundheitliche Risiken zum gewünschten langfristig leistungsfördernden Körpergewicht führt.

Besteht der Verdacht auf eine Anorexia athletica oder liegt eine solche offensichtlich vor, muss es die Aufgabe der dem betroffenen Sportlern nahe stehenden Personen, beispielsweise der Trainer, sein, sich mit Experten der Ernährungswissenschaft, Psychologen und Ärzten in Verbindung zu setzen. Ziel muss es sein, die Ernährungsstörung effizient zu behandeln, damit Leib und Leben des Sportlers nicht gefährdet werden.

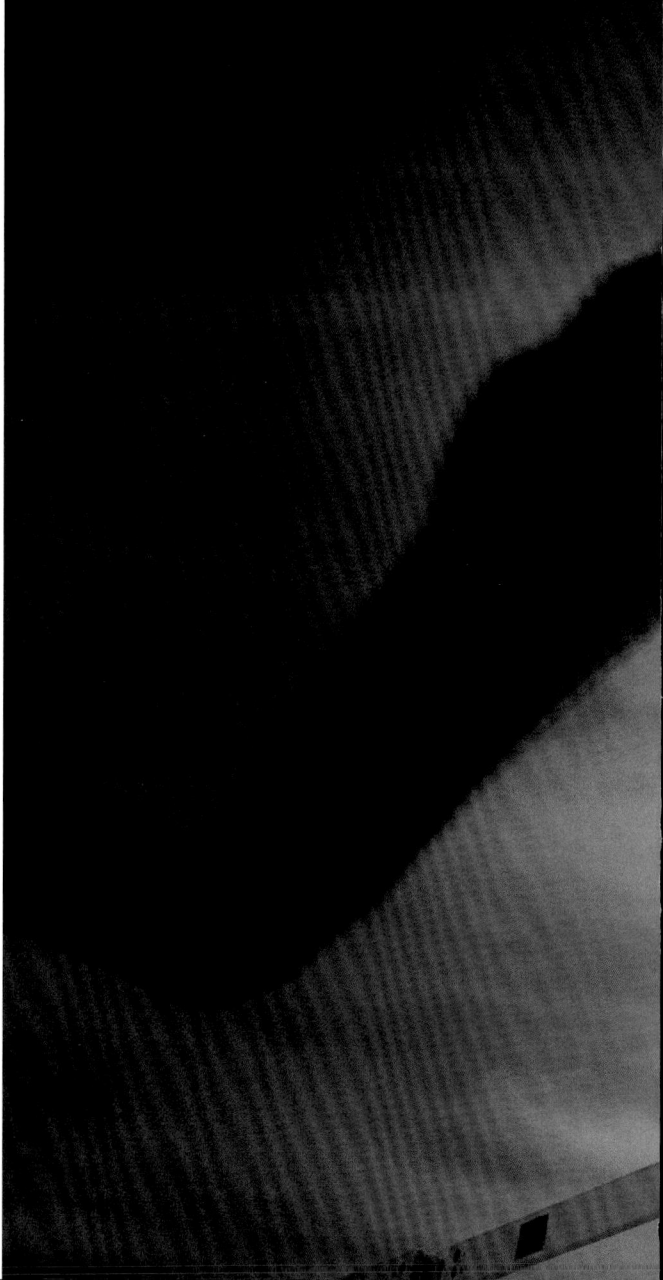

FIT-FAKTOR ENZYM-HEFEZELLEN

Im allgemeinen Teil haben wir die Schlüsselfaktoren für sportliche Top-Leistungen kennengelernt, die wir mithilfe der Ernährung hervorragend unterstützen können:

» *eine gesunde Zellatmung*
» *ein funktionierendes antioxidatives System*
» *eine intaktes Immunsystem*
» *eine ausgeglichene, intakte Darmflora*
» *eine möglichst schnelle Regeneration*
» *eine optimale Nährstoffversorgung der Körperzellen*

Diese einzelnen Aspekte dürfen natürlich nicht isoliert betrachtet werden, sie hängen inhaltlich eng miteinander zusammen und bedingen sich gegenseitig. Ein wichtiger Dreh- und Angelpunkt dieser Schlüsselfaktoren ist die Körperzelle. Sie wird bei intensivem sportlichen Training durch freie Radikale besonders herausgefordert. Die freien Radikale schädigen Zellmembrane und Mitochondrien und beeinträchtigen so die Zellatmung. Die Folgen: Es wird zu wenig Energie (ATP) produziert, es entsteht ein erhöhter Bedarf an Mikronährstoffen, das Immunsystem wird geschwächt und die Regeneration dauert länger. Zur Unterstützung der Zellen bei diesen Herausforderungen gibt es zahlreiche Mikronährstoffe – solche mit antioxidativer Kapazität (z.B. Vitamin E), andere, die das Immunsystem unterstützen (z.B. Zink), oder wieder andere, die wichtig sind für Zellatmung und Regeneration (z.B. das Coenzym, Q10). Im allgemeinen Teil sind wir auf diese Mikronährstoffe ausführlicher eingegangen. Im Rahmen einer gesunden Ernährung werden normalerweise alle diese notwendigen Vitalstoffe aufgenommen. Sportler haben jedoch einen höheren Bedarf. Daher sollte die Mikronährstoffversorgung für ihre jeweiligen individuellen Bedürfnisse je nach Sportart optimiert werden. Hilfestellung leisten hier Oecotrophologen und Ernährungsberater, die ihren Schwerpunkt in der Sporternährung haben, wie die Ernährungswissenschaftler des Deutschen Instituts für Sporternährung e.V. an der Sportklinik Bad Nauheim. Für einen Sportler ist es in der Regel kaum möglich, die erforderlichen Mengen an Mikronährstoffen mit der normalen Nahrung aufzunehmen. Er müsste einfach zu viel essen. Dies bereitet insbesondere bei der großen Menge an Obst und Gemüse Schwierigkeiten, da diese ein Völlegefühl erzeugen könnten, das für das Training unvorteilhaft ist. Vor diesem Hintergrund werden üblicherweise Nahrungsergänzungsmittel empfohlen, die dieses Defizit ausgleichen.

Nun ist es für den Sportler sehr umständlich und kostspielig, alle diese Mikronährstoffe mit separaten Nahrungsergänzungsmitteln zu supplementieren. Deshalb wollen wir dem Sportler eine Art von Nahrungsergänzung vorstellen, mit der nicht nur eine Vielzahl von Mikronährstoffen in einer hoch bioaktiven und bioverfügbaren Form zugeführt werden können, sondern darüber hinaus auch alle oben genannten Schlüsselfaktoren für die sportliche Leistung optimal adressiert werden: Enzym-Hefezellen.

In vielen wissenschaftlichen Studien konnte nachgewiesen werden, dass diese lebenden enzymreichen Hefezellen, die in einem speziellen Verfahren durch Zugabe vieler Vitalstoffe und unter Sauerstoff-Zufuhr gezüchtet werden, die Körperzellen widerstandsfähiger gegen Angriffe machen und sie in der Wahrnehmung ihrer Aufgabe unterstützen – und zwar durch eine umfangreiche Versorgung mit Nährstoffen, durch die Unterstützung der Entgiftung und Neutralisierung freier Radikaler durch eine positive Wirkung auf den Darm und durch die Stärkung der Immunabwehr. Das Ergebnis sind eine höhere Widerstandsfähigkeit in Trainingsphasen, eine höhere Entgiftungsleistung des Körpers und eine verbesserte Zellatmung. Das alles führt zu besseren sportlichen Leistungen und einer deutlich schnelleren Regeneration nach dem Training. Im Folgenden wollen wir deutlich machen, warum zahlreiche Spitzensportler, Trainer, Ernährungsexperten und Sportärzte Enzym-Hefezellen als eine wertvolle Ergänzung der Sporternährung ansehen.

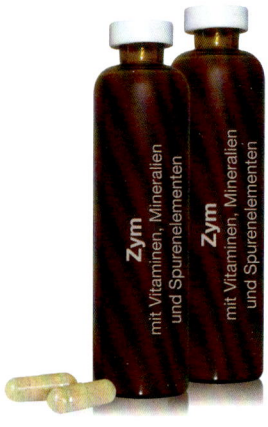

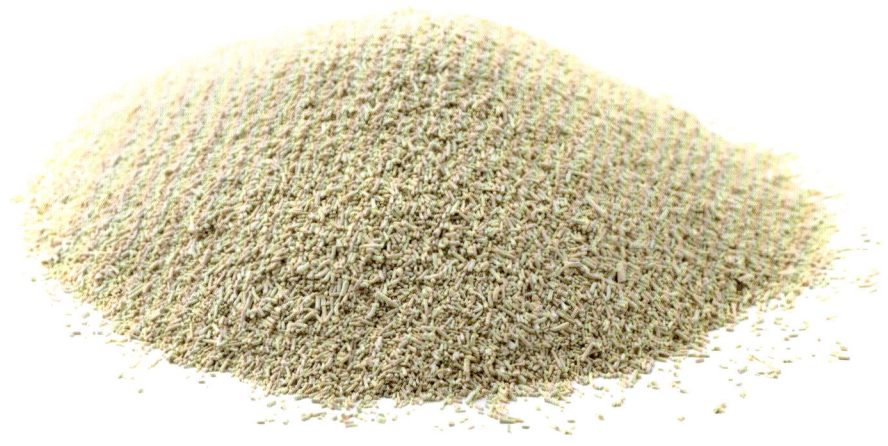

WARUM **HEFE** DIE GESUNDHEIT FÖRDERT

Zunächst wollen wir uns die Basis der Enzym-Hefezellen etwas näher anschauen: die Hefezellen. Hefen sind sehr vielseitige Organismen. Es sind einzellige Pilze, die neben dem Pflanzen- und Tierreich einem völlig eigenständigen Reich zugeordnet werden. Allerdings sind sie eher dem Tierreich als dem Pflanzenreich zuzuordnen, da Pilze und Tiere vermutlich gemeinsame Vorfahren hatten. Hefe hat als Heilmittel bereits eine lange Geschichte und Tradition. Man findet sie schon im ältesten Dokument der Medizingeschichte Ägyptens, dem „Papyrus Ebers", benannt nach dem Altertumsforscher Georg Ebers, der die Schriftrolle in Theben entdeckt hatte. Auch in den Schriften des Hippokrates wird Hefe als Heilmittel erwähnt.
Und auch im Mittelalter schwor man auf ihre Heilkraft. So empfahlen damalige Heilkundige wie Paracelsus oder die Äbtissin Hildegard von Bingen die Gabe von Hefe bei Magen-Darm-Erkrankungen. Später erkannte man die wertvollen Inhaltsstoffe, vor allem B-Vitamine, aber auch natürliche antibiotische Substanzen. Daher wird Hefe auch Tierfutter beigemischt, um die Tiere vor Krankheitskeimen zu schützen.

Man kann Hefe aber nicht nur bei der Herstellung von Lebensmitteln und als Heilmittel einsetzen – sie dient der Wissenschaft auch als Modellobjekt für das menschliche Leben. Der faszinierende Grund: Die Hefezelle ist der menschlichen Zelle erstaunlich ähnlich. Die Medizin nutzt die Hefezellen daher als ideale Modellorganismen für die Gen- und Krebsforschung sowie für das Verständnis von Alterungsvorgängen. Besonders wichtig ist, dass wichtige Enzyme der Hefezelle mit menschlichen Enzymen identisch sind, wie u.a. das DNA-Reparatur-Enzym. Dem Wissenschaftler Prof. Dr. Feodor Lynen – in dessen Team der Entwickler der Enzym-Hefezellen, Siegfried Wolz, arbeitete – gelang es, aus der Hefezelle das Coenzym A als wichtigen Bestandteil des Zellstoffwechsels zu isolieren. Für diese Forschung erhielt Lynen 1964 den Nobelpreis für Medizin. Auch 2016 wurde übrigens wieder ein Nobelpreis vergeben für medizinische Forschung, die an Hefezellen durchgeführt wurde.
In der Neuzeit erfolgte der Einsatz von Hefe in der Medizin bei so unterschiedlichen Indikationen wie Vitaminmangel, Infektionskrankheiten, Hautproblemen, als Magen-Darm-Therapeutikum, als Immuntherapeutikum, als Mineralstoffpräparat, zur Entgiftung, zur Rekonvaleszenz, bei Tumorkachexie bei Tumoren und in der Altersheilkunde. Die vielfältigen Wirkmechanismen machen die Hefe auch für Sportler hochinteressant. Doch dazu später mehr.

ENZYME – ZÜNDFUNKEN FÜR DEN STOFFWECHSEL

Ein ganz besonderes Merkmal der Hefe ist ihr Reichtum an Enzymen. Nicht umsonst lautet die Bedeutung des aus dem Griechischen stammenden Begriffs „Enzym" nichts anderes als „aus der Hefe". Aber was sind eigentlich Enzyme und warum sind sie für den Sportler so wichtig?

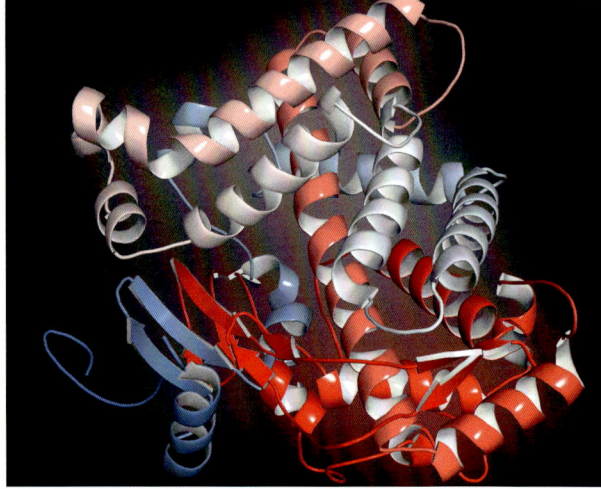

Enzyme sind im Grunde Katalysatoren, die den Stoffwechsel in der Zelle und das Leben überhaupt erst ermöglichen. Daher nennt man sie auch Biokatalysatoren. Enzyme sind also quasi der „Turbo" für die Stoffwechselprozesse, die ohne sie viel zu langsam ablaufen würden. Jedes Enzym ist hochspezialisiert und reagiert nur mit wenigen passenden Stoffen. Ein funktionierender Organismus braucht also eine riesige Anzahl unterschiedlicher Enzyme, um reibungslos zu funktionieren. Ein einziges Enzym kann in einer Minute rund 30 Millionen Mal mit einem Reaktionspartner aktiv werden. Insgesamt gibt es rund 40.000 Enzyme, doch nur rund 4000 davon sind bisher genauer untersucht. Zur Erfüllung ihrer Funktion brauchen die Enzyme Helfer, die sogenannten Coenzyme. Das sind vergleichsweise einfache biochemische Verbindungen, die sich für kurze Zeit an ein Enzym binden und es dabei unterstützen, chemische Reaktionen in Gang zu setzen. Das Problem: Diese Coenzyme werden dabei verbraucht. Daher müssen sie dem Körper durch Nahrung immer wieder neu zugeführt werden.

Am besten kann man sich die Bedeutung der Enzyme und Coenzyme vergegenwärtigen, wenn man versucht, einen Zuckerwürfel mit einem Streichholz anzuzünden. Dies wird nicht gelingen – noch nicht einmal mit einem Gasbrenner. Gibt man auf den Zucker allerdings etwas Zigarettenasche, so lässt er sich anzünden und brennt mit kleiner Flamme. Der Grund: In der Zigarettenasche sind in geringer Menge Eisenverbindungen enthalten, die als Katalysator wirken, d.h., sie beschleunigen eine bestimmte Reaktion oder machen sie überhaupt erst möglich.

Im menschlichen Körper fungieren Enzyme als derartige Reaktionsbeschleuniger. Gerade im Sport liegt das Problem zum einen darin, dass Enzyme über den Schweiß verloren gehen. Zum anderen wird die natürliche Fähigkeit des Körpers zur Enzymproduktion durch freie Radikale verringert. Und dass die Zahl der freien Radikalen bei sportlicher Betätigung steigt, wurde bereits an mehreren Stellen erläutert. Verdauungsenzyme kann der Körper nicht nur selbst herstellen, sondern auch in Form von Nahrungsenzymen mit der Nahrung aufnehmen. Sie kommen normalerweise in rohen Lebensmitteln vor. Und da liegt das Problem: Da Enzyme aus Eiweißen bestehen, werden diese durch Hitze (über 42° Celsius) zerstört. Nachdem die Lebensmittel gekocht wurden, enthalten sie somit in der Regel keine bioaktiven Enzyme mehr. Um diese Nahrungsenzyme aufzunehmen, sollte man also viel frisches, rohes und ungekochtes Obst oder Gemüse verzehren (Salate, Ananas, Papaya). Da wir heutzutage nur noch selten wertvolle Rohkost essen, erhält der Körper auch nur wenige Nahrungsenzyme, so dass er immer mehr eigene Enzyme zur Verfügung stellen muss. Und dafür benötigt er sehr viel Energie. Häufige Folgen: Verdauungsprobleme und chronische Müdigkeit.
Anders verhält es sich mit Stoffwechsel- und

Entgiftungsenzymen, die für die Organfunktionen und die Entgiftung des Körpers in großer Zahl benötigt werden. Diese müssen die Körperzellen selbst produzieren, da sie nur schwer über die Nahrung aufgenommen werden können. Auch mit Nahrungsergänzungsmitteln können diese Art von Enzymen in der Regel nicht aufgenommen werden. Denn Entgiftungsenzyme wie z.B. die Superoxiddismutase (SOD) sind sehr labil und zerfallen nach sehr kurzer Zeit. Nun hatten wir gesagt, dass die Hefe sehr enzymreich ist. Lässt sich über Hefe der Enzymbedarf zumindest teilweise decken? Obwohl die Hefe sehr viele dieser Stoffwechsel- und Entgiftungsenzyme enthält, weil sie der menschlichen Zelle sehr ähnlich ist, kann sie diese Enzymzufuhr meist nicht leisten, weil sie entweder erhitzt oder getrocknet wird. Das heißt, auch über Hefetabletten oder -pulver ist die Zufuhr von bioaktiven Enzymen nicht möglich.

Und jetzt kommen die Enzym-Hefezellen ins Spiel! Da sie nicht erhitzt werden, haben sie gegenüber der erhitzten und getrockneten Bierhefe einen entscheidenden Vorteil: Die rund 2.000 enthaltenen Enzymgruppen bleiben aktiv und können den Körper gezielt unterstützen – vor allem bei der Entgiftung! Das Besondere ist, dass die Enzym-Hefezellen wegen der großen Ähnlichkeit zur menschlichen Zelle die gleichen Enzyme enthalten wie die Köperzellen und dem Körper damit die notwendigen Bausteine für die Enzymproduktion ‚mundgerecht' servieren. Neben Entgiftungsenzymen wie Glutathion-Peroxidase, Superoxid-Dismutase oder Katalase enthalten Enzym-Hefezellen auch Enzyme, die für die Zellatmung wichtig sind wie Cytochromxidase oder Verdauungsenzyme, die den Sportler bei der Verdauung unterstützen und ihn dadurch entlasten, wie Proteasen und Invertasen. Hinzu kommt eine Vielzahl von Coenzymen wie Q5, Q6, Q10 oder Q15. Zudem brauchen Enzyme weitere Substanzen, um zu funktionieren: Vitamine wie Vitamin C oder die Vitamine des B-Komplexes, Mineralstoffe wie Calcium, Magnesium, Natrium oder Kalium sowie Spurenelemente wie Zink, Selen, Kupfer, Eisen, Mangan usw. Da die Enzym-Hefezellen auch diese Stoffe enthalten, werden den Enzymen somit ihre Helfer gleich mitgeliefert! Dies ist eine weitere Erklärung dafür, warum gerade die Gesamtkomposition der Enzym-Hefezellen so wirksam ist. Wenn man sich vergegenwärtigt, das eine Tagesportion des Enzym-Hefezellpräparats Sanuzella® ZYM sportsline rund 200 Milliarden frische Enzym-Hefezellen enthält, kann man sich vorstellen, welche unvorstellbare Zahl an bioaktiven Enzymen dem Körper damit zugeführt wird und welchen großartigen Energieschub das bedeutet!

ENZYM-HEFEZELLEN:
MEHR LEISTUNG OHNE DOPING!

Wegen ihrer deutlich leistungssteigernden Effekte könnte man denken, Enzym-Hefezellen seien so etwas wie Doping. Dies ist jedoch eindeutig nicht der Fall! Die bessere Leistungsfähigkeit wird mit Hilfe der Enzym-Hefezellen u.a. durch eine Optimierung der Sauerstoffverwertung in Verbindung mit der Reduzierung von antioxidativem Stress erreicht. Dies führt zu schnellerer Regeneration und zur Verminderung der Anfälligkeit für Infektionen. Verbotene Substanzen sind in Enzym-Hefezellen nicht vorhanden.
So wird dem speziell für Sportler entwickelte Enzym-Hefezell-Präparat Sanuzella® ZYM sportsline regelmäßig amtlich durch die Deutsche Sporthochschule in Köln bescheinigt, dass es keine verbotenen Substanzen enthält.

WIE WERDEN ENZYM-HEFEZELLEN HERGESTELLT?

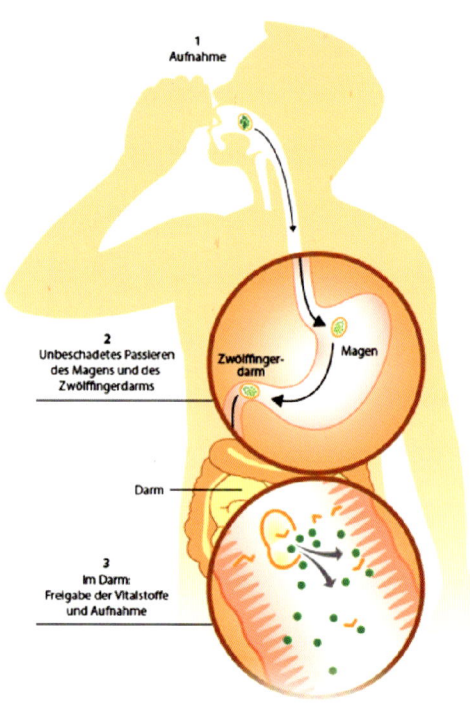

Abb. 5

Um die wertvollen Inhaltsstoffe der Hefe für den Menschen nutzbar zu machen, muss man die Hefe sehr vorsichtig behandeln. Denn es handelt sich bei den Hefezellen schließlich um lebende Organismen. Fast alle am Markt erhältlichen Hefepräparate werden erhitzt oder getrocknet. Durch einen solchen Verarbeitungsprozess werden die wichtigsten Inhaltsstoffe, die Enzyme, zerstört. Denn Enzyme bestehen aus Eiweißen, die nicht hitzebeständig sind. Aber auch viele weitere Mikronährstoffe wie Vitamine, Mineralien und Spurenelemente werden durch Hitze kaputt gemacht, beschädigt oder dezimiert. Der Biotechnologe Siegfried Wolz hat sich daher überlegt, wie er die Hefezellen so behandeln kann, dass sie ihre Fülle an bioaktiven Substanzen dem menschlichen Körper zur Verfügung stellen können. Dabei kam ihm nicht nur die langjährige gemeinsame Forschung mit dem Biochemiker Professor Dr. Feodor Lynen zugute, der für seine Hefeforschung den Nobelpreis für Medizin erhielt, sondern auch die praktische Erfahrung als Mitarbeiter in der Forschungsabteilung von Böhringer-Ingelheim. Mit diesem geballten Wissen fand er schließlich die Lösung in einer speziellen Fermentierung – der Sauerstoff-Enzym-Fermentation nach dem speziellen Dr.-Wolz-Verfahren. In diesem aufwändigen Prozess wachsen die Enzym-Hefezellen als Reinkultur unter Sauerstoffzufuhr (aerob). Dies stellt sicher, dass alle Enzyme, Vitamine, Mineralstoffe und Spurenelemente einer aktiven Zelle – so wie sie auch in der menschlichen Zelle vorhanden sind – erhalten bleiben. Denn wir erinnern uns: Die Hefezelle ist der menschlichen Zelle wesentlich ähnlicher als pflanzliche oder tierische Zellen.

Um die Sauerstoff-Enzym-Fermentation zu verstehen, muss man zunächst wissen, was eigentlich eine Fermentation ist. Als Fermentation oder Fermentierung (lateinisch fermentum ‚Gärung') bezeichnet man in der Biologie die Umwandlung organischer Stoffe durch Bakterien-, Pilz-, sonstige biologische Zellkulturen oder durch ein Enzym. Das Besondere der Sauerstoff-Enzym-Fermentation: Es handelt sich nicht um eine Gärung, bei der am Ende Alkohol entsteht. Der Grund: Bei der Sauerstoff-Enzym-Fermentation wird – der Name sagt es schon – Sauerstoff zugeführt.

Doch der Reihe nach: Zunächst wird frische Hefe in eine Nährlösung gegeben. Diese besteht aus Obst- und Gemüsesaftkonzentraten und aus Weizenkeimöl. Dieses wertvolle Öl (Triticum vulgare) ist eines der teuersten

Pflanzenöle: Um einen Liter Weizenkeimöl zu gewinnen, werden 16.000 kg Weizen benötigt. Das Öl wird aus den nährstoffreichen Keimlingen der Weizenkörner gewonnen. Dabei wird das schonende Verfahren der Kaltpressung angewendet, damit die hochwertigen Inhaltsstoffe erhalten bleiben. Weizenkeimöl enthält nämlich viele wichtige Fettsäuren wie Palmitinsäure, Stearinsäure, Ölsäure und einen hohen Anteil an mehrfach ungesättigte Fettsäuren (Linolsäure, Linolensäure). Weizenkeimöl enthält zudem die wichtigen Vitamine A, B, D, E, K und einen besonders hohe Anteil an Vitamin E (Tocopherol). Und übrigens: Weizenkeimöl enthält kein Gluten! In der anderen Komponente der Nährlösung, den Frucht- und Gemüsesaftkonzentraten, befinden sich wertvolle sekundäre Pflanzenstoffe. Das sind Substanzen, mit denen sich Pflanzen gegen widrige Umstände wie UV-Licht oder Fraßfeinde schützen. Sie sind der Hauptgrund, warum Obst und Gemüse so gesund ist. Beispiele für sekundäre Pflanzenstoffe sind Anthocyane aus Heidelbeeren, Lycopin aus der Tomate, OPC aus dem Apfel, Resveratrol aus roten Trauben und Carotinoide aus Karotten. Diese Nährstofflösung wird dann noch mit Spurenelementen wie z.B. Zink, Selen und Chrom angereichert.

Und jetzt passiert Folgendes: Die Hefezellen fühlen sich in dieser Nährstofflösung wie im Schlaraffenland. Sie laben sich an den sie umgebenden Vitalstoffen und ‚futtern' sie quasi auf. Gleichzeitig werden sie permanent mit Sauerstoff versorgt und haben es bei rund 32° C ständig schön warm, aber auch nicht zu heiß. Temperatur und Sauerstoffzufuhr werden rund um die Uhr kontrolliert. Dieser Prozess dauert mehrere Tage (s. Abb. 6). Um keine künstlichen Konservierungsstoffe verwenden zu müssen, bedient man sich bei der Sauerstoff-Enzym-Fermentation eines Tricks: Gegen Ende des mehrtägigen Verfahrens wird die Sauerstoffzufuhr beendet. Dadurch entsteht etwas Gärungsalkohol. Dieser ist hervorragend dazu geeignet, die Enzym-Hefezellen auf ganz natürliche Weise zu konservieren.

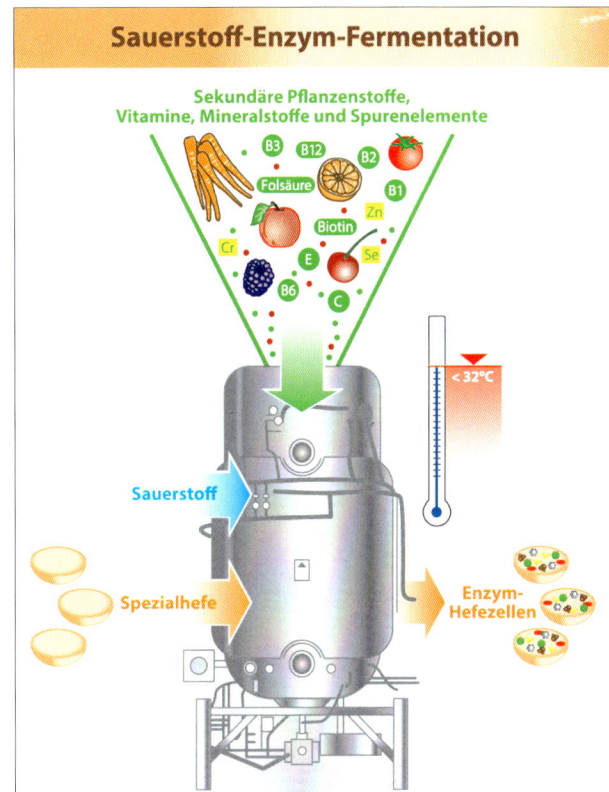

Abb. 6

Das Ergebnis der Sauerstoff-Enzym-Fermentation: junge, frische Enzym-Hefezellen, randvoll mit einer Fülle an wertvollen Vitalstoffen. Im Gegensatz zu Hefepulver oder Hefetabletten wurden die Hefezellen also nicht erhitzt und sind noch quicklebendig. Damit sind auch ihre Enzyme und Mitochondrien weiter hochaktiv. Damit wird deutlich: Hefe ist nicht gleich Hefe, es hängt immer von den Züchtungsbedingungen ab, wie sich eine Hefezelle entwickelt. Die Sauerstoff-Enzym-Fermentation sorgt dafür, dass die Enzym-Hefezellen alle Vitalstoffe in einer Form beinhalten, wie sie sonst nur in der Natur vorkommen – diese Eigenschaft hat keine Tablette und kein Gemisch aus verschiedenen Substanzen.

GESPRÄCH MIT DEM HEMALIGEN LEISTUNGSSPORTLER UND TRAINER GÜNTER TRAUB

„WER LANGE FIT BLEIBEN WILL, MUSS SICH BEWEGEN UND RICHTIG ERNÄHREN!"

Günter Traub

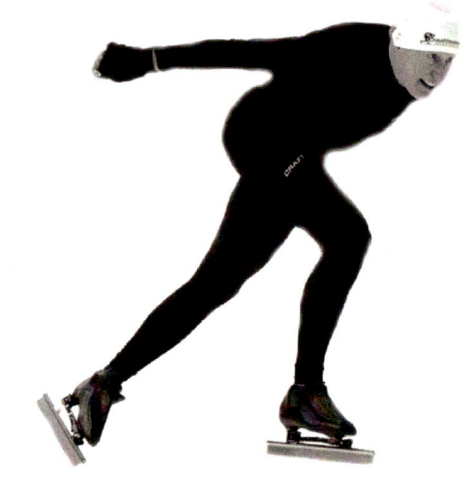

Günter Traub ist 39-facher Deutscher Meister in den Jahren 1956 bis 1969 im Eis- und Rollschnelllauf. Er gilt als deutscher Pionier in dieser Sportart, stellte 47 deutsche Rekorde und 15 Weltrekorde auf und errang 4 Weltmeistertitel. Auch heute, im Alter von über 70 Jahren, nimmt er noch regelmäßig an Wettkämpfen teil.

Nach seiner aktiven Sportlerkarriere trainierte Günter Traub die US-amerikanische und die italienische Olympiamannschaft im Eisschnelllauf, das internationale Ford-Autorennteam mit Jackie Steward, Niki Lauda u.a. sowie zahlreiche Einzelsportler und Persönlichkeiten wie den Formel-1-Weltmeister Michael Schumacher, König Juan Carlos von Spanien, den Dirigenten Herbert von Karajan, den Verleger Hubert Burda, die Künstlerin Niki de Saint Phalle und den Moderator Frank Elsner.

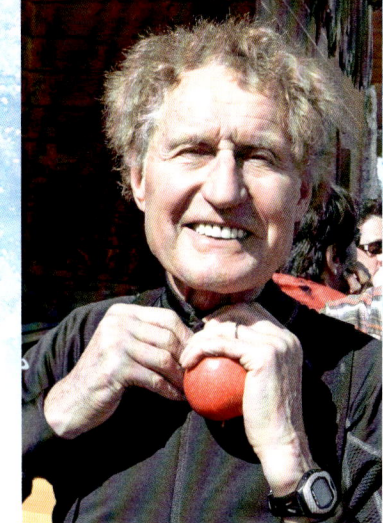

Herr Traub, Sie sind mit 77 Jahren noch immer fit wie ein Turnschuh und gewinnen Wettkämpfe im Eisschnelllaufen – was ist Ihr Tipp für alle, die auch im fortgeschrittenen Alter noch sportliche Top-Leistungen bringen wollen?

Wer seine Gesundheit und Lebensqualität lange bewahren möchte, sollte auf eine bewusste Lebensweise achten. Ob und wie man gesund altert, hängt von einer Reihe von Faktoren ab. So wirken sich regelmäßige Bewegung, eine ausgewogene Ernährung in Verbindung mit der richtigen Mikronährstoff-Versorgung sowie psychische und soziale Faktoren und eine zuversichtliche Lebenseinstellung positiv auf den Alterungsprozess aus. Ich selbst führe meine Topleistungen im Eisschnelllauf (Mastersport in der Altersklasse 75 bis 80 Jahre) vor allem auch darauf zurück, dass ich seit fast zwei Jahrzehnten regelmäßig Präparate mit Enzym-Hefezellen zu mir nehme. So mache ich circa 4 Mal im Jahr je eine 14-Tages-Kur mit Sanuzella® ZYM sportsline und Zell Oxygen® Gelée Royale. Im Herbst und Winter beuge ich mit Zell Oxygen® Immunkomplex Schwächen meines Immunsystems vor.

Neben der Unterstützung der Ernährung mit diesen hochwirksamen natürlichen Präparaten ist die Bewegung für mich ein weiterer Jungbrunnen. Wichtig ist, dass man körperlich aktiv und mobil bleibt – denn nur so kann man seine Fitness und Leistungsfähigkeit lebenslang erhalten. Sport, vor allem dem Alter angepasste Ausdauertrainings-Belastungen, verleiht dem Organismus die nötigen Kraftreserven, um seine Alltagstätigkeiten müheloser noch selbst erledigen zu können. Auf diese Weise bleibt die eigene Selbstständigkeit erhalten.

Ich empfehle ein gezieltes pulskontrolliertes und dem Alter entsprechend angepasstes Ausdauertraining, 3 bis 5 Mal pro Woche 30 bis 45 Minuten, kombiniert mit zweimaligem leichtem Krafttraining. Denn so kann man seinem Alter buchstäblich etwas davonlaufen, also sein biologisches Alter stillstehen lassen. Bewegung beugt nämlich den typischen Alterserkrankungen wie Herz-Kreislauf-Störungen, Übergewicht,

Diabetes und Osteoporose vor, stärkt das Immunsystem und hilft Stress abzubauen. So gesehen ist ein dem Alter angepasstes Bewegungstraining nach wie vor die „beste und natürlichste Tablette".

Die Bewegungsformen sollten jedoch immer auf den individuellen Gesundheits- und Trainingszustand abgestimmt sein. Es ist nie zu spät damit anzufangen. Selbst wer erst im Alter beginnt, profitiert von den zahlreichen positiven Effekten, die regelmäßiges Bewegungstraining auf seinen Körper hat. Sportliche Top-Leistungen im Alter sollte man nur dann anstreben, wenn man über Jahrzehnte eine Sportart regelmäßig betrieben und seinen Organismus (Herz-Kreislauf- und Bewegungs-System) durch diese zahlreichen Bewegungserfahrungen ökonomisiert trainiert und gestärkt hat. Dann lässt sich auch nach geringerem Kraftaufwand noch Bestmögliches erreichen.

Welche Rolle spielt dabei die Ernährung?

Die Ernährung ist das A und O. Eine ausgewogene, abwechslungsreiche und bedarfsgerechte Ernährung ist in jedem Alter für die Erhaltung der Gesundheit außerordentlich wichtig. Mit steigendem Alter verändert sich der Körper und der Energiebedarf verringert sich. Der Wasserhaushalt, sowie die Muskelmasse nehmen ab und die Fettmasse nimmt zu. Auch die Verdauungstätigkeit, die Speichelbildung sowie das Geruchs- und Geschmacksempfinden lassen nach. Auf der anderen Seite bleibt der Bedarf an Mikronährstoffen jedoch gleich.

Gerade deshalb ist es im Alter wichtig, genügend Vitamine, Mineralstoffe, Spurenelemente, Proteine und komplexe Kohlehydrate aufzunehmen. Aber diese können vom alternden Organismus oft nicht mehr genügend aus der Nahrung resorbiert werden. Durch eine gezielte Mikronährstoff-Versorgung können diese Defizite jedoch sehr gut ausgeglichen werden. Ich empfehle hier wie gesagt Enzym-Hefezellen. Wichtig ist auch ein hoher Obst- und Gemüsekonsum wegen der enthaltenen sekundären Pflanzenstoffe. Ich persönlich ergänze das vier Mal im Jahr mit einer 14-Tage Kur mit Thromboflow®, einem rein pflanzlichen Präparat aus Tomatenwirkstoffen für den gesunden Blutfluss. Als Dauermedikation nehme ich täglich ein Curcumin-Präparat (Curcumin Extrakt 45). Wichtig ist übrigens auch eine gesunde Darmflora. Diese kann man mit fermentierten Nahrungsmitteln oder hochdosierten Probiotika unterstützen. Ich persönlich nehme Darmflora plus select von Dr. Wolz.

Für viele Menschen ist ja der Wintersport die schönste Zeit des Jahres. Heute noch im Büro und morgen schon auf den Brettern, die die Welt bedeuten. Was sollte ich in Vorbereitung auf meinen Winterurlaub unbedingt beachten? (Ski-Gymnastik, Ernährungs-Vorbereitung, Auffüllung der Glykogendepots, Eisenspeicher, Mikronährstoffversorgung...)

Ich selbst trainiere in Form von Hochgebirgswanderungen sowie alpinem und nordischem Skilauf vor allem im Oberengadin und in St. Moritz mit 1800 m ü.M. bis hin zu Lagen, die bis zu 3300 m ü.M. sind. Diese Orte haben den Ruf, eines der gesündesten Höhentrainings-Klimas Europas zu besitzen. Das ist auch der Grund, warum in St. Moritz das weltbekannte Internationale Höhentrainings- und Wettkampf-zentrum ins Leben gerufen wurde. Viele Medaillengewinner, speziell von

Ausdauer-Sportarten, holten sich in St. Moritz und Umgebung den letzten Schliff vor ihren erfolgreichen Olympiasiegen. Für eine sehr wirksame und ohne Komplikationen verlaufende Akklimatisierung, die nicht nur für Hochleistungs-Sportler, sondern für jeden menschlichen Organismus zutrifft, sind folgende Punkte wichtig:

Zuallererst sollte man die eigene Leistungsfähigkeit nicht überschätzen! Davor warnte auch mein ehemaliger Professor, der weltbekannte Arbeits- und Sportmediziner Prof. Dr. med. Wildor Hollmann, immer ganz besonders. Dies gilt verstärkt für Menschen jenseits des 40. Lebensjahres. In den ersten 3 Tagen sollte man die sportliche Urlaubsaktivität etwas langsamer angehen lassen, um dem Organismus die notwendige Akklimatisierungs- und Adaptions-Ruhe zu ermöglichen. Man muss ihm also Zeit lassen, sich der veränderten Umgebung und Tätigkeit anzupassen.

Auch aus eigener Erfahrung und durch die jahrzehntelangen Erfahrungen mit meinen Bewegungstrainings-Seminarteilnehmern weiß ich Folgendes zu berichten: Man kommt sehr oft müde aus dem sogenannten Tiefland an und fühlt sich auf 1800 m Höhe in psychophysischem Sinne sofort wieder höchstleistungsfähig. Dieses Phänomen im menschlichen Organismus basiert auf höhenphysiologischen Anpassungs-Erscheinungen und wird hervorgerufen durch den verringerten Sauerstoff-Partialdruck (d.h., man kann weniger Sauerstoff aufnehmen), die herabgesetzte Luftfeuchtigkeit und die verminderten Luftdruckverhältnisse. Deshalb reagiert die individuelle Reizschwelle viel empfindlicher. Das heißt, der Mensch spricht stärker auf alle Reize wie z.B. Alkohol, Nikotin, Schlafstörungen an. Durch aktive Tätigkeiten wie alpiner Skilauf, Skilanglauf, Bergwanderungen usw. hat der Organismus aber einen größeren Erholungs- und Regenerationsbedarf, dem unter allen Umständen Rechnung getragen werden sollte. Daher ist in den folgenden Tagen weniger mehr in Bezug auf die psycho-physische Leistungsfähigkeit. Aus meiner Erfahrung zeigen sich folgende Anpassungssymptome:

1. Tag = sehr gut
2. Tag = gut
3. Tag = leichte Krise
3. bis 7. Tag abnehmende Leistungs- und Lusttendenz

Erst um den 8. aktiven Tag herum wird das Ausgangsniveau des 1. Tages wieder erreicht. Ab dem 9. Tag kommt es im Organismus zur sogenannten Superkompensation, d.h. dass sich ein leichter effektiver Leistungs- und Trainingsgewinn bemerkbar macht. Die heilwirksamen bioklimatischen Voraussetzungen, d.h., intensives, alpines Reizklima der mittleren Höhenlage von 1800 bis 4000 m/ü.M mit seiner leichten, allergenarmen und kondensationskernreichen Luft, regen nämlich auch eine intensive Blutneubildung an. Was bewirkt nun dieses vielseitige Reaktions- und Regulationstraining im menschlichen Organismus? Zunächst kommt es zu einer Umstimmung und Aktivierung der Ordnungs- und Selbstheilungskräfte. Bei entsprechend längerem Höhenaufenthalt (14 Tage und mehr) findet eine langfristige Stabilisierung der vegetativen, psychonervösen und endokrinen Regulationen im Organismus statt. Somit bringen diese ordnenden und natürlichen Höhenreize eine Verbesserung der allgemeinen Kondition und eine längerfristig wirkenden Steigerung des persönlichen Wohlbefindens.

Günter Traub

Was ist hinsichtlich der Mikronährstoffversorgung bei einem Höhentraining unbedingt zu beachten?

Die Anpassungsmechanismen des menschlichen Organismus führen bei einem längeren Aufenthalt in der Höhe zu einer vermehrten Blutneubildung. Man nimmt an, dass im Körper vermehrt freie Radikale und reaktive Sauerstoffverbindungen produziert werden. Dadurch entsteht im Organismus ein erhöhter Bedarf an Mikronährstoffen.

Daher ist es empfehlenswert, vor und während eines Höhentrainingsaufenthaltes Eisen-, Folsäure- und Vitamin-B-Präparate einzunehmen, um den Akklimatisierungsvorgängen wie der Erythrozytenbildung gerecht zu werden.

Antioxidantien wie Vitamin C und E sowie verschiedene sekundäre Pflanzenstoffe können freie Radikale und reaktive Sauerstoffverbindungen neutralisieren. Dies gilt vor allem für Ausdauerspitzensportler wie Radrennfahrer, Langstreckenläufer Skilangläufer, Biathleten etc. bei mehrwöchigen Trainingsaufenthalten in der Höhe. Hier empfehle ich Enzym-Hefezell-Präparate wie Sanuzella® ZYM sportsline.

Was sind die häufigsten Fehler, die beim Wintersport gemacht werden?

Da mit zunehmender Höhe auch die Luftfeuchtigkeit entsprechend abnimmt, sollte man pro 1000 Meter Höhenunterschied ca. 1 Liter Flüssigkeit zusätzlich trinken. Oft wird auch gerade von Skifahrern zu viel Alkohol konsumiert und das nicht nur beim berühmten Après Ski, sondern auch schon während des Tages. Dies ist in doppelter Hinsicht gefährlich, denn auf den Skipisten kann Alkoholkonsum vermehrt zu Ski-Unfällen führen.

Der menschliche Organismus verbraucht in der Höhe (Stoffwechsel-Steigerungen durch die Höhenanpassung, tiefere Temperaturen, größere Bewegungsumfänge usw.) mehr Kalorien als im Tiefland. Dieser erhöhte Energiebedarf sollte vermehrt in Form von komplexen Kohlehydraten und weniger mit Eiweiß oder proteinreichen Nahrungsmitteln ausgeglichen werden.

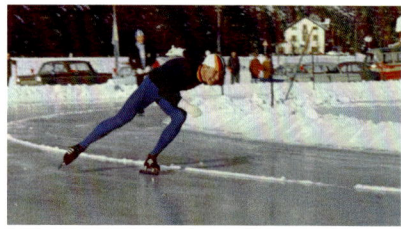

Gibt es einen Geheim-Tipp, um die Tage des Winterurlaubs maximal genießen und das Höhentraining maximal effizient durchführen zu können?

Ein mehrwöchiges gezieltes Konditions-Training (Ausdauertraining, leichtes Kraft- und Beweglichkeitstraining, Skigymnastik und Stretching) in Kombination mit einer 2-Wochen-Kur mit Enzym-Hefezellen (z.B. Sanuzella® ZYM sportsline) vor den Wintersportferien erhöht nicht nur eine schnellere Anpassung an die Höhenlage; man kann vor allem die Skifreuden viel intensiver und auch gefahrloser genießen.

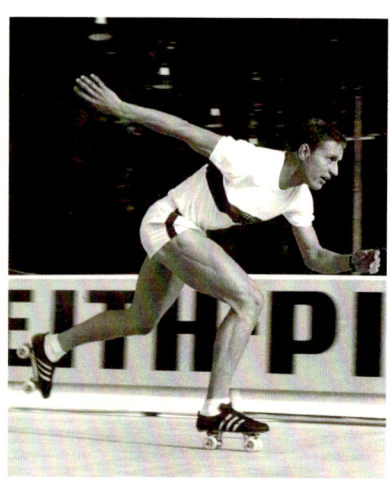

WAS IST DAS BESONDERE AN DEN ENZYM-HEFEZELLEN?

Nichts ist perfekter als die Natur selbst. In Obst und Gemüse finden wir zehntausende von unterschiedlichsten Wirkstoffen, die sich optimal ergänzen. Dazu gehören sekundäre Pflanzenstoffe, Vitamine, Mineralstoffe, Enzyme und viele andere. Sie reduzieren nicht nur wirkungsvoll die freien Radikale, sondern unterstützen auch viele Stoffwechselprozesse in unseren Zellen. Wie diese Vitalstoffe nun im Einzelnen zusammenwirken, ist bisher gerade mal in Ansätzen erforscht. Auf jeden Fall bewirkt die Zufuhr dieser Wirkstoffe eine Kettenreaktion, die so viele unterschiedliche Prozesse im Körper auslöst, dass selbst Wissenschaftler bisher noch keinen vollständigen Überblick haben. Diese umfassende Wirkung kann keine synthetische Vitaminpille leisten. Denn die Inhaltsstoffe werden isoliert, erhitzt und getrocknet und so aus ihrer natürlichen Matrix herausgerissen, in der sie in den Lebensmitteln normalerweise vorliegen.

Und jetzt kommt das Einzigartige der Enzym-Hefezelle: Sie fungiert als Träger einer ungeheuren Fülle an Vitalstoffen, die wie bei natürlichem Obst und Gemüse in ihrer natürlichen Matrix erhalten bleiben und deshalb sehr gut vom Körper aufgenommen und verwertet werden können. Durch die eben beschriebene spezielle, mehrtägige Enzym-Fermentation bei 32 Grad Celsius und die Zugabe von Sauerstoff bleiben die wertvollen Inhaltsstoffe biologisch aktiv. Das heißt: Die Wirkstoffe liegen in den Enzym-Hefezellen tatsächlich genauso vor wie in der Natur. Deshalb können sie vom menschlichen Körper wesentlich leichter aufgenommen und verwertet werden als synthetische Stoffe. Der genetische Bauplan der Enzym-Hefezelle gleicht dem bisher entschlüsselten des Menschen zu mehr als 70 Prozent! Diese hohe Übereinstimmung und das spezielle Herstellungsverfahren gewährleisten eine sehr gute Aufnahme und eine hohe Bioverfügbarkeit. Zudem schützt die Zellmembran der Enzym-Hefezelle die eingebauten Vitalstoffe vor der Magensäure. Erst im Dünndarm werden die Inhaltsstoffe freigesetzt. Deshalb überleben die Enzyme in den Enzym-Hefezellen die Magen- und Gallensäure, während die Enzyme in vielen Nahrungsmitteln wie zum Beispiel Fleisch zerstört werden.

Enzym-Hefezellen enthalten nicht nur alle Vitalstoffe in der gleichen bioaktiven Form, wie sie in Obst und Gemüse vorliegen, sie sind auch noch randvoll mit vielen weiteren bioaktiven Inhaltsstoffen wie Enzymen und Beta-Glucanen, die man in dieser konzentrierten Form in keiner einzigen Obst- oder Gemüsesorte findet. Jede einzelne Enzym-Hefezelle enthält ein derart reiches Wirkspektrum an Enzym-Gruppen (ca. 2000), Aminosäuren, Mineralien, Spurenelementen und Vitaminen, dass man sie auch als biochemisches Laboratorium oder Naturapotheke bezeichnen kann. Enzym-Hefezellen decken damit ein so großes Spektrum an Mikronährstoffen ab, die der Sportler sonst in zahlreichen separaten Einzelpräparaten zuführen müsste. Die Enzym-Hefezellen versorgen den Organismus mit essenziellen Nährstoffen, die über ihre biologischen Eigenschaften das Immunsystem und den Muskelstoffwechsel günstig beeinflussen. Zudem enthalten sie noch eine Vielzahl an sekundären Pflanzenstoffen, Flavonoidextrakten sowie Coenzymen, welche die Wirkung der biologischen Inhaltsstoffe noch verstärken und sich im Sport positiv auf die Leistungsfähigkeit auswirken – warum und wie genau, werden wir später sehen.

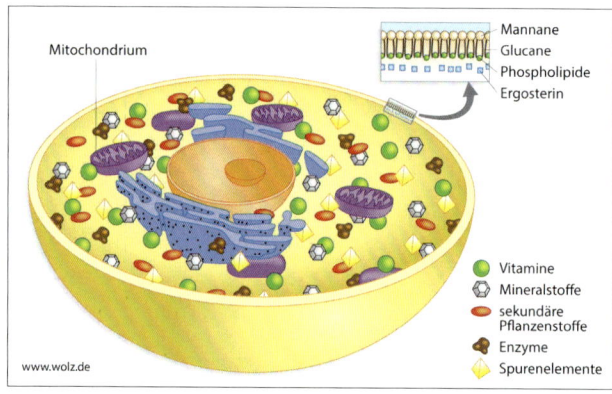

Abb. 7: Die Enzym-Hefezelle

Vor diesem Hintergrund sind Enzym-Hefezellen hervorragend geeignet, die menschlichen Zellen in ihren Funktionen zu unterstützen, indem sie sie mit Nährstoffen versorgen, ihre Entgiftung unterstützen und sie durch eine Stärkung der Immunabwehr vor Krankheitskeimen schützen. Diese Eigenschaften machen sie zu einem perfekten Nahrungsergänzungsmittel für Sportler, weil sie dadurch für eine geringere Anfälligkeit sorgen, die Regeneration beschleunigen und die Leistung verbessern. Eine Tagesportion des Sportlerproduktes Sanuzella® ZYM enthält rund 200 Milliarden frischer Enzym-Hefezellen Dr. Wolz® mit jeweils 50–100 mitochondrialer DNA pro Zelle und sorgt so für eine optimale Energieversorgung der Zelle!

WAS IST IN **ENZYM-HEFEZELL-PRÄPARATEN** ENTHALTEN?

Enzym-Hefezellen enthalten eine große Fülle aus Einzelsubstanzen, die durch ihre verstoffwechselte Form im Rahmen der Enzym-Hefezellen besonders bioverfügbar sind. Das heißt, die hier aufgeführten Substanzen werden in den Enzym-Hefezellpräparaten nicht in synthetischer, isolierter Form separat zugemischt, sondern werden in die Enzym-Hefezellen eingebaut. Die Enzym-Hefezellen wirken also nur in ihrer Gesamtkomposition – ganz im Sinne der aristotelischen Maxime: „Das Ganze ist mehr als die Summe seiner Teile." Jede einzelne Enzym-Hefezelle enthält ein derart reiches Wirkspektrum an Enzym-Gruppen (ca. 2000), Aminosäuren, Mineralien, Spurenelementen und Vitaminen, dass man sie auch als biochemisches Laboratorium bezeichnen kann. Enzym-Hefezell-Präparate (wie Sanuzella® ZYM sportsline) sind somit nicht nur mit allen Vitalstoffe in der gleichen bioaktiven Form, wie sie in Obst und Gemüse vorliegen, reich bestückt. Sie enthalten darüber hinaus viele weitere bioaktive Inhaltsstoffe, die man in dieser konzentrierten Form in keiner einzigen Obst- oder Gemüsesorte oder in einem Vitalstoffkonzentrat findet:

Substanz	Bedeutung für Sportler
Vitamine	
Vitamin C	Antioxidans, beim Sport in Kälte wirkt sich Vitamin C positiv auf Infektanfälligkeit aus, Aufbau von Steroidhormonen, Kollagensynthese
Vitamin E	Antioxidans, Einfluss auf aerobe Leistungsfähigkeit v.a. unter Höhenbedingungen, wichtig für hochaktive Sportler, weil bei ihnen Gewebeschäden auftreten, die Vitamin E reduzieren hilft
B-Komplex	Erhöhter Bedarf bei Sportlern wegen erhöhtem Energiestoffwechsel
B1 (Thiamin)	Wichtig für Kohlenhydratstoffwechsel (Mangel führt u.a. zu Muskelathropie)
B2 (Riboflavin)	Wichtig für die Zellatmungskette, Abbau von Fettsäuren
B3 (Niacin)	Wichtig zum Auf- und Abbau von Kohlenhydraten
B5 (Panthotensäure)	Intermediärstoffwechsel, Entgiftung, wichtig für Auf- und Abbau von Proteinen, Kohlenhydraten und Fetten
B6 (Pyridoxin)	Wichtig für Eiweißstoffwechsel, Hämoglobinsynthese, gerade Bodybuilder benötigen bei vermehrter Proteinaufnahme Vitamin B6
B12 (Cobalamin)	Beteiligt an Bildung roter Blutkörperchen (zus. mit Folsäure), Gefäßschutz, wichtig für Nerven, Fettsäureabbau und Proteinaufbau
Biotin	Reduzierte Aktivität der biotinabhängigen Pyruvat-Carboxylase (für Glucogenese verantwortlich) führt zu Anstieg von Pyruvat und Lactat bei gleichzeitiger Energiebildungsrate. Deshalb ist Biotin wichtig für Leistungssport.
Folsäure	Aufbau von DNA, wichtig bei Zellteilung, Homocystein-entgiftung – Folsäure-Aufnahme in Deutschland zu niedrig, auch bei Leistungssportlern. Mangelsymptome sind Blutarmut und Immunschwäche, Risiko für Herzinfarkt.
Mengen- und Spurenelemente	
Calcium	Calcium-Mängel im Gewebe führen zu gesteigerter Erregbarkeit, Krampfneigung, Herzrhythmusstörungen. Als Sportler verliert man viel Calcium über den Schweiß, daher können diese Symptome bei Sportlern vermehrt auftreten.
Magnesium	Wichtig für den Energiestoffwechsel und den Abbau von Laktat im Muskel, Bestandteil von über 300 Enzymen
Kalium	Wichtiges Elektrolyt; ist notwendig für die Regulation des Wasserhaushalts, die Übertragung von Nervenimpulsen auf Muskeln, den Eiweißstoffwechsel, eine gesunde Funktion des Herzens
Natrium	Reguliert Flüssigkeitsaufnahme, wichtig für Muskelkontraktion und Reizleitung von Nervenfasern
Eisen	Eisenmangelsymptome v.a. bei weiblichen Sportlern, bei harten Trainingsphasen Eisenverlust über Schweiß
Phosphor	Wichtig für Skelettaufbau, Bestandteil energiereicher Phosphate (ATP, ADP)
Chrom	Wichtig für den Kohlenhydrat-, Eiweiß- und Fettstoffwechsel, fördert Transport von Aminosäuren zu den Herz- und Leberzellen, bewirkt laut Studien in Kombination mit Krafttraining Muskelzuwachs bei gleichzeitigem Abbau von Körperfett
Zink	Wichtig für das Immunsystem, die Zellteilung und -erneuerung und die Funktion verschiedener Hormone
Kupfer	Wichtig für Immunsystem (Bestandteil vieler Antikörper), Bestandteil von Enzymen, die im Fett-, Purin- und Energiestoffwechsel aktiv sind
Mangan	Beteiligung am Fettstoffwechsel, Aktivator verschiedener Enzyme
Molybdän	Wichtig für Energiegewinnung sowie für den Abbau von Harnsäure und schwefelhaltigen Aminosäuren

Selen	Wichtiges Antioxidans: Bestandteil des Enzyms Glutathion Peroxidase, dem stärksten Antioxidans im Körper
Enzyme und Coenzyme	
Katalase	Wichtig für die Entgiftung
Cytochrom-Oxidase	Wichtig für Zellatmung
Superoxiddismutase	Wichtig für die Entgiftung
Proteasen	Verdauungsenzyme
Invertasen	Enzym zur Aufspaltung von Zucker
Coenzym Q1 (NADH)	Für den Zellschutz und die Energiegewinnung sowie das Immunsystem
Coenzym Q6	Für die Mitochondrienfunktion
Coenzym Q10	Zentrale Rolle in der Sauerstoffatmung in den Mitochondrien, deshalb brauchen das besonders die atmungsaktiven Gewebe (Herz-Skelettmuskulatur), Verbesserung der Energieverwertung
Alpha-Liponsäure	Wichtiges Antioxidans, wichtig für energieliefernde Prozesse im Körper; durch die Verbesserung der Insulinempfindlichkeit auch höhere Einschleusung von Kreatin in Muskelzellen
Aminosäuren	
Glycin	Beteiligt an der Sauerstoffaufnahme durch das Blut, der Leberfunktion, der Produktion von Wachstumshormonen, dem Schutz vor freien Radikalen
Alanin	Wichtige Rolle im Energiestoffwechsel und beim Muskelaufbau, hilft den Blutzuckerspiegel zu regulieren
Serin	Wichtiger Bestandteil zahlreicher Enzyme und anderer Proteine, besonders wichtig für Reizübertragung
Threonin	Wichtig für Immunsystem, den Stoffwechsel, die Bereitstellung von Energie und den Muskelaufbau
Valin	Die drei Aminosäuren Valin, Leucin und Isoleucin werden auch unter der Abkürzung "BCAA" ("Branched Chain Amino Acids") zusammengefasst. Es handelt sich um verzweigtkettige Aminosäuren, die ein wichtiger Energieträger und Muskelbaustein sind. Deshalb sind sie sowohl im Kraftsport als auch im Ausdauersport wichtig.
Leucin	
Isoleucin	
Asparaginsäure	Einfluss auf die Bildung von Proteinen und Neurotransmittern, wichtig für die körperliche und geistige Leistungsfähigkeit
Glutamin	Wichtig für den Wasserhaushalt der Zellen, die Fettverbrennung und den Muskelaufbau
Arginin	Fördert Durchblutung sowie Freisetzung von Wachstumshormonen und damit Muskelaufbau, Immunsystem und Fettverbrennung
Lysin	An der Herstellung von Carnitin beteiligt, das eine wichtige Rolle bei der Umwandlung von Fettsäuren in Energie spielt
Cystein	Wichtig für Entgiftung (freie Radikale, Schwermetalle) sowie für Nervenzellen und Immunsystem
Methionin	Wichtig für die Bildung von Knorpelgewebe, die Bildung einiger Proteine und Hormone, den Energiestoffwechsel, wirkt sich entzündungshemmend und schmerzlindernd aus
Tyrosin	Wichtig für Konzentration und Denkvermögen
Phenylalanin	Baustein für wichtige Botenstoffe und andere Aminosäuren, schmerzlindernde Wirkung
Prolin	Wichtig für Bildung von Kollagen (und damit die Gesundheit von Bindegewebe und Knochen)
Tryptophan	Für die Bildung des Schlafhormons Melatonin (wichtig für Regeneration) und des „Glückshormons" Serotonin, notwendig zum Aufbau von Proteinen
Sekundäre Pflanzenstoffe	
Anthocyane	Zellschutz und Schutz der Gene (C3G)
Lycopin	Zellschutz und gesunde Knochen, Prostata und UV-Schutz
Quercetin	Zellschutz und Allergieschutz
Zellwandbestandteile	
Glucane	Modulation des Immunsystems
Mannane	Modulation des Immunsystems
Ergosterin	Dient dem menschlichen Stoffwechsel als Provitamin zur Synthetisierung von Vitamin D
Cardiolipin	Spielt eine wichtige Rolle bei der Zellatmung
Weitere bioaktive Substanzen	
Probiotische Hefen	Wirkung auf die Darmflora und damit Verbesserung von Immunabwehr, Magen-Darm-Gesundheit, Minderung von psychischen Stress (s. probiotische Wirkung von Enzym-Hefezellen)
Cholin	Entgiftung (Unterstützung der Leber), wichtig für Konzentrationsfähigkeit durch die Rolle bei der Herstellung von Neurotransmittern
Nucleotide	Zellfunktion
Gluthation	Entgiftung
Glucosamin	Aufbau der Knorpelmasse
mitochondriale DNA-Sequenzen	Immunologische Prozesse und Virushemmung (Hefenukleinsäuren)

WIE **WIRKEN** ENZYM-HEFEZELLEN IM KÖRPER?

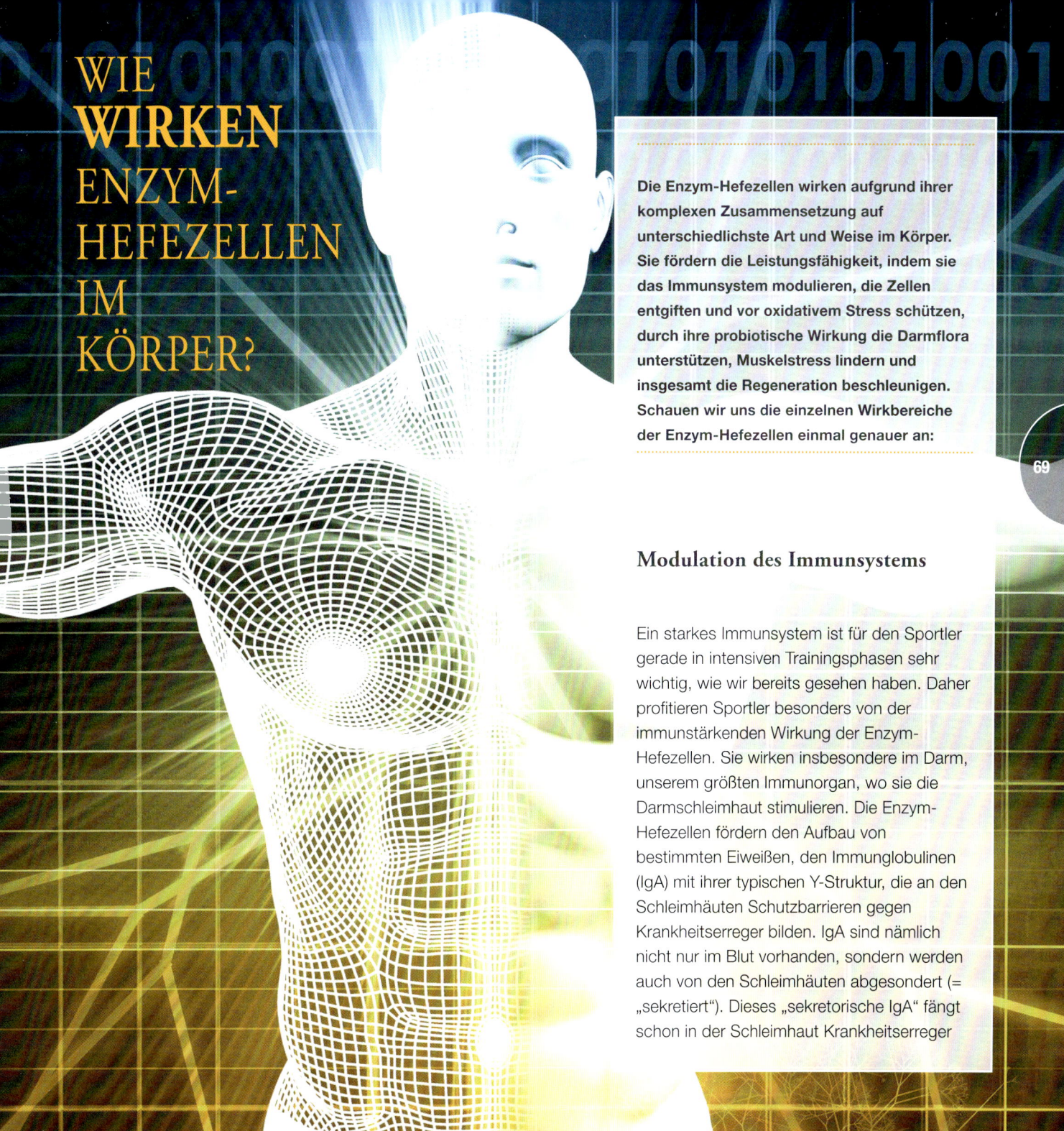

Die Enzym-Hefezellen wirken aufgrund ihrer komplexen Zusammensetzung auf unterschiedlichste Art und Weise im Körper. Sie fördern die Leistungsfähigkeit, indem sie das Immunsystem modulieren, die Zellen entgiften und vor oxidativem Stress schützen, durch ihre probiotische Wirkung die Darmflora unterstützen, Muskelstress lindern und insgesamt die Regeneration beschleunigen. Schauen wir uns die einzelnen Wirkbereiche der Enzym-Hefezellen einmal genauer an:

Modulation des Immunsystems

Ein starkes Immunsystem ist für den Sportler gerade in intensiven Trainingsphasen sehr wichtig, wie wir bereits gesehen haben. Daher profitieren Sportler besonders von der immunstärkenden Wirkung der Enzym-Hefezellen. Sie wirken insbesondere im Darm, unserem größten Immunorgan, wo sie die Darmschleimhaut stimulieren. Die Enzym-Hefezellen fördern den Aufbau von bestimmten Eiweißen, den Immunglobulinen (IgA) mit ihrer typischen Y-Struktur, die an den Schleimhäuten Schutzbarrieren gegen Krankheitserreger bilden. IgA sind nämlich nicht nur im Blut vorhanden, sondern werden auch von den Schleimhäuten abgesondert (= „sekretiert"). Dieses „sekretorische IgA" fängt schon in der Schleimhaut Krankheitserreger ab, so dass sie möglichst erst gar nicht in den Körper eindringen können. Die Ig können Viren und Bakterien binden und verschiedene Gifte (Toxine) neutralisieren, die von Bakterien abgegeben werden. Darüber hinaus sorgen die Enzym-Hefezellen für eine erhöhte Wachsamkeit des Körpers gegenüber Krankheitserregern. Denn sie steigern die unspezifische, zelluläre Immunität, also die angeborene, nicht erregerspezifische zelluläre und humorale Immunantwort des Körpers auf körperfremde Zellen (z.B. Bakterien).

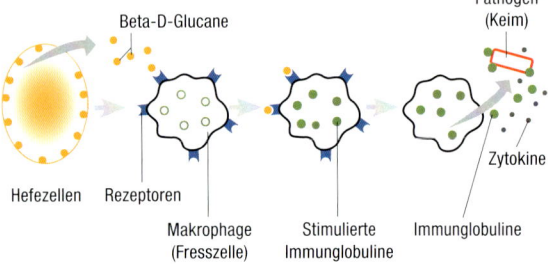

Abb. 8: In unserem Blut kreisen verschiedene Arten von Immunzellen, die sofort eingreifen, wenn sie auf einen Krankheitserreger treffen. Eine dieser Immunzellenarten sind die Makrophagen. Man nennt sie auch „Fresszellen", weil sie krankmachende Organismen angreifen und auffressen. Diese Makrophagen haben eine Stelle, an der die Beta-Glucane aus der Enzym-Hefezelle andocken können. Sobald die speziellen Hefe-Beta-Glucane auf den vorgesehenen Platz der Makrophagen auftreffen, drücken sie einen Aktivierungsknopf: Die Makrophagen werden stimuliert und gehen aktiv gegen Krankheitserreger vor.

Verantwortlich für diese immunstärkende Wirkung sind in den Zellwänden der Enzym-Hefe enthaltene sogenannte polymere Kohlenhydrate. Dazu gehören Substanzen wie ß-1,3 und ß-1,6 verzweigte Glucane, Schizophyllan bzw. Lentinan, 1,6, 1,2 und 1,3 verzweigte Mannane sowie SH-gruppenreiche Skleroproteine. Diese Bestandteile der Hefezellwände stimulieren große Fresszellen, Killerzellen und T-Lymphozyten. Die Wirkung dieser Stoffe auf das Immunsystem konnte mittlerweile in zahlreichen Studien weltweit nachgewiesen werden (s. Hagemann 2010). So haben zum Beispiel Studien aus Japan gezeigt, dass das Risiko, aufgrund von Infektionen zu versterben, mithilfe der Beta-Glucane deutlich herabgesetzt werden konnte. Diese Bestandteile der Enzym-Hefezellen haben Studien zufolge darüber hinaus antientzündliche, antimikrobielle und antiarteriosklerotische Eigenschaften. So kann die Aufnahme von Beta-Glucan vor bakteriellen und parasitären Infektionen schützen.

Zellschutz gegen oxidativen Stress und Entgiftung

Jeder Muskelkater ist ein Indikator für Zellschäden. Verantwortlich dafür sind freie Radikale, die bei der Energiegewinnung durch Sauerstoff entstehen. Wie wir bereits weiter vorne besprochen gaben, entstehen beim Sport besonders viele freie Radikale. Diese zerstören Zellwände und sogar ganze Muskelzellen. Die zerstörten Muskelzellen ersetzt der Körper durch minderwertiges Bindegewebe, das wiederum anfälliger für Muskelfaserrisse ist. Enzym-Hefezellen schützen die Muskelzellen und das Immunsystem, so dass die systemische Entzündungsreaktion reduziert wird und die Immunabwehr keine Lücken aufweist. Denn Enzym-Hefezellpräparate wie Sanuzella® ZYM sportsline verfügen über eine besonders große Fähigkeit, freie Radikale unschädlich zu machen. Nachweisbar ist das am so genannten ORAC-Wert (s. Kasten). Je höher der Wert, desto stärker die antioxidative Eigenschaft. So wurde zum Beispiel dem Sportlerpräparat Sanuzella® ZYM sportsline von einem unabhängigen Testlabor ein Wert von 8.500 mmol pro Tagesdosis bescheinigt. (Dartsch 2010) Zum Vergleich: 300 g Orangen haben gerade mal 750 mmol.

Besonders gefährdet durch freie Radikale sind die Mitochondrien in den Zellkernen. Denn in diesen „Zellkraftwerken" findet die Zellatmung, also die Umwandlung von Sauerstoff in Energie in Form von ATP (Adenosintriphosphat) statt. Da über 90 Prozent des benötigten Sauerstoffs hier umgesetzt wird, ist besonders die eigenständige, mitochondriale DNA den Sauerstoffradikalen und Radikalvorstufen ausgesetzt. Die DNA enthält die Erbinformation – wird sie geschädigt, führt dies zu Mutationen, die sich im Erbgut verfestigen und letztlich zu gesundheitlichen Problemen wie Stoffwechselerkrankungen oder gar Krebs führen können. Das Problem: Die mitochondriale DNA ist nicht reparabel, sie verfügt über kein Reparatursystem. Treten hier Schäden und Mutationen auf, dann produzieren diese mutierten Mitochondrien wiederum selbst freie Radikale, die ihrerseits wiederum die Mitochondrien-DNA weiter schädigen und sich zudem negativ auf die DNA des Zellkerns auswirken. Dadurch entsteht ein krankmachender Kreislauf, der sich verselbstständigen kann.

Dass die Zellkraftwerke, die Mitochondrien, besonders gefährdet sind, ist für Sportler, bei denen durch die erhöhte Atemfrequenz eine größere Belastung mit freien Radikalen besteht, deshalb so problematisch, weil sie einen erhöhten Energiebedarf haben. Und eben diese Versorgung der Körperzellen mit Energie ist eingeschränkt, denn durch die Belastungen durch freie Radikale werden die Enzyme in der Atmungskette blockiert und damit der Energiestoffwechsel geschwächt. Diesem kurzzeitigen „Sauerstoffmangelsyndrom" beim Sport kann mithilfe von Enzym-Hefezellen entgegengewirkt werden, denn sie liefern ein ausgewogenes Verhältnis von Schutzstoffen, welche die erforderliche Entgiftungsleitung des Körpers wirksam unterstützt – zum einen durch ihre antioxidativen Eigenschaften und zum anderen durch den Abtransport des überschüssigen Wasserstoffs. Zudem enthalten Enzym-Hefezellen weitere wichtige Stoffe, wie z.B. L-Cystein, das für den Abtransport von Zellgiften sorgt, Cholin, das die Leberzellen schützt, oder Substanzen, die freie Radikale neutralisieren. Dazu gehören zum Beispiel Glutathion, Ubichinone, Superoxid-Dismutase (SOD), Katalase, die Co-Enzyme A, Q5, Q10, Q15 sowie die Cytochromoxidase.

Wer als Sportler höchste Leistungen erbringen will, sollte also unbedingt darauf achten, seinen Körper bei der Entgiftung zu unterstützen, und ihm ausreichend die dafür notwendigen Mikronährstoffe zur Verfügung stellen.

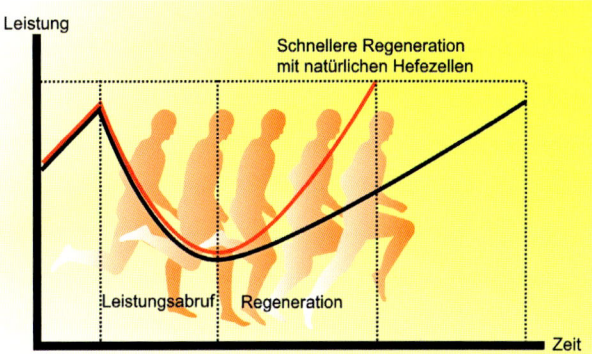

Förderung von Regeneration und Linderung von Muskelstress

Ein wesentlicher Leistungsfaktor im Sport ist eine gute Regeneration: Je schneller sich die Muskeln erholen und je zügiger und vollständiger der Körper sich von den Belastungen erholt, desto eher und härter kann wieder trainiert werden. Regenerationsfördernde Maßnahmen sorgen für eine bessere Verarbeitung von Trainingsreizen, eine schnellere Wiederbelastbarkeit, einen Schutz vor Übertraining sowie Infekten und Entzündungen und damit insgesamt für eine höhere Leistungsfähigkeit.
Besonderer Aufmerksamkeit sollte bei der Regeneration auf die freien Radikalen gelegt werden, da sie während des Sports in erhöhtem Maße entstehend und zu Schäden an den Muskelzellen führen, dem sogenannten Muskelstress, den wir als „Muskelkater" wahrnehmen. Diese Muskelschäden kann man anhand verschiedener Indikatoren im Blut messen. Professor Aloys Berg vom Institut für Rehabilitative und Präventive Sportmedizin der Medizinischen Universitätskliniken in Freiburg untersuchte die Fragestellung, ob die Einnahme von Enzym-Hefezellen bei Sportlern messbare Verbesserungen zur Folge hat. Um dies herauszufinden, wurden die Parameter für

Muskelstress und Regeneration analysiert: Dazu wurde Sportlern nach einem 15-km-Crosslauf unter Wettkampfbedingungen Blut abgenommen. Danach nahmen die Sportler sechs Wochen lang das Enzym-Hefezell-Präparat Sanuzella® ZYM sportsline ein. Nach diesen sechs Wochen wurde den Sportlern nach einem 15-km-Crosslauf unter Wettkampfbedingungen erneut Blut abgenommen. Beim Abgleich der beiden Werte kamen erstaunliche Ergebnisse heraus:

Deutlich niedrigerer Myoglobin-Wert

Myoglobin ist der rote Muskelfarbstoff, der nach Zellschäden schnell austritt und ein Maß für Muskelstress darstellt. Deshalb wird Myoglobin in der Sportmedizin getestet, um die Leistungsfähigkeit zu beurteilen. Eine erhöhte Myoglobinkonzentration im Blut zeigt eine Muskelüberbeanspruchung an. Je höher das Myoglobin steigt, desto schlechter ist die körperliche Leistungsfähigkeit.
Wie verhält es sich nun mit dem Myoglobin-Wert nach der Einnahme von Enzym-Hefezellen? Das Ergebnis ist sensationell: Nach einer sechswöchigen Enzym-Hefe-Kur maßen die Freiburger Sportmediziner einen um 65 Prozent geringeren Myoglobin-Wert! Dies ist ein deutlicher Beweis dafür, dass die Muskelzellen nach der regelmäßigen Einnahme der Enzym-Hefezellen viel besser mit Belastungen fertig werden und den Körper erheblich leistungsfähiger machen.

Myoglobin µg/l 1 h post

560	194 (-65%)

Abb. 9: Nach sechswöchiger Einnahme von Enzym-Hefezellen wurde ein deutlich niedrigerer Myoglobin-Wert gemessen.

Deutlich geringerer Anstieg der Creatinkinase

Die Creatinkinase ist ein vor allem in der Muskulatur vorkommendes Enzym. Es spielt bei der Energiegewinnung der Zellen eine wichtige Rolle. So hilft Creatinkinase beim Aufbau des „Energietreibstoffs" ATP (Adenosintriphosphat). Erhöhte CK-Werte treten bei Muskelschäden durch Training oder körperliche Aktivität auf. Daher bestimmen Sportmediziner die Creatinkinase im Blut als Indikator für Skelettmuskelschäden: Je höher der CK-Wert ist, desto größer sind die Muskelschäden und desto weniger Energie kann in den Muskeln bereitgestellt werden.
Auch dieser Wert wurde bei den Sportlern vor und nach sechswöchiger Einnahme von Enzym-Hefezellen gemessen. Und auch hier war der Wert geradezu sensationell: Der CK-Wert stieg nach Einnahme der Enzym-Hefezellen um erstaunliche 64 Prozent weniger an! Dieser deutlich geringere Anstieg zeigt, dass die im Sport übliche Schädigung der Membrane der Muskelzellen deutlich geringer ausgefallen ist. Damit kann der Körper schneller wieder regenerieren und schneller wieder intensiv trainieren.

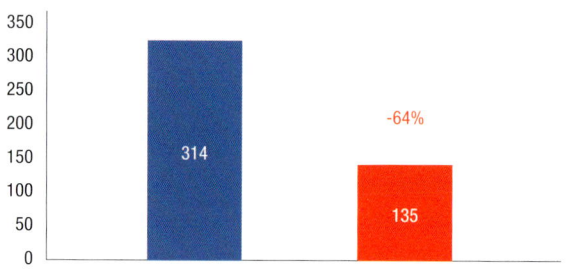

Abb. 10: Nach sechswöchiger Einnahme von Enzym-Hefezellen wurde ein deutlich niedrigerer Total-Creatinkinase-Wert gemessen.

Niedrigerer Wert für Glutamat-Oxalacetat-Aminotransferase (GOT)

Die Glutamat-Oxalacetat-Aminotransferase (GOT) – heute auch als Aspartat-Aminotransferase (AST) bezeichnet – ist ebenfalls ein Enzym, das vorwiegend in der Muskulatur, aber auch in der Leber vorkommt. Sport und körperliche Anstrengung können zum Anstieg der GOT führen. Daher misst man dieses Enzym auch in der Sportmedizin, weil es auf Muskelschäden hinweist. Der GOT-Wert lag nach sechswöchiger Einnahme der Enzym-Hefezellen niedriger als zu Beginn der Einnahmeperiode. Auch dies ist ein Beleg dafür, dass durch die eingetretene Stabilisierung der Zellmembrane die Muskelschäden deutlich niedriger ausfallen.

Senkung des Laktatwertes

Der Laktatwert ist ebenfalls ein aussagekräftiger Wert für die Regeneration. Laktat wirkt leistungsmindernd, da es für die „Übersäuerung" in der Muskulatur verantwortlich ist. Die Ausgangswerte beider Gruppen sind auch hier ähnlich. Im Verlauf der Messungen liegen die Werte der Enzym-Hefezell-Gruppe aber immer deutlich unter denen der Vergleichsgruppe. Die Einnahme der Enzym-Hefezellen zeigte auch hier positive Wirkung.

Anstieg der Glutathion-Peroxidase

Die Glutathion-Peroxidase ist ein Enzym, das in den roten Blutkörperchen (Erythrozyten) vorkommt. Es hilft bei der Abwehr von oxidativem Stress, weil es mit Hilfe von Glutathion Zellgifte wie zum Beispiel Wasserstoffperoxid zu Wasser reduziert und so für die Zellen unschädlich macht und entsorgt. Wasserstoffperoxid ist ein toxischer Stoff, der die Erythrozyten schädigen kann. Je niedriger der Wert bzw. je geringer die Aktivität der Glutathion-Peroxidase, desto stärker werden die Zellen, insbesondere die Erythrozyten geschädigt.
Nach sechswöchiger Einnahme von Enzym-Hefezellen konnte ein Anstieg der Gluthation-Peroxidase verzeichnet werden. Der Grund: der Reichtum der Enzym-Hefezellen an antioxidativen Substanzen, zu denen auch bioaktive Entgiftungsenzyme wie die Glutathion-Peroxidase gehören. Diese antioxidativen Stoffe haben ganze Arbeit geleistet mit dem Ergebnis, dass die Glutathion-Peroxidase nicht mehr so stark verbraucht wird als Fänger von freien Radikalen.

Niedriger Fibrinogen-Wert

Fibrinogen gehört nicht nur zu den Blutgerinnungsfaktoren, es zählt auch zu den sogenannten Akut-Phase-Proteinen, die auf eine Entzündung im Körper hinweisen. Ist das Fibrinogen erhöht, liegt ein akuter Entzündungsprozess vor. Infolge der Zellschädigungen durch freie Radikale kommt es zu einer zellulären Abräumreaktion, die mit einer Entzündungsreaktion vergleichbar ist, d.h., der Körper muss die entstandenen Zelltrümmer abtransportieren. Dabei wird unter anderem Fibrinogen frei. Je niedriger der Fibrinogenwert in diesem Fall, desto geringer die Zellschäden. Nach sechswöchiger Einnahme der Enzym-Hefezellen war der Fibrinogen-Wert um beachtliche 27 Prozent niedriger als vor der Einnahmeperiode. Dieses Ergebnis zeigt, dass deutlich weniger Entzündungsreize auftraten, und zwar deswegen, weil aufgrund der frühzeitigen und starken Aktivität der Redoxsysteme aus den Enzym-Hefezellen viel weniger Zelltrümmer anfielen. Entzündungsprozesse wurden durch die Enzym-Hefezellen somit bereits im Frühstadium eingedämmt.

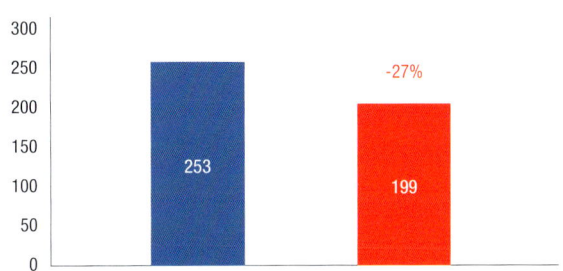

Abb. 11: Nach sechswöchiger Einnahme von Enzym-Hefezellen wurde ein deutlich niedrigerer Fibrinogen-Wert gemessen.

Mediatorfreisetzung

Bevor es in der Eskalation der zellschädigenden Prozesse zur manifesten Entzündung kommt, werden bestimmte

Mediatoren, also chemische Stoffe, zur Übertragung von Signalen freigesetzt. Zu diesen Botenstoffen gehört auch das Interleukin-2 (IL-2). Dabei handelt es sich um ein Zytokin, das von speziellen Immunzellen, den T-Helferzellen ausgeschüttet wird, um diese dann wiederum zu stimulieren. Den selten auftretenden Fall, dass eine Zelle Stoffe ausschüttet, die diese gleiche Zelle dann wiederum stimulieren, nennt man in der Medizin übrigens ‚autokrin'. Interleukin kann zudem über spezifische Rezeptoren die Fresszellen des Immunsystems (Makrophagen) aktivieren sowie B-Zellen und natürliche Killerzellen fördern. Daher wird IL-2 oftmals auch zu den Wachstumsfaktoren gezählt. Da aber die quantitative Messung von IL-2 im Serum keine Aussagekraft hat, misst man stattdessen die Zahl der eben erwähnten Rezeptoren für IL-2. Wenn das Immunsystem in Alarmbereitschaft ist, steigt durch die Aktivierung der Interleukine 2 auch die Zahl ihrer Rezeptoren. Es werden sogar lösliche Rezeptoren (solubler IL2-Rezeptor = sIL2R) in das Blut abgegeben, um überschüssiges IL-2 zu binden und es später wieder abzugeben (Depotwirkung). Bei gesunden Menschen ist der sIL2R im Blutserum auf niedrigem Niveau messbar. Bei vielen Erkrankungen steigt dieser Wert signifikant an. Durch die Messung von sIL2R kann man also den Aktivierungszustand des spezifischen zellulären Immunsystems messen. Man nutzt diese Messung zum Beispiel, um den Therapierfolg von antientzündlich wirkenden Präparaten zu beurteilen: Sinkt der sIL2R-Wert nach Einsatz des Präparats, schlägt das Präparat an.

Und jetzt kommt das Erstaunliche: Obwohl es sich bei den Enzym-Hefezellen nicht um ein Medikament handelt, konnten die Forscher der Universität Freiburg bei den Sportlern nach sechswöchiger Einnahme von Enzym-Hefezellen ein deutliches Absinken um fast 40 Prozent des Immunparameters sIL2R feststellen! Das ist ein weiterer Beleg dafür, dass Enzym-Hefezellen durch freie Radikale verursachte Entzündungsprozesse im Körper effektiv im Schach halten.

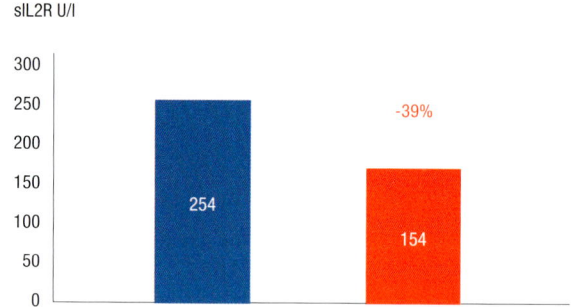

Abb. 12: Nach sechswöchiger Einnahme von Enzym-Hefezellen wurde ein deutlich niedrigerer Wert für den entzündlichen Botenstoff IL2 gemessen.

Optimierter Sauerstoffverbrauch

Sehr deutlich zeigt sich die regenerations- und somit auch leistungsfördernde Wirkung von Enzym-Hefezellen beim Sauerstoffverbrauch (VO2). Der VO2-Wert ist ein Indikator für die Leistung – je höher dieser ist, desto besser die Leistungsfähigkeit. Beim ersten Test haben beide Versuchsgruppen ähnlich gut abgeschnitten. Bei den folgenden Messungen ist die Auswirkung der Enzym-Hefezellen nicht zu übersehen, da diese Gruppe erheblich bessere Werte vorweisen kann als die Vergleichsgruppe. Der Anstieg des VO2-Wertes der Enzym-Hefezell-Gruppe steht daher für ein verbessertes Leistungspotenzial.

Zusammenfassend kann man sagen, dass Enzym-Hefezellen die durch freie Radikale verursachte Zellschädigung äußerst effektiv reduzieren, was auf jeder Stufe des zellschädigenden Prozesses mithilfe der entsprechenden Parameter nachweisbar ist. Abb. 13 zeigt dies sehr anschaulich auf Basis der Ergebnisse des Instituts für Rehabilitative und Präventive Sportmedizin.

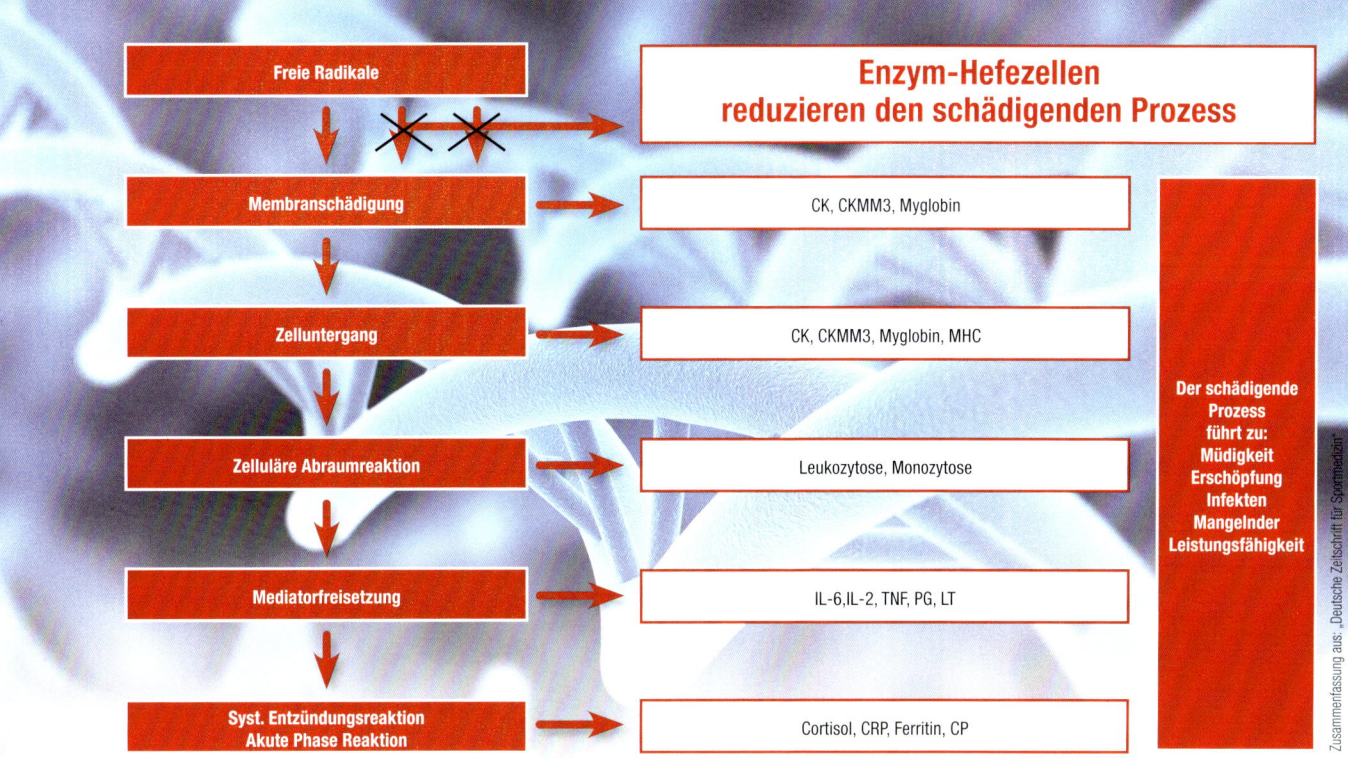

Abb. 13

Probiotische Wirkung von Enzym-Hefezellen

Ein weiteres wichtiges Merkmal der Enzym-Hefezell-Präparate ist ihre probiotische Wirkung. Probiotisch ist ein Lebensmittel oder eine Nahrungsergänzung, wenn es/sie lebende Mikroorganismen (z. B. Milchsäurebakterien oder Hefen) enthält. Diese haben zahlreichen Studien zufolge eine gesundheitsfördernde Wirkung auf den menschlichen Organismus, vor allem auf den Darm, aber auch auf das Immunsystem und die psychische Gesundheit. Beispiele für probiotische Lebensmittel sind Fermentationsprodukte wie Joghurt, Kefir, Sauerrahm, Sauerkraut, Tofu, Kombucha, saure Gurken oder Sauerteig. Auch Enzym-Hefezell-Präparate sind Fermentationsprodukte – sie wurden ja mit der Sauerstoff-Enzym-Fermentation hergestellt. Enzym-Hefezell-Präparate enthalten lebende probiotische Hefe und damit auch wichtige Verdauungsenzyme wie Lactase, Saccharase und Maltase. Außerdem mildern Hefepilze die Nebenwirkungen von Antibiotika, beugen Durchfällen vor und wirken probiotisch, d.h., sie siedeln sich im Darm an und helfen dort den heimischen Bakterien bei der Verdauung. Zudem erhöhen sie die Abwehrleistung der Darmschleimhaut und stärken dadurch das Immunsystem.

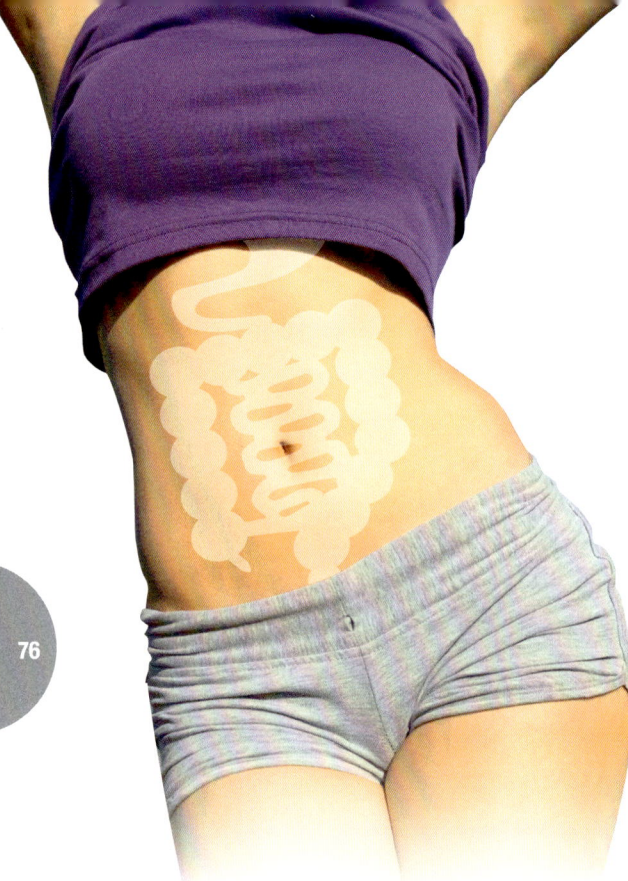

Gerade von Sportlern sollte dieser Aspekt nicht gering geschätzt werden. Denn wie wir bereits gesehen haben, ist die Infektabwehr vor allem in Trainingsphasen geschwächt. Aber neben der Belastung des Immunsystems kommen auch Müdigkeit, Stimmungsstörungen und Magen-Darm-Beschwerden bei Athleten während des Trainings und Wettkampfs leider oft vor. So sind Bauchschmerzen, Magendruck, Erbrechen oder Krämpfe häufige Ursachen für den Abbruch eines Wettkampfes. Eine Ursache hierfür ist, dass das Blut bei intensiver Belastung umverteilt wird: Muskulatur und Gehirn werden besser versorgt als der Darm. Die depressiven Verstimmungen hängen damit zusammen, dass die psychosozialen und körperlichen Anforderungen während des intensiven Trainings eine Stressreaktion auslösen können. Dies führt zur Freisetzung von Stresshormonen und katabolen Hormonen, entzündlichen Zytokinen und mikrobiellen Molekülen durch die Nebennieren.

Doch was haben stressbedingte psychische Probleme des Sportlers mit dem Darm und probiotischen Mikroorganismen zu tun? Dazu muss man wissen, dass der Darm die Heimat von Billionen von Mikroorganismen (v.a. Bakterien und Hefen) ist, die in ihrer Gesamtheit die Darmflora bilden. Diese Darmflora spielt eine wichtige Rolle in vielen Aspekten der menschlichen Biologie, einschließlich des Stoffwechsels, des Nervensystems, des Immunsystems und des Hormonsystems. Die Darmflora (oder auch Mikrobiom) und ihr Einfluss auf die Darmbarriere und die Immunfunktion sind vermutlich ein kritischer Aspekt in der sogenannten Gehirn-Darm-Achse: Neueste Studien zeigen, dass ein großer Zusammenhang zwischen physischem und emotionalem Stress während des Trainings und Veränderungen in der Zusammensetzung des Mikrobioms besteht. Zum Beispiel führt der Belastungsstress des sportlichen Trainings zur Reduzierung des Darmbakteriums Turicibacter spp und erhöht die Anzahl der Bakterien vom Stamm Ruminococcus gnavus – beide Stämme spielen eine Rolle beim Abbau der Darmschleimhaut und der Immunfunktion. Studien zeigen, dass die Darmflora die Nebennieren bei Athleten steuern kann und wie ein endokrines Organ wirkt, also wie ein Organ, das Botenstoffe ausschüttet. Dazu gehören zum Beispiel die Glückshormone Serotonin, Dopamin oder andere Neurotransmitter (Clark 2016).

Diese Erkenntnisse zeigen, wie wichtig eine gesunde Darmflora gerade für den Sportler mit dem spezifischen körperlichen und psychischen Belastungsstress ist. Zum Glück lässt sich die Zusammensetzung der Darmflora durch die Ernährung entscheidend beeinflussen – auch wenn man zugestehen muss, dass standardisierte Ernährungsempfehlungen wegen der großen Komplexität der Stressreaktionen bei Leistungssportlern (von Leaky-Gut-Syndrom bis zu erhöhtem Katabolismus und Depression – s. Abb. 14) schwierig sind.

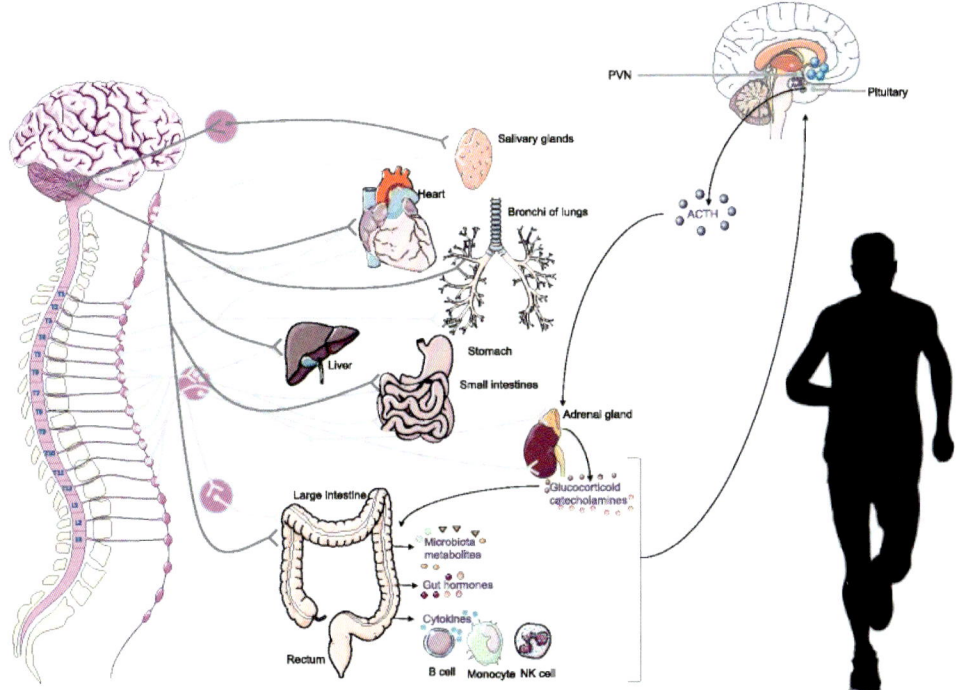

Abb. 14: Aus Clark 2016

Leider werden entsprechende probiotische Lebensmittel wie Fermentationsprodukte selten als regelmäßiger Bestandteil in die Sportlerernährung eingebaut. Hinzu kommt, dass viele Ernährungsempfehlungen für Sportler auf einem geringen Verbrauch an pflanzlichen Polysacchariden basieren. Diese Ballaststoffe sind aber für die Darmflora insofern wichtig, als dass sie prebiotisch wirken, also den Darmbakterien als Nahrung dienen. Werden zu wenige dieser Ballaststoffe aufgenommen, ist auch die Vielfalt und Funktionalität der Mikroorganismen gefährdet, es werden also zum Beispiel weniger kurzkettige Fettsäuren und Neurotransmitter produziert (Strasser 2016). Da viele Leistungssportler unter psychologischen und gastrointestinalen Beeinträchtigungen leiden, die mit dem Darm verknüpft werden können, sollte die Ausrichtung der Ernährung unbedingt auch pro- und prebiotische Nahrungsmittel berücksichtigen. Eine aktuelle doppelblinde, placebo-kontrollierte Studie der Loughborough University in England an 84 Ausdauersportlern hat zum Beispiel gezeigt, dass der regelmäßige Konsum von probiotischen Getränken nicht nur das Risiko für Infekte verringert, sondern auch Magen-Darm-Beschwerden reduziert (Gleeson 2016).

Fermentierte Lebensmittel mit lebendigen Bakterien- oder Hefekulturen und bioaktiven Enzymen sorgen also für eine gesunde Darmflora und stärken die Abwehrkräfte. Denn der Darm ist das größte Immunorgan. Die Darmflora ist eine wichtige Barriere gegen unwillkommene Eindringlinge wie schädliche Bakterien, Parasiten und Pilze. Ist diese Darmbarriere beschädigt, können diese Erreger in den Körper gelangen und endotoxine Erkrankungen hervorrufen. Vor diesem Hintergrund sind Enzym-Hefezellen die ideale probiotische Ergänzung für den Sportler. Denn im Gegensatz zu Konserven-Sauerkraut oder pasteurisiertem Joghurt sind sie biologisch aktiv und wirken sich positiv auf die Darmflora aus. Gerade die Kombination aus probiotischer und antioxidativer Wirkung führt laut Studien dazu, dass Endotoxine im Körper verringert werden und das gastrointestinale System von Sportlern geschützt wird (Roberts 2016).

INTERVIEW MIT LAUFTRAINER ARMIN SCHLEPPER

„Viele Athleten schaffen es oft nicht, sich richtig zu ernähren."

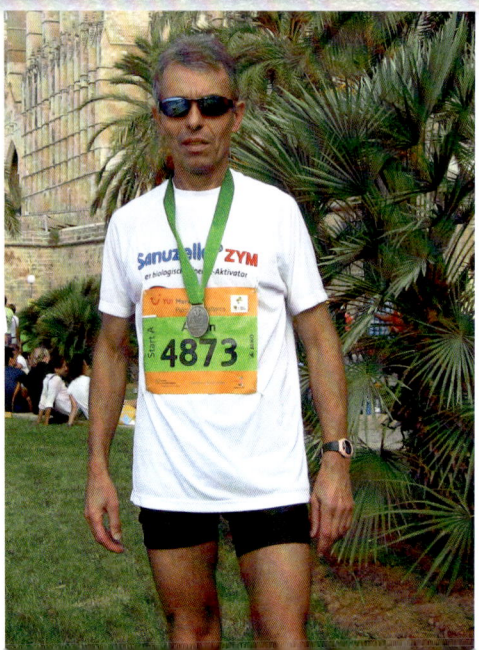

Armin Schlepper betreut seit über 20 Jahren Athleten auf nationaler und internationaler Ebene im Laufbereich zwischen 1500 m bis Marathon und arbeitet mit erfolgreichen Trainern zusammen. Engen Kontakt hält er zu Top-Läufern wie Luminita Zaituc (Marathon), Dirk Heinze (1500 m), Irina Mikitenko (Marathon) und zuletzt Julian Flügel (Marathon).

Herr Schlepper, Sie sind einer der erfahrensten Lauftrainer in Deutschland. Wie wird man eigentlich zum Spitzenläufer?

Wer als Läufer erfolgreich sein will, muss natürlich die physiologischen Voraussetzungen mitbringen und kontinuierlich gezielt trainieren. Spitzenläufer haben sich schon in jungen Jahren zum Leistungssport orientiert. Dazu gehört eine genaue Analyse der Stärken und Schwächen, auf deren Basis dann ein konkreter Trainingsplan erstellt werden muss. Die mechanischen und physiologischen Auswirkungen dieses Plans müssen beobachtet werden, um dann gegebenenfalls Anpassungen vornehmen zu können. Durch eine solche Kleinarbeit und zielgerechte Wettkämpfe kann sich ein Läufer dann zum Topsportler entwickeln.

Welche Voraussetzungen sollte jemand mitbringen, der Top-Läufer werden will?

Beim Lauftraining gehört neben einer gesunden Grundeinstellung zum Leistungssport eine ungeheure Willensstärke dazu. Dabei muss man sich das Selbstvertrauen und die Fähigkeit, mit Niederlagen umzugehen, oft erst erarbeiten. Ein gutes Selbstbewusstsein ist dafür ungemein wichtig.

Worauf kommt es beim Training besonders an?

Es geht nicht darum, stur seine Kilometer abzureißen, sondern durch unterschiedlichste Trainingsformen die Vielseitigkeit und damit die Leistungsfähigkeit insgesamt zu verbessern. Dazu gehören zum Beispiel das Hügeltraining, bei dem bergauf und bergab Sprungläufe durchgeführt werden, oder Steigerungsläufe, um die Schnelligkeit zu verbessern. Ich empfehle vor einem Wettkampf eine vierwöchige Periode mit intensiven Belastungen und Testläufen im Maximalbereich. Nach harten Trainingseinheiten sollte unbedingt auf eine ausreichende Regeneration geachtet werden.

Die Spitzenplätze belegen ja oft Läufer aus Schwarzafrika. Woran liegt das?

In der Tat haben Studien gezeigt, dass afrikanische Läufer europäischen Läufern um ca. 10 Prozent überlegen sind. Zum einen werden in Afrika oft weite Strecken zu Fuß bewältigt, dadurch bekommen viele schon in der Kindheit eine Art „läuferisches Basistraining". Auf der anderen Seite haben sie eine andere Muskelstruktur und damit Vorteile in Training und Wettkampf. Gerade Läufer aus Kenia haben zudem den Vorteil, dass sie in ihrem Land in Höhen bis zu 3000 Meter trainieren und leben können. Bei den europäischen Läufern ist bei 2300 Metern Schluss.

Welche Rolle spielt die Ernährung für das Lauftraining?

Zunächst ist es interessant zu beobachten, dass sich die Ernährungsgewohnheiten der besten Sportler oft erheblich voneinander unterscheiden und dennoch alle, mit dem was sie essen, sehr gute Leistungen erbringen. Wichtig sind natürlich eine ausgewogene Ernährung mit viel Gemüse und Obst und eine kohlenhydratreiche Kost vor den Wettkämpfen. Gerade weil viele Athleten es aus Zeit- und Belastungsgründen nicht schaffen, sich richtig zu ernähren, sind Nahrungsergänzungen notwendig. Aber auch bei Sportlern, die sich gut ernähren, reicht die normale Ernährung bei intensiver sportlicher Belastung meistens nicht aus.

Welche Art von Nahrungsergänzung halten Sie für sinnvoll?

Ich habe sehr gute Erfahrung mit Enzym-Hefezellen gemacht, zum Beispiel mit den Präparaten Sanuzella® ZYM sportsline und Zell Oxygen® Immunkomplex. Ich habe Enzym-Hefezellen das erst Mal 1997 im Trainingslager im nord-hessischen Obersuhl getestet. Bei dem täglichen Lauftraining mit zwei Trainingseinheiten war es notwendig, dass sich der Körper schnell wieder erholt, um die vermehrte Anstrengung zu bewältigen. Wichtig sind hierfür natürlich ausreichende Ruhephasen und Massagen, aber auch eine ausgewogene Ernährung und die ausreichende Versorgung mit Mikronährstoffen. Zur Unterstützung der Regeneration nahmen wir eine Ampulle Sanuzella® ZYM sportsline pro Tag. Wir stellten fest, dass wir deutlich schneller wieder fit waren und nicht nur im Trainingslager, sondern auch in der dann folgenden Wettkampfsaison sehr gute Erfolge erzielten. Seitdem nutze ich selbst und für die von mir betreuten Läufer Enzym-Hefezellen.

Warum haben die Enzym-Hefezell-Präparate Ihrer Meinung nach gewirkt?

Durch die vermehrte körperliche Anstrengung werden mehr Enzyme, Aminosäuren, Mineralien, Spurenelemente und Vitamine „verbraucht". Die leeren Depots konnten durch die Enzym-Hefezell-Präparate schnell wieder aufgefüllt werden, weil die Mikronährstoffe hier in hoher Bioverfügbarkeit vorliegen. Zudem unterstützen Präparate wie Sanuzella® ZYM die antioxidativen Schutzsysteme, die bei sportlicher Betätigung stark herausgefordert werden.

Zum Schluss: Haben eigentlich auch Freizeitläufer die Chance, von Ihnen trainiert zu werden?

Ich trainiere auch ambitionierte Freizeitläufer. Ein Beispiel ist die „Sanuzella® ZYM-Marathonstaffel", die seit einigen Jahren beim Frankfurter Marathon für die Firma Dr. Wolz an den Start geht und sich dort bisher immer in den Top-Ten platziert hat. Alle Athleten nutzen regelmäßig Enzym-Hefezellen und können damit ihre Regeneration beschleunigen.

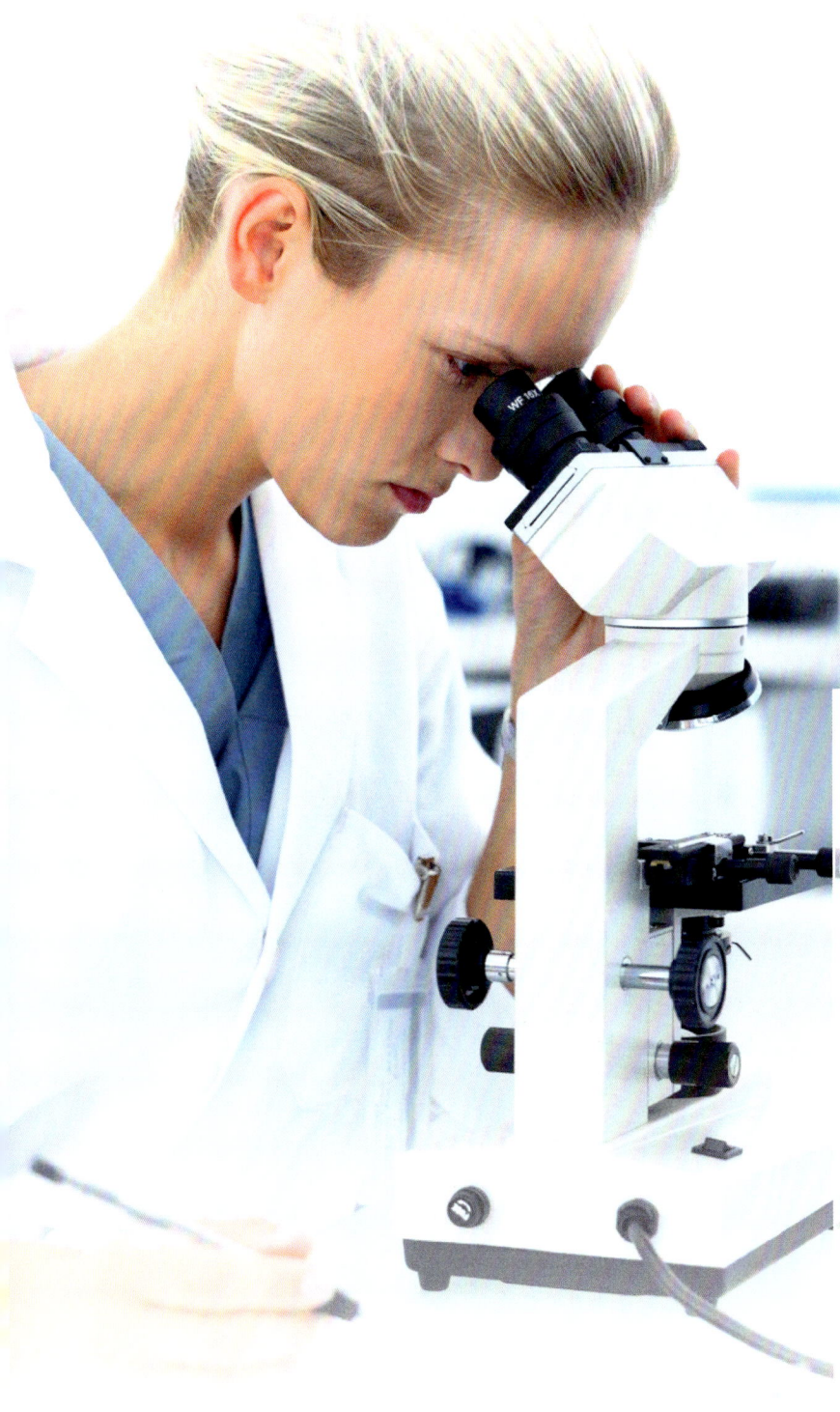

STUDIEN ZU ENZYM-HEFEZELLEN

Die weiter oben beschriebenen Wirkungen von Enzym-Hefezellen auf die körperliche Leistungsfähigkeit wurden seit den 90er-Jahren durch zahlreiche wissenschaftliche Untersuchungen belegt. An dieser Stelle sollen einige dieser Studien exemplarisch vorgestellt werden.

Institut Prof. Kurz, Köln:
Hohe antioxidative Kapazität

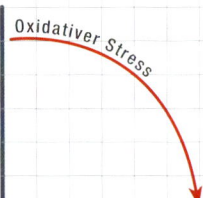

Am renommierten und unabhängigen Institut Professor Kurz in Köln wurde das Enzym-Hefezellpräparat Sanuzella® ZYM sportsline im Hinblick auf die antioxidative Kapazität untersucht. Der hierfür ermittelte ORAC-Wert (Oxygen Radical Absorbance Capacity), der ein Maß für die Fähigkeit einer Substanz zur Neutralisierung freier Radikale ist, ergab für Sanuzella® ZYM sportline einen Wert von 18.400 µmol TE/100 ml. Zum Vergleich: 0,2 Liter Orangensaft haben 1.400 µmol, je 100 g haben Äpfel 2.600 µmol, Kiwi 800 µmol, Ananas 800 µmol und Tomaten 400 µmol.

Untersuchung vom 22.7.2010 des Institut Prof. Dr. Georg Kurz GmbH, Köln

Universität Hamburg:
Verbesserung der Leistungsfähigkeit

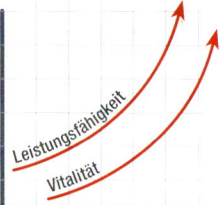

Professor Dörling von der Universität Hamburg testete Enzym-Hefezellen an Sportlern und kam in seiner Anwendungsbeobachtung zu dem Schluss, dass Enzym-Hefezellen reizungsspezifisch die Resistenz des Organismus auf physikalische, chemische und biologische Sensoren verbessern und damit zur Verbesserung der Vitalität und Leistungsfähigkeit beitragen.

Dörling, E.: Anwendungsbeobachtung Sanuzella® ZYM, Hamburg 1991

Hamburger Hochschule für angewandte Wissenschaften:
Mehr Energie und Beweglichkeit

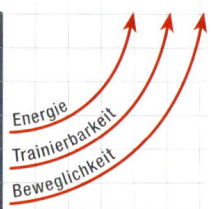

Ökotrophologen des Fachbereichs Sport an der Hamburger Hochschule für angewandte Wissenschaften haben leistungsorientierten Ruderern über sechs Wochen Enzym-Hefezellen verabreicht. Ergebnis: Die Probanden zeigten anschließend geringere Ermüdung durch das Training und es wurden Verbesserungen in den Dimensionen Energie, Trainierbarkeit und Beweglichkeit festgestellt.

Jettke, R.: Nahrungsergänzungsmittel im Sport. Auswertung einer Studie zur Wirkung eines biologischen Hefeenzym-Kombinationspräparates auf die Regeneration junger leistungsorientierter Rudersportler. Hamburg: 2003

Universität Valladolid/Spanien:
Verringerung von muskulärem Stress

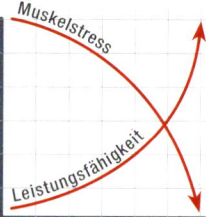

Dr. Pablo Pereda Gonzalez von der Universität Valladolid/Spanien hat die Wirkung von Enzym-Hefezellen im Rahmen einer Doppelblindstudie an Sportlern getestet. Das Resultat: Die Enzym-Hefe unterstützt durch ihre Inhaltsstoffe messbar die körperliche Leistungsfähigkeit. Sinnvoll sind Enzym-Hefezellen bei allen Prozessen, welche die Zellatmung auf mitochondrialer Ebene erschweren, z.B. bei Aufnahme von für die Zellatmungskette schädlichen Substanzen oder muskulärem Stress.

Pereda, Gonzales P.: Estudio a doble ciego de la efectividad de Sanuzella® ZYM sobre la capacidad fisica en el hombre. Valladolid; 1999

Universität Freiburg I:
Geringerer muskulärer Reizzustand und besserer Muskelstoffwechsel

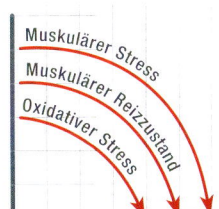

Diese Studie der Universität Freiburg wurde im vorigen Kapitel bereits ausführlicher beschrieben. Hier wurden gesunden Sportlern sechs Wochen lang Enzym-Hefezellen verabreicht. Das Ergebnis: Die für Muskelstress, Zellschädigung und muskuläre Reizzustände wichtigen Blutwerte Myoglobin, Fibrinogen und Kreatinkinase waren deutlich niedriger als bei der Vergleichsgruppe. Der Grund: Mit den Enzym-Hefezellen werden dem Organismus bioaktive Substanzen zugeführt, die über ihre bioaktiven und biochemischen Eigenschaften das Immunsystem und den Muskelstoffwechsel günstig beeinflussen.

König, D., Keul, J., Northof, H., Halle, M., Berg, A.:Einfluss einer 6-wöchigen Nährstoffintervention mit enzymaktiven Hefezellen und Antioxidantien auf Belastungsstress und Antioxidantienstatus. Sonderdruck aus der Wiener Medizinischen Wochenschrift 1999; 149 (1): 13–18

Institut für Zellbiologische Testsysteme:
Reizhemmend und zellerneuernd

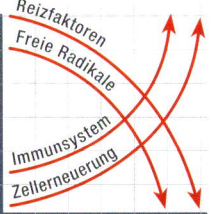

Die Studien des Instituts für zellbiologische Testsysteme bescheinigen Enzym-Hefezell-Präparaten, dass sie den Überschuss reaktiver Sauerstoffradikale neutralisieren, positiv auf die körpereigenen Regulationssysteme wirken und deutlich immunstimulierend sind. Darüber hinaus konnte eine zellerneuernde und vitalisierende Wirkung belegt werden.

Dartsch, C.: Tierversuchsfreie zellbiologische Untersuchungen zu förderlichen Wirkeffekten von „Sanuzella® ZYM sportsline". Testbericht und Fachinformation.

Universität Freiburg II:
Nachweisbare Modulation der zellulären Immunität

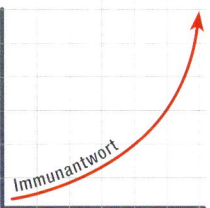

Die Universität Freiburg hat untersucht, ob nach einer mehrwöchigen Einnahme von Enzym-Hefezellen (Präparat Zell Oxygen® Immunkomplex) eine Immunreaktion festgestellt werden kann. Anhand von Blutproben unter Stimulation durch Lipopolysaccharide haben die Forscher speziell eine Änderung der Aktivität der Cytokine IL-6, TNF-alpha und hs-CRP unter die Lupe genommen. Ergebnis: Die Beta Glucane in Zell Oxygen® Immunkomplex bewirkten einen erhöhten Sensibilisierungsgrad der Immunzellen. Die durch IL 6 und TNF alpha zu bestimmende zelluläre Immunität wurde nachweisbar moduliert. Dagegen konnte in dem Placebopräparat Orangensaft im Rahmen der Untersuchung kein Einfluss auf das Immunsystem festgestellt werden.

Ref.: Deibert, P., König, D., Schaffner, D., Stensitzky-Thielemans, A., Fink, B., Berg, A.: „Wirkung einer Glukanreichen Nahrungsergänzung auf Basis von Enzym-Hefezellen auf die LPS-induzierte Cytokin- Stimulation", Berg, A., Deibert, P. u.a., veröffentlicht in der Zeitschrift für Sport- und Präventivmedizin 4/2011

Universität Freiburg III:
Stärkung des Immunsystems und Reduzierung von oxidativem Stress

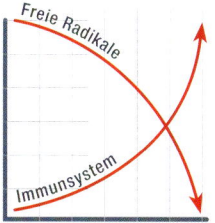

An der Universität Freiburg wurde die immunologische und antioxidative Regulation aufgrund einer Mikronährstoffzufuhr mit Enzym-Hefezell-Präparaten untersucht. Klinisch gesunde Personen nahmen täglich morgens 30 ml des Testprodukts ein. Ergebnis: Ein signifikant positiver Einfluss auf die Blutkonzentration der freien Radikale. Der Verzehr führte zu einem Absenken der Radikalkonzentration und einer möglichen Anpassung der antioxidativen Regulation.

Deibert, P., König, D., Schaffner, D., Stensitzky-Thielemans, A., Fink, B., Berg, A.: Wirkung einer Nahrungsergänzung auf Basis von Enzym-Hefezellen auf Immunreaktion und oxidativen Stress bei klinisch gesunden Personen, in: Zeitschrift für Sport- und Präventivmedizin 2011 41/2, S.15–20

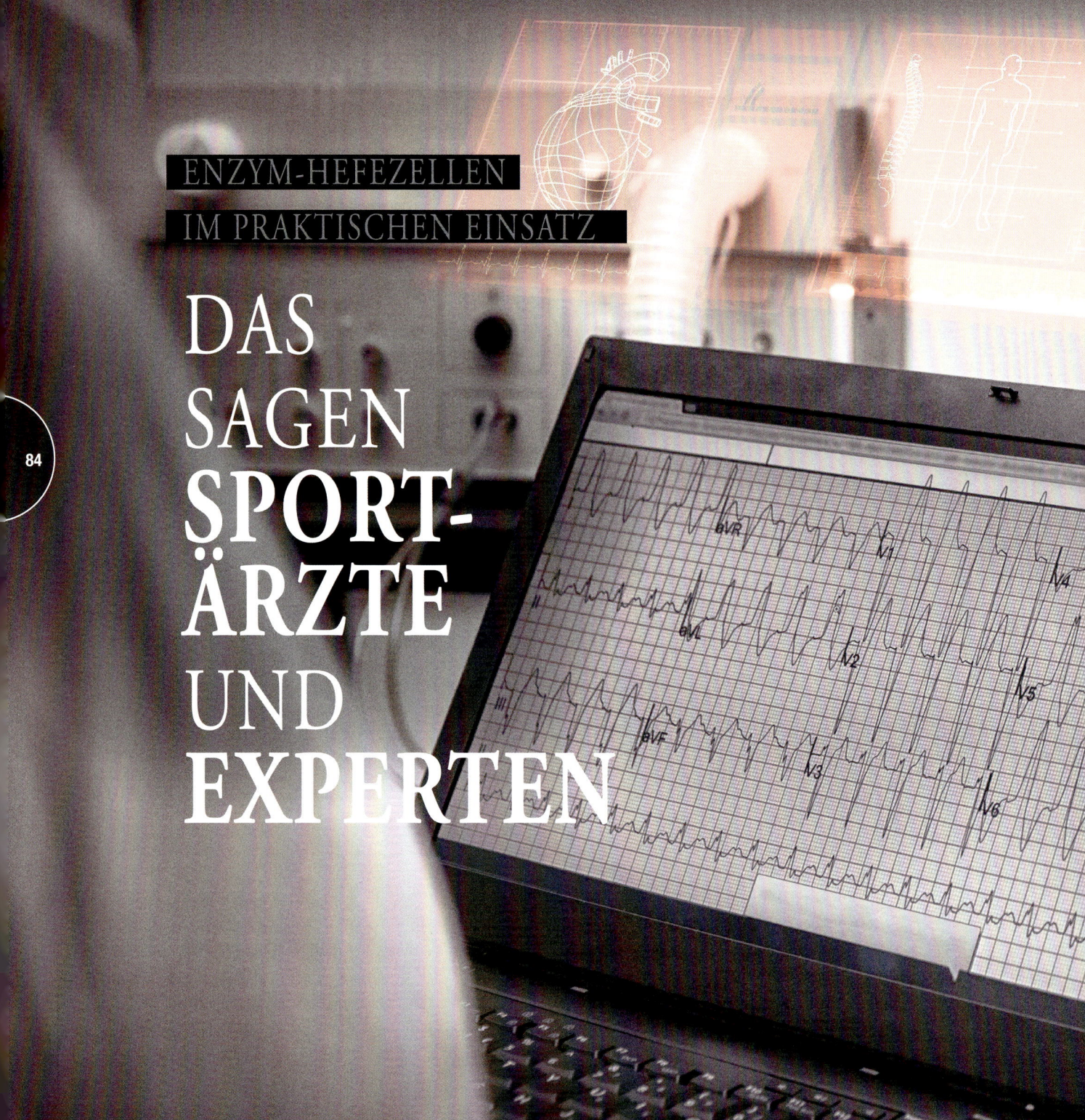

ENZYM-HEFEZELLEN IM PRAKTISCHEN EINSATZ

DAS SAGEN SPORTÄRZTE UND EXPERTEN

INTERVIEWS →

INTERVIEW MIT
DR. MED. ULRICH KAU
SPORTMEDIZINER

Dr. Ulrich Kau ist seit 2006 Leitender Verbandsarzt des Deutschen Ruderverbandes und seit 2010 Verbandsarzt des deutschen Boxsportverbandes. 2008 und 2012 war er Arzt der deutschen Olympiamannschaft. Als sportmedizinischer Referent und Lehrbeauftragter an der Universität Mainz hält er Vorträge und führt Trainerschulungen durch. Seit 2001 führt Dr. Kau eine eigene Praxis im Rheingau.

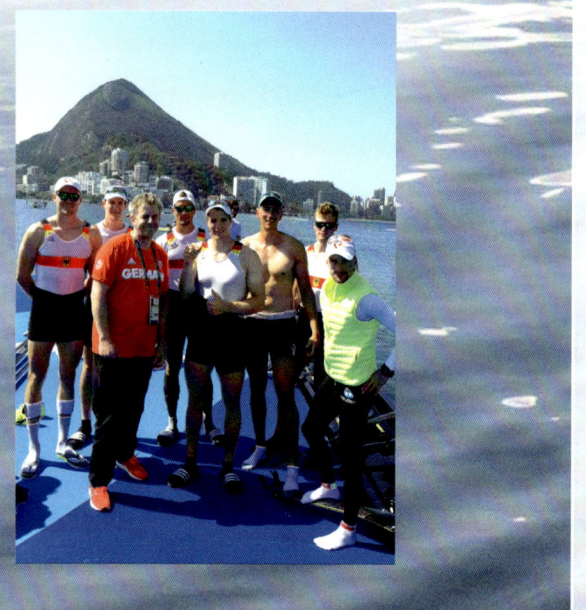

Herr Dr. Kau, Sie betreuen die überaus erfolgreichen deutschen Ruderer medizinisch. Was sind die besonderen Herausforderungen bei diesem Hochleistungssport?

Beim Rudern kommen ein hohes Trainingspensum und oft wetterbedingte Extremsituationen zusammen. Die Hochleistungssportler bei diesen hohen Anforderungen voll leistungsfähig und gesund zu halten, ist die größte Herausforderung. Denn der sportliche Erfolg erfordert gerade bei dieser Sportart eine kontinuierliche Trainingsarbeit ohne Ausfälle. Vor diesem Hintergrund hat die Prävention im Hochleistungssport einen immensen Stellenwert bekommen. Als Sportmediziner bin ich daher ständig im Einsatz: sowohl im kurativen als auch im präventiven Bereich und sowohl im Trainingsalltag und im Trainingslager als auch bei den Wettkämpfen und der Regenerationsphase.

Welche Rolle spielt die Ernährung dabei?

Die Ernährung ist ein sehr wichtiges Rad im Getriebe der Hochleistungssportler, denn sie entscheidet darüber, ob er gesund bleibt und damit voll leistungsfähig ist. Entscheidende Funktion der Ernährung ist, die Energie, die beim Sport verbraucht wird, in hoher Qualität und Quantität individuell wieder in den Körper zu bringen. In Bezug auf die Qualität ist auch auf einen hohen Anteil an Mikronährstoffen zu achten, die für den Sportler besonders günstige Wirkungen haben wie entzündungshemmend, immunmodulatorisch oder antioxidativ. Dazu zählen neben den Vitaminen auch besonders die sekundären Pflanzenstoffe oder Omega-3-Fettsäuren. Die

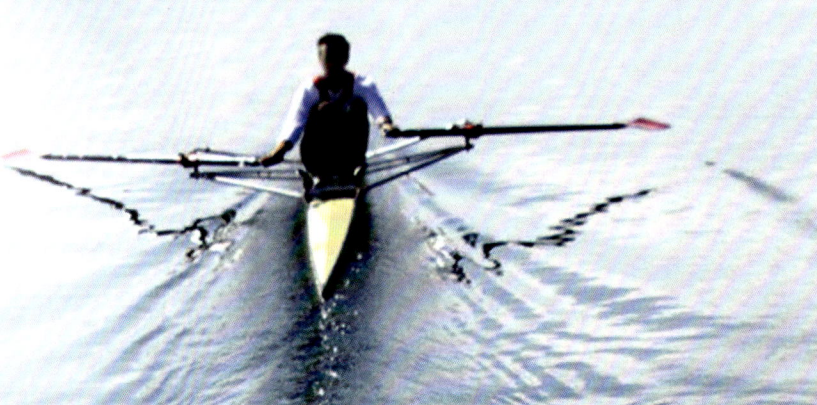

„Bei Nahrungsergänzung zählt nur, ob sie etwas bringt oder nicht!"

adäquate Nahrungszufuhr muss mithilfe von Ernährungsprotokollen ständig überprüft und gegebenenfalls durch eine Ernährungsumstellung angepasst werden. Zumindest legen wir darauf für die Leichtgewichtsruderer und für Gewichtssportarten wie z.B. Boxen, wo ich seit 2010 als Verbandsarzt gerade für diesen Punkt verantwortlich bin, besonderen Wert.

Wie sollte man sich als Sportler ernähren, um bessere Leistung zu bringen?

Bessere Leistungen erzielt man, indem man das Training mit einer ausgewogenen Ernährung von Kohlehydraten, Eiweißen und gesunden Fetten verbindet. Entscheidend sind auch die ausreichende Aufnahme von Elektrolyten und Vitaminen sowie die nur in Obst und Gemüse vorkommenden sekundären Pflanzenstoffe – gerade im Hinblick auf die Gesunderhaltung und Regeneration. Grundsätzlich ist eine mittel- oder südeuropäische Ernährung ausreichend. In besonderen Trainingssituationen sind individuelle Nahrungsergänzungen über einen gewissen Zeitraum jedoch sinnvoll.

Die Ruderer des deutschen Nationalkaders nehmen hier seit vielen Jahren auch Enzym-Hefezellen. Warum?

Schon 2003 haben die ersten Hochleistungsruderer Enzym-Hefezellen verwendet. Seit 2006 werden sie auch in der Gesamtmannschaft eingesetzt, speziell in Form des Präparats Sanuzella® ZYM sportsline. Aus meiner Sicht ist das Besondere die Verbindung aus der Hefe mit Vitaminen. Dadurch stabilisieren die Enzym-Hefezellen die Darmflora und unterstützen so unser größtes Immunsystem, den Darm. Dies ist gerade in der „Open-window-Phase" während des Trainings wichtig, wo das Immunsystem des Sportlers besonders unter Druck steht. Zudem wird die Aufnahme der Mikronährstoffe wie Vitamine durch die Einbettung in Enzym-Hefezellen effektiver, was wiederum positive Auswirkungen auf den Energiestoffwechsel (Zellatmung) hat.

Aber unabhängig von diesen ernährungstheoretischen Begründungen zählen für die Sportler letztlich nur die Fakten: Bringt mir eine Nahrungsergänzung etwas oder nicht? Und die Fakten sprechen eindeutig für die Enzym-Hefezellen: sehr viele der von mir betreuten Ruderer haben den positiven Effekt darin gesehen, dass sie deutlich weniger infektanfällig waren und dass sich die Regeneration verbesserte. Sie merkten, dass sie die Trainingseinheiten besser durchhielten und schneller wieder fit waren. Zwar ist Sanuzella® ZYM wegen der Hefe geschmacklich etwas gewöhnungsbedürftig – wegen der feststellbaren positiven Effekte hat es sich im Kader der Ruderer aber ganz klar gegenüber anderen Präparaten durchgesetzt.

INTERVIEW MIT
PROF. DR. MED. ALOYS BERG

„Enzym-Hefezellen verbessern die Zellfunktionen des Sportlers."

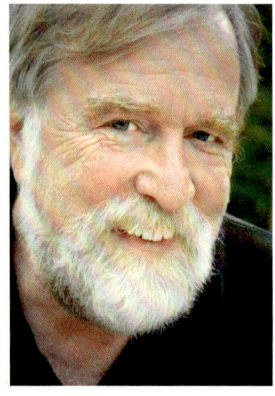

Prof. Dr. med. Aloys Berg ist Facharzt für Laboratoriumsmedizin sowie für Physikalische und Rehabilitative Medizin mit Zusatzspezifikationen für Sportmedizin, Ernährungsmedizin, Präventivmedizin und Lipidologie. Als ehemaliger Mitarbeiter am Universitätsklinikum Freiburg und am Institut für Sport und Sportwissenschaft der Universität Freiburg arbeitet und publiziert er seit mehr als 40 Jahren zum Einfluss definierter Nährstoffe auf die Energiebereitstellung und metabolische Risikofaktoren, zuletzt bevorzugt unter dem Aspekt Lebensstilmanagement und therapeutische Lebensstiländerung.

Herr Professor Berg, Sie haben Enzym-Hefezellen an Sportlern getestet. Was ist dabei herausgekommen?

Wir konnten zum ersten Mal aufzeigen, dass Hefezellpräparate positive Effekte in Bezug auf Leistungsstabilisierung und Stressreduzierung haben: Sowohl die Muskelzellfunktion wie auch die Immunzellfunktion waren signifikant verbessert.

Worauf basiert die positive Wirkung der Enzym-Hefezellen?

Offenbar werden mit den Enzym-Hefezellen dem Organismus essenzielle Nährstoffe zugeführt, die über ihre biologischen Eigenschaften Immunsystem und Muskelstoffwechsel günstig beeinflussen.

Warum ist die Nährstoffversorgung für Sportler so wichtig?

Nicht nur die Trainingsanpassung, sondern auch die Ernährung kann das Ausmaß der akuten Immunreaktion abschwächen und eine höhere Belastbarkeit der Muskulatur anzeigen. Über Ernährungseinflüsse können also Funktionsweise und Aktivitätszustand von immunkompetenten Blutzellen in der Nachbelastungsphase günstig beeinflusst werden.

Wie sollte sich ein Sportler demnach ernähren?

Regelmäßiger Verzehr von Obst und Gemüse kann das Infektrisiko deutlich senken. Auch Enzym-Hefezellen-Präparate werden von vielen Sportlern eingenommen und als positiv beurteilt. Sie enthalten Aminosäuren, Mineralien, Spurenelemente bei einem hohen Anteil an Selen und antioxidativ wirkende Vitamine. Mittlerweile haben viele Sportler Enzym-Hefezellen-Präparate gezielt in ihren Trainingsplan eingebaut, um ihre Gesundheit zu stabilisieren und ihre Leistungsfähigkeit über eine beschleunigte Regenerationsphase zu optimieren.

Zitiert n. der Fachzeitschrift „medical sports network" Nr. 36/2007

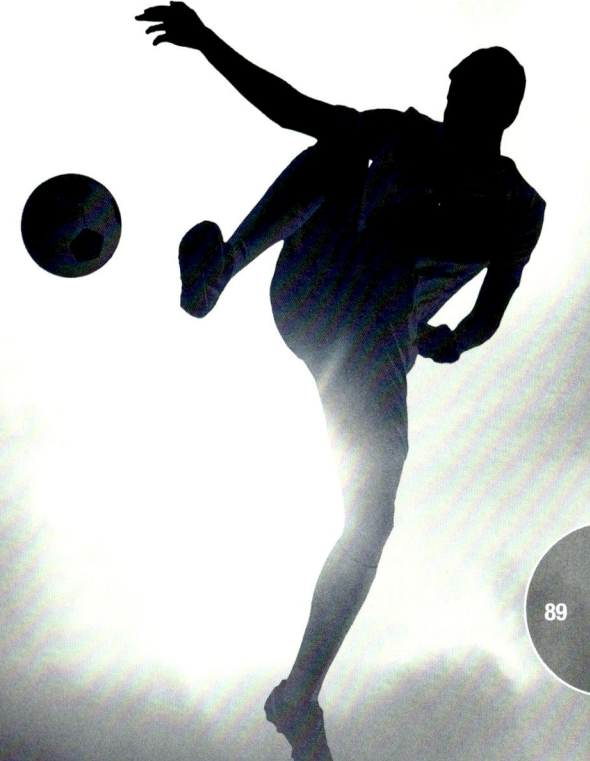

INTERVIEW MIT
DR. MED. THORSTEN RARRECK
SPORTMEDIZINER

„Den größten Fehler machen die meisten Sportler direkt nach dem Training."

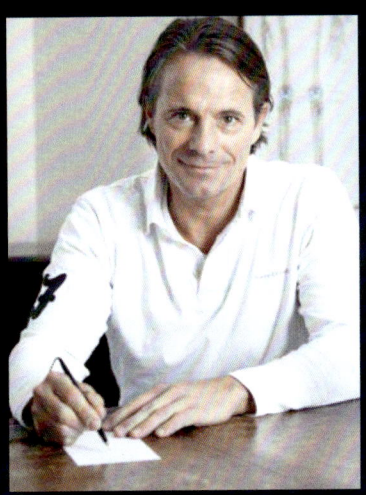

Dr. med. Thorsten Rarreck ist Sportarzt und Orthopäde mit Zusatzqualifikationen in den Bereichen Prävention, orthomolekulare Medizin und Naturheilkunde. Nach seiner Tätigkeit als Arzt an der Orthopädischen Universitätsklinik Bochum führt er seit 1999 seine orthopädische Praxis in Gelsenkirchen-Buer. Dr. Rarreck war Verbandsarzt des Tanzsportverbandes Nordrhein-Westfalen und Vereinsarzt des Fußball-Bundesligisten FC Schalke 04.

Dr. med. Thorsten Rarreck

> **Herr Dr. Rarreck, der vom römischen Dichter Juvenal (60–140 n. Chr.) vor fast 2000 Jahren vermutlich ironisch gemeinte Spruch „Mens sana in corpore sano" („ein gesunder Geist in einem gesunden Körper") wird auch heute noch viel verwendet. Was halten Sie von dieser Aussage?**

Da ist auf jeden Fall was dran. Forscher der Sahlgrenska-Akademie, einer Institution der Universität Göteborg, konnten in einer Studie mit 1,2 Millionen jungen Soldaten bestätigen, dass körperliche Fitness mit einem erhöhten Intelligenzquotienten einhergeht. Über verschiedene physiologische Prozesse fördert sportliche Betätigung die Funktion unseres Gehirns oder allgemein gesprochen unseres vegetativen und zentralen Nervensystems. So bedeutet eine hohe Ausdauerleistungsfähigkeit nämlich auch gute Herz- und Lungenkapazitäten, die dem Gehirn viel Sauerstoff zuführen. Man könnte auch einfach sagen: Richtig dosiertes Ausdauertraining steigert geistiges Potenzial. Das wissen wir auch über Studien, die zeigen, dass ein Krankenhausaufenthalt die geistige Leistungsfähigkeit verschlechtert.

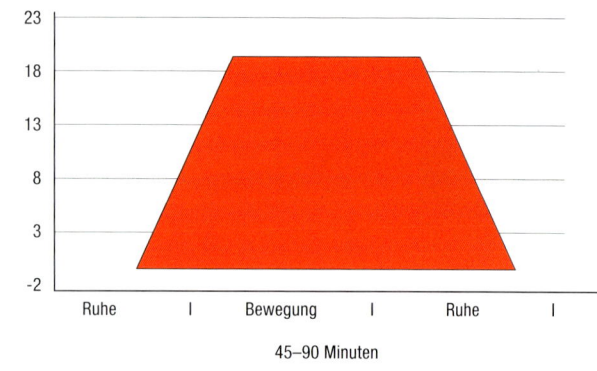

Abb. 15: Schematisierte Darstellung von zwei Studienergebnissen, die eine mit Bewegung unter verschiedenen Geschwindigkeiten, die andere mit unterschiedlichen Belastungen: Das Basis-Lernvermögen ändert sich im Gegensatz zur Arbeitsspeicherkapazität nicht (Daten aus Fischer u. a. 1986 und Hilmer u. a. 1987).

Vor diesem Hintergrund ist unser bewegungsarmes Zeitalter nicht nur bedenklich, was körperliche Erkrankungen (Herz-Kreislauf-Erkrankungen, Wirbelsäulenbeschwerden, Gelenkerkrankungen) betrifft, sondern auch was den geistigen Verfall bis hin zu neuro-degenerativen Erkrankungen angeht. Übrigens sind mir auch Studien bekannt, bei denen Krafttraining (insbesondere kombiniertes Kraft-Ausdauer-Training) einen ähnlich positiven Effekt auf die kognitiven Leistungen hat. Allgemein gesprochen sollten die vier hauptmotorischen Beanspruchungsformen Ausdauer, Kraft, Dehnung und Koordination gleichmäßig trainiert werden, um alle Organsysteme ausgewogen zu unterstützen.

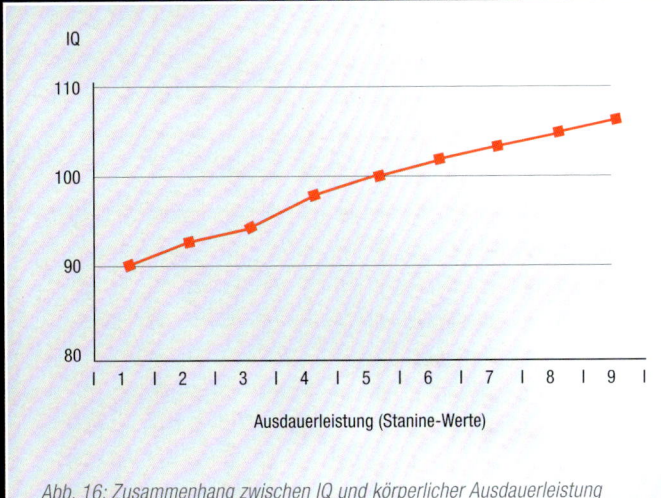

Abb. 16: Zusammenhang zwischen IQ und körperlicher Ausdauerleistung (nach Asberg u.a. 2009)

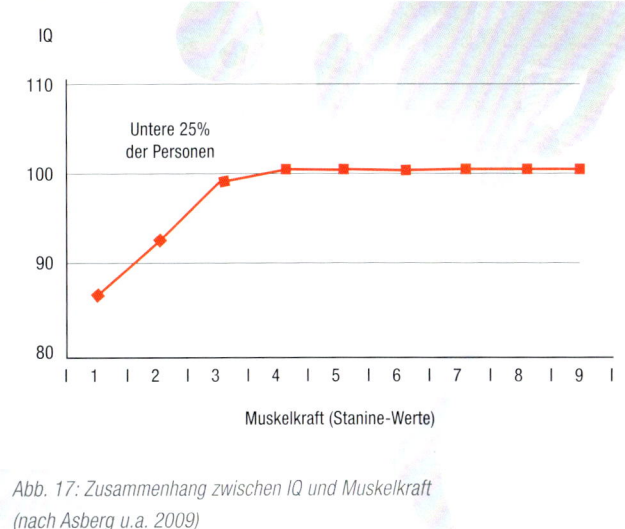

Abb. 17: Zusammenhang zwischen IQ und Muskelkraft (nach Asberg u.a. 2009)

Das Frühjahr mit dem Beginn der Outdoor-Saison ist ja die beliebteste Jahreszeit, in der die Menschen wieder verstärkt sportlich aktiv werden wollen (Laufen, Radfahren …). Es ist jedoch gleichzeitig die Jahreszeit, in der das Angebot an erntefrischen heimischen Gemüse und Obst am geringste und somit auch die Aufnahme an wichtigen sekundären Pflanzenstoffen am geringsten ist, an Mikronährstoffen, die wichtige Schutzfunktion im Körper ausüben. Gibt es einen Ausweg aus dem Dilemma?

In der Tat ist es nicht einfach, vor allem bei intensiver geistiger und sportlicher Betätigung ausreichend Mikronährstoffe zuzuführen – selbst dann nicht, wenn man sich ausgewogen ernährt. Sicherlich könnte man durch intensive Beschäftigung mit dem Thema und einer ausgeklügelten Wahl von möglichst naturbelassenen Lebensmitteln aus biologischem Anbau das Ziel der optimalen Versorgung annähernd erreichen. Allerdings ist der geistige und zeitliche Aufwand dafür sehr hoch, so dass viele daran scheitern, eine optimale Mikronährstoffversorgung durch die normale Ernährung sicherzustellen. Daher halte ich für Sportler eine sinnvolle Nahrungsergänzung für angemessen. Wichtig sind dabei die natürliche Herstellung und die damit verbundene gute Bioverfügbarkeit und optimale Mikronährstoffverhältnisse.

Sie setzen auch Enzym-Hefezellen ein – was spricht für diese Form der Nahrungsergänzung?

Das ist richtig, während meiner langjährigen Tätigkeit als Vereinsarzt des FC Schalke 04 habe ich Enzym-Hefezellen sehr intensiv bei Hochleistungssportlern eingesetzt. Sie haben erheblich zur Verbesserung und Beschleunigung der Regeneration beigetragen, das Immunsystem gestärkt und somit deutlich Verletzungen, Sportschäden sowie Infektionskrankheiten reduziert. Hintergrund ist, dass die Enzym-Hefezellen, die nach der Wolz-spezifischen Sauerstoff-Enzym-Fermentation gezüchtet werden, hochgradig biologisch aktiv

Dr. med. Thorsten Rarreck

sind. Aufgrund ihrer Ähnlichkeit mit der menschlichen Zelle werden die in den Hefezellen enthaltenen Mikronährstoffe (Vitamine, Spurenelemente, Mineralstoffe, sekundäre Pflanzenstoffe) viel besser aufgenommen, ohne dass eine Vermehrung der Hefen selbst im Körper möglich ist. Insgesamt halte ich diese Art der Nahrungsergänzung für wesentlich natürlicher als beispielsweise die Einnahme chemisch hergestellter Präparate.

Eine unterschätzte Trainingsphase ist ja die Regeneration: Was ist hier aus Ihrer Erfahrung besonders zu beachten und welche Phase der Regeneration ist die wichtigste bzw. die, die am häufigsten vernachlässigt wird?

Aus meiner Sicht machen viele Sportler speziell in der ersten Stunde nach Beendigung ihrer sportlichen Tätigkeit die größten Fehler. Wer schnell und vollständig regenerieren will, und das gilt für Freizeit- und Leistungssportler gleichermaßen, sollte ein aktives Cool-Down betreiben, sich also körperlich Abwärmen, und er sollte dem Körper verlorene Flüssigkeit, aber auch wertvolle Eiweiße, Kohlenhydrate (je nach Intensität und Länge des Sports) und Mikronährstoffe zuführen. In dieser Regenerationsphase unmittelbar nach dem Training gibt es Millionen von enzymatischen Reaktionen zur Reparatur von Mikroläsionen und zur Verbesserung der Leistungsfähigkeit, die auf die Zufuhr dieser Mikronährstoffe angewiesen sind. Wichtig ist, dass diese Mikronährstoffe gut resorbierbar sind. Ich bevorzuge daher Enzym-Hefezell-Präparate wie Sanuzella® ZYM sportsline.

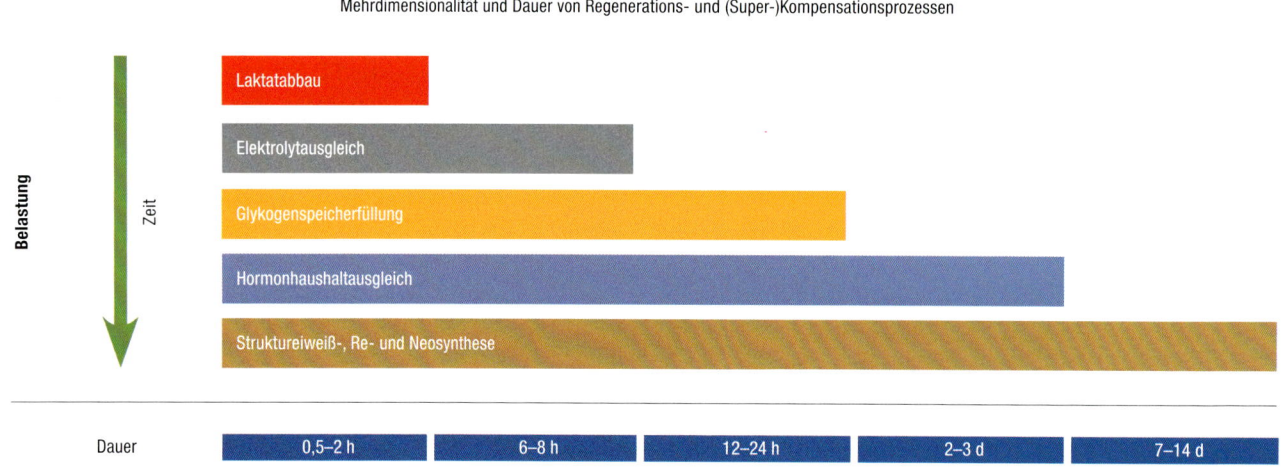

Abb. 18 — Quelle: Deutsches Institut für Sporternährung e.V.

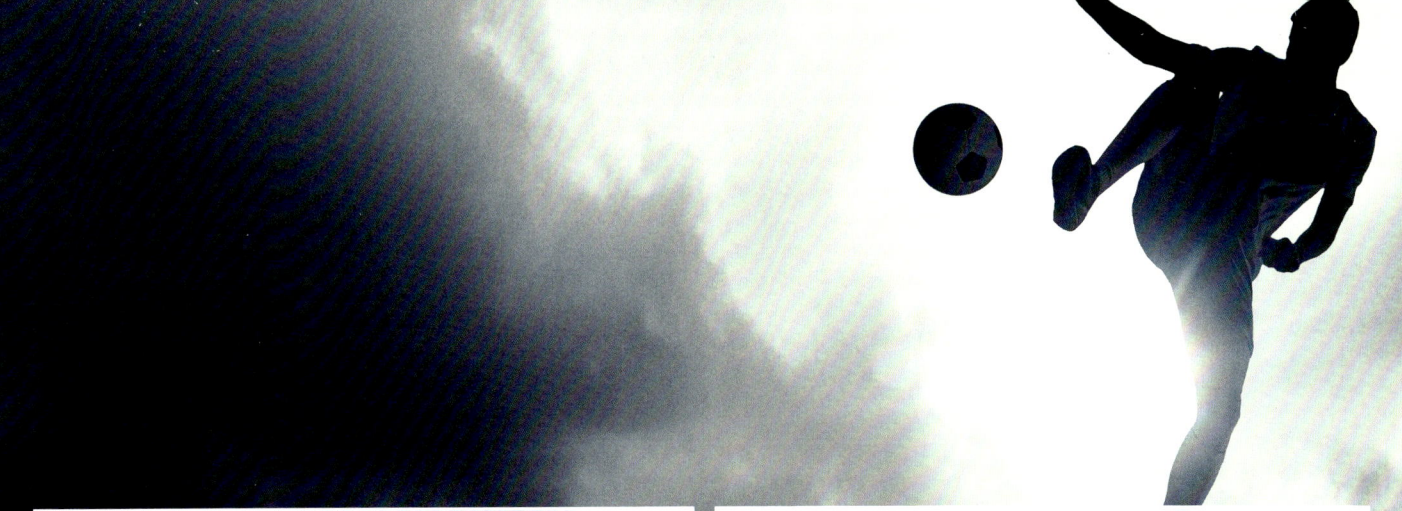

Thema Wiedereinsteiger im Sport: Worauf sollten Personen, die mit 35 bis 40 Jahren nach längerer Pause wieder verstärkt Sport machen wollen und z.B. ihren ersten Triathlon absolvieren oder ihren Marathon laufen möchten, hinsichtlich ihrer Mikronährstoffversorgung besonders achten?

Bei Wiedereinsteigern beobachtet man sehr häufig Übertrainingsreaktionen. Das hängt damit zusammen, dass der Sportler – und auch sein Körper – sich an die frühere Leistungsfähigkeit erinnert und versucht, diese relativ schnell wieder herzustellen. Dabei überschätzt er sich und trainiert am Anfang zu intensiv. Damit es nicht zu Überlastungen kommt, die oft im Muskel- und Sehnengewebe eintreten, und damit ausreichende regenerative Enzymreaktionen möglich sind, sollten neben Flüssigkeit und Makronährstoffen auch ausreichend qualitativ hochwertige Mikronährstoffe in geeigneter Form eingenommen werden. Aus meiner Erfahrung fällt es den meisten Sportlern schwer, diesen Bedarf ausschließlich durch die Ernährung zu decken.

Was raten Sie Leuten, die im Rahmen ihres Körpergewichtsmanagements Sport machen wollen, also sich parallel zu ihrer Diät sportlich betätigen. Was ist hier hinsichtlich der Nährstoffversorgung zu beachten?

Wer mit Sport sein Gewichtsmanagement aktiv unterstützen will, sollte Ausdaueraktivitäten unbedingt mit Krafttraining kombinieren. Hinsichtlich der Makronährstoffe Kohlenhydrate, Eiweiß und Fett ist eine vollwertige eiweißreiche Kost die beste Grundlage.
Sowohl bei der Gewichtsabnahme selbst (kataboler Prozess) als auch bei der sportlichen Betätigung laufen zahlreiche enzymatische Vorgänge verstärkt ab. Deshalb ist eine ausreichende Zufuhr von Mikronährstoffen entscheidend. Hierzu gehören die Vitamine, Spurenelemente, Mineralstoffe und insbesondere auch die sogenannten sekundären Pflanzenstoffe. Wie der Name schon sagt, kommen diese wichtigen Stoffe nur in pflanzlichen Lebensmitteln vor. Und deshalb gibt es auch die Empfehlung für Freizeit- und Leistungssportler, mindestens fünf Portionen Gemüse und Obst täglich zu essen. Leider schaffen dies langfristig nur sehr wenige Sportler. Dieses Potenzial gilt es verstärkt zu nutzen. Sowohl mit konkreten und sofortigen Vorteilen für die körperliche und geistige Leistungsfähigkeit als auch hinsichtlich zahlreicher gesundheitsförderlicher Faktoren.

INTERVIEW MIT PROF. DR. MED.
FLORIAN PFAB
SPORTMEDIZINER

„Die Ernährung auf den körperlichen Bedarf anpassen"

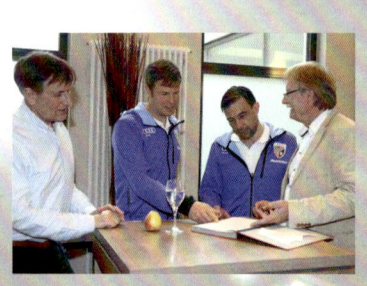

Günter Wagner (rechts) mit Prof. Dr. Florian Pfab (zweiter von links), Mannschaftsarzt des FC Ingolstadt, Christian Haser, Leiter der medizinischen Abteilung des FC Ingolstadt (zweiter von rechts), und Ernährungsmediziner Dr. Georg Wolz (links), offizieller Lieferant des FC Ingolstadt, im Gespräch über regenerationsfördernde Ernährungsmaßnahmen bei Fußballspielern.

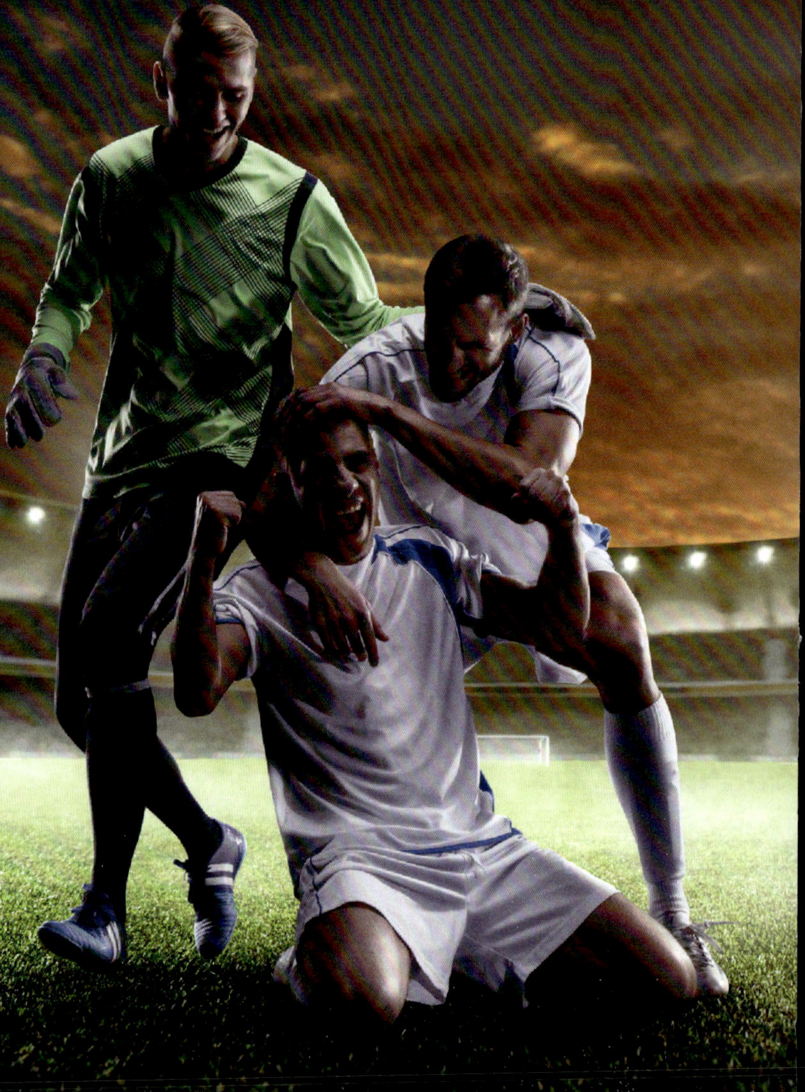

Was macht eine gute, ausgewogene Ernährung beim Fußballspieler aus – und wie wird diese beim FC Ingolstadt in die Praxis umgesetzt?

Wir verfolgen eine ausgewogene und an den körperlichen Bedarf angepasste Ernährung, die auf die verschiedenen Stresssituationen sowohl körperlich als auch seelisch abgestimmt ist. Nach ausgeprägter Belastung versuchen wir z. B. das „open window" des Immunsystems, in dem der Körper besonders anfällig für Infekte ist, durch entsprechende regenerative Maßnahmen sowie viel Obst und Alkoholkarenz auszugleichen.

Wirkt sich die Ernährung direkt auf fußballerische Leistung und insbesondere auch auf das Verletzungsrisiko aus?

Da Ernährung ein Mosaiksteinchen neben vielen anderen medizinischen und athletischen Maßnahmen darstellt, ist es schwer, eine klare Aussage über den tatsächlichen Einfluss der Ernährung auf das Verletzungsrisiko zu treffen. Wissenschaftliche Untersuchungen haben jedoch gezeigt, dass sich Ernährung durchaus auf die Leistungsfähigkeit auswirken kann: So spielt z. B. der Flüssigkeitshaushalt und auch der Blutzucker sowie die ausreichende Aufnahme von sekundären Pflanzenstoffen eine wesentliche Rolle in der Vermittlung der Leistungsfähigkeit und der Regeneration.

Wie sieht die Ernährung während der unterschiedlichen Phasen vor, während und nach dem Spiel beim FC Ingolstadt aus?

In Anlehnung an die wissenschaftlichen Daten versuchen wir, durch zeitlich abgestimmte Mahlzeiten die Magenentleerungszeit zu beachten und durch gezielte Zufuhr von Flüssigkeit, Elektrolyten und Kohlenhydraten den Blutzuckerspiegel konstant hochzuhalten. Zudem versuchen wir, nach dem Spiel durch entsprechende Getränke den Kohlenhydratspeicher wieder mit Zugabe von Proteinen aufzufüllen.

Aus: Fachzeitschrift „sportärztezeitung" 03/2016

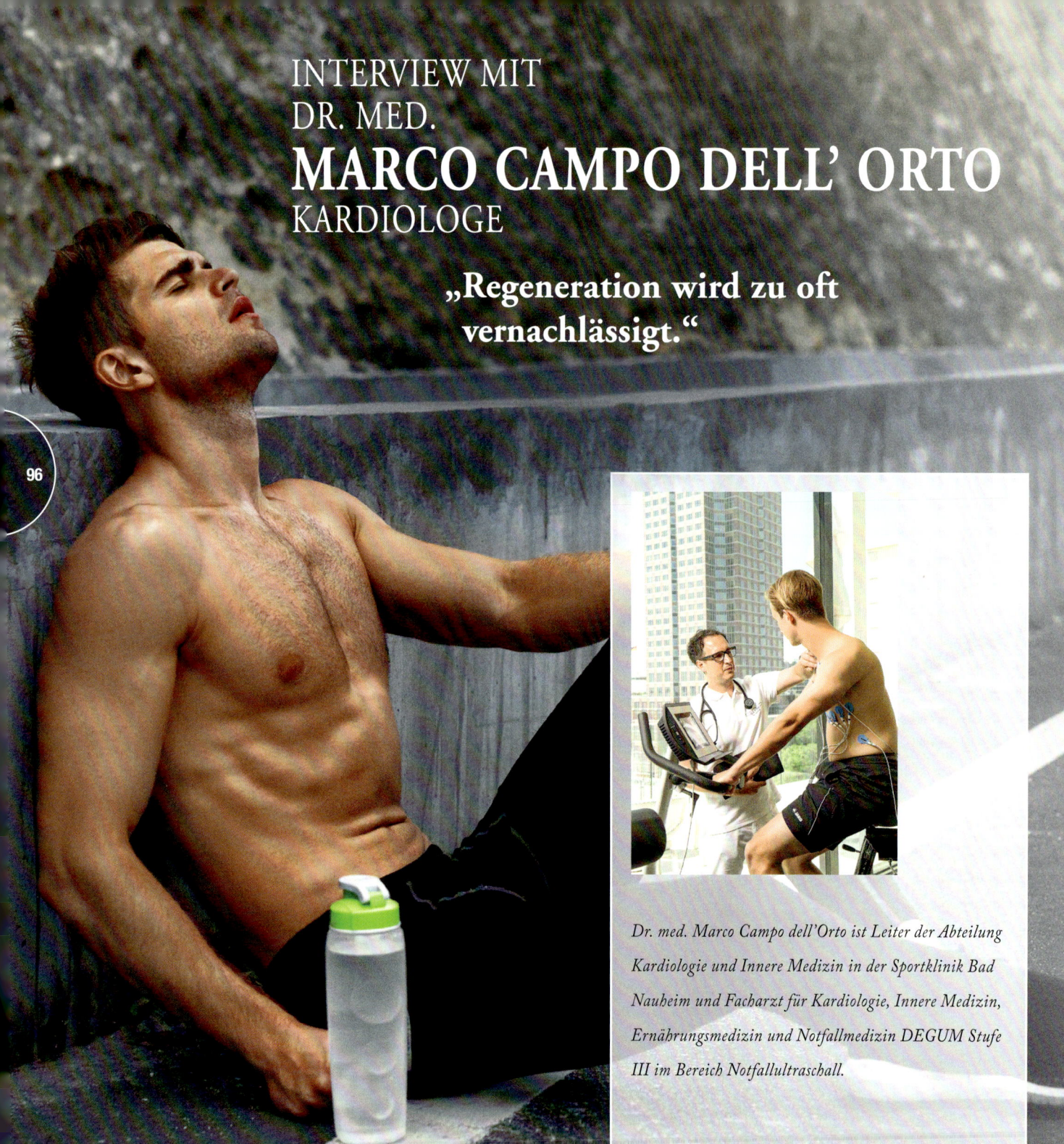

INTERVIEW MIT DR. MED. MARCO CAMPO DELL' ORTO
KARDIOLOGE

„Regeneration wird zu oft vernachlässigt."

Dr. med. Marco Campo dell'Orto ist Leiter der Abteilung Kardiologie und Innere Medizin in der Sportklinik Bad Nauheim und Facharzt für Kardiologie, Innere Medizin, Ernährungsmedizin und Notfallmedizin DEGUM Stufe III im Bereich Notfallultraschall.

Herr Dr. Campo dell'Orto, welche Rolle spielt Ihrer Meinung nach die Regenerationsphase beim leistungsorientierten Sport?

Die Regenerationsphase ist neben Training und Ernährung für eine konstante Leistungsbereitschaft mitentscheidend. Leider wird sie von Trainern und Sportlern immer noch zu oft vernachlässigt. Dabei ist es sehr wichtig, sich nach dem Training entsprechend zu erholen. Gibt man seinem Körper nicht die notwendigen Ruhephasen, sind vermehrte Infektionen, Verletzungen und Leistungseinbußen vorprogrammiert.

Was ist in der Regenerationsphase zu beachten?

Ausreichend Schlaf und eine bedarfsgerechte Ernährung sind die Grundlagen für optimale Leistungen im Sport. Empfehlenswert sind Vollkornprodukte, die durch ihren hohen Kohlenhydratanteil die Glykogenspeicher auffüllen, dazu Obst und Gemüse, die wichtige Vitamine, Mineralstoffe und die sekundären Pflanzenstoffe für unseren Stoffwechsel liefern. Zudem sollten mindestens 1 ml pro kcal Energieverbrauch, das sind bei intensivem Training oft mehr als 2 bis 2,5 Liter, mineralstoffreiche Getränke am Tag aufgenommen werden, um u.a. den durch das Schwitzen entstandenen Mineralstoff- und Wasserverlust auszugleichen.

Was kann passieren, wenn die Regenerationsphasen nicht ausreichend beachtet werden?

Die Regenerationszeit muss der Belastung angemessen sein. Nur dann kann sich der Körper richtig erholen. Bei einer unzureichenden Regeneration kann sich die Infektanfälligkeit erhöhen. Besonders beim Wechsel der Jahreszeiten, beim Wechsel vom Indoor-Training in Outdoor-Aktivitäten, wenn das Immunsystem intensiv gefordert ist, muss man aufpassen. Während dieser Zeit sollte das körpereigene Abwehrsystem auf jeden Fall unterstützt werden, sonst kann es zu einem Leistungsabfall kommen, was neben dem Sport auch den beruflichen und familiären Alltag negativ beeinflusst. Oft kommt dann noch das Problem des Übertrainings hinzu, das den Organismus zusätzlich belastet. Die Folge ist auch ein erhöhtes Verletzungsrisiko.

An welchen Symptomen lässt sich denn ein Übertraining erkennen?

Übertraining macht sich an Symptomen wie erhöhte Müdigkeit, Schlafstörungen, Reizbarkeit und auch depressiven Verstimmungen bemerkbar. Deutlich erkennbar wird es, wenn es zu einer Verschlechterung der körperlichen Leistungsfähigkeit im Training sowie im Wettkampf kommt. Zusätzlich wird beim Übertraining auch das körpereigene Abwehrsystem geschwächt. Werden die Regenerationsphasen jetzt nicht eingehalten, so verlangt man von seinem Organismus mehr, als er zu leisten im Stande ist, und sieht sich einem unnötig erhöhtem Verletzungs- und Erkrankungsrisiko ausgesetzt.

Was können Sie aus Ihrer Erfahrung empfehlen, um den Organismus in der Regenerationsphase zu unterstützen und die Körperabwehr zu stärken?

Ausreichend aktive und passive Erholung sind wichtig – und eine bedarfs-, belastungs- und sportgerechte Ernährung. Wenn dies nicht ausreicht, kann man zur Unterstützung auf natürliche Enzym-Hefezellen aus der Apotheke oder dem Reformhaus zurückgreifen.

Welche Vorteile haben diese Enzym-Hefezellen?

Produkte mit Enzym-Hefezellen wie Sanuzella® ZYM sportsline unterstützen die körpereigene Abwehr, fördern die aktive Regeneration und helfen dem Organismus nachweislich, mit den Folgen von oxidativem Stress besser fertig zu werden.

Haben Sie noch einen Tipp zum Schluss, wie man am besten dauerhaft fit und aktiv bleibt?

Jedes Training, sei es beim Skilanglauf, beim Triathlon, beim Fußball oder bei jeder anderen Sportart, ist nur so gut wie die aktive Regeneration. Hier werden häufig noch nicht alle Möglichkeiten ausgeschöpft. Ruhephasen, das bedarfsgerechte Ess- und Trinkverhalten und unterstützende Maßnahmen, wie sinnvolle natürliche Nahrungsergänzungen, sollten mehr aufeinander abgestimmt sein.

INTERVIEW MIT
PROF. PETER BILLIGMANN
SPORTMEDIZINER

„Frauen haben einen anderen Mikronährstoffbedarf als Männer."

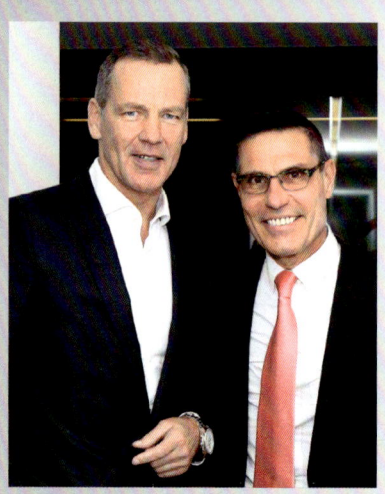

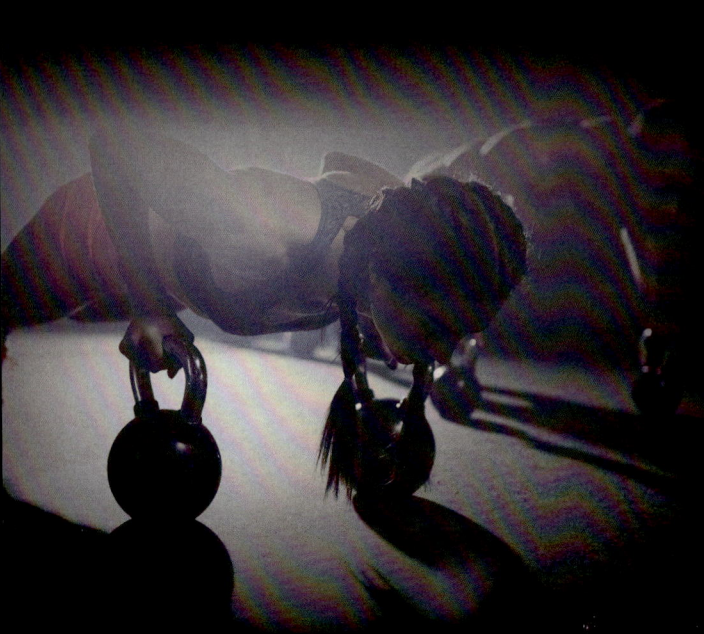

Prof. Dr. med. Peter W. Billigmann ist Sportarzt und Leiter des Instituts für Leistungsdiagnostik und Sporttraumatologie in Koblenz. Zudem ist er Lehrbeauftragter am Institut für Sportwissenschaft der Universität Koblenz-Landau und meldet sich regelmäßig mit Fachvorträgen auf internationalen medizinischen Kongressen zu Wort. Seit 1982 betreute er als Mannschafts- und WM-Arzt zahlreiche Spitzensportler unterschiedlicher Sportarten, darunter auch den 1. FC Kaiserslautern, das Tour de France-Team Gerolsteiner und den Profiboxer Henry Maske. Prof. Billigmann ist zudem selbst aktiver Radsportler und Läufer. Er war 1971 Deutscher Radsport-Juniorenmeister und Mitglied der Deutschen Junioren Nationalmannschaft und gewann zwischen 1968 und 1975 rund 80 Straßenradrennen. 1987 war er Vize-Weltmeister und Deutscher Meister der Ärzte und Apotheker im Straßenrennen.

Gibt es hinsichtlich des Mikronährstoffbedarfes und der tatsächlichen Aufnahme Unterschiede zwischen Frauen und Männer (die sportlich aktiv sind)?

Ja, eindeutig. Sportlerinnen sind häufiger von einem Eisendefizit betroffen als Männer. Mitursache dürfte der zusätzlich zum Sport erhöhte Eisenbedarf sein, verursacht durch die monatlichen Blut- und damit Eisenverluste bei der Menstruation. Zudem ist der Anteil der Vegetarier unter Frauen höher als bei Männern. Eine vegetarische Ernährung, die durchaus Vorteile haben kann, ist jedoch mit einer verringerten Eisenzufuhr verbunden. Hinzu kommt, dass die Bio-Verfügbarkeit von pflanzlichem Eisen geringer ist als zum Beispiel vom Häm-Eisen, dem Eisen aus tierischen Lebensmitteln. Deshalb sollten Frauen regelmäßig eisenreiche Lebensmittel verzehren. Es sollte zudem darauf geachtet werden, dass als Vorspeise oder als Dessert Vitamin-C-reich gegessen oder getrunken wird. Vitamin C kann die Aufnahmen von pflanzlichem Nahrungseisen deutlich steigern. Schwarzer Tee sollte dagegen zu den Hauptmahlzeiten gemieden werden. Die im Schwarztee enthaltene Gerbsäure hemmt die Eisenaufnahme.

Ein weiterer Punkt ist, dass bei Frauen Knochenbrüche siebenmal häufiger sind als bei Männern. Neben einer oft unzureichenden Aufnahme von Calcium mit der Nahrung ist der veränderte Hormonspiegel nach den Wechseljahren Mitursache für Osteoporose. Milch und Milchprodukte, Sesam und Leinsamen sowie calciumreiche Mineralwässer (mind. 150 mg Calcium pro Liter) sind besonders gut zur Calciumversorgung geeignet. Auch die Einnahme oraler Kontrazeptiva erhöht den Bedarf an Vitaminen, zum Beispiel an Vitamin B 6, Vitamin B12, B2 und Vitamin C. Deshalb sollten insbesondere Frauen auf eine vollwertige Sporternährung achten und diese gegebenenfalls ergänzen. Beste Erfahrungen habe ich mit einem Enzym-Hefezellpräparat gemacht, das diese wichtigen Vitamine kalorienarm auf natürlichem Wege in physiologisch wertvollen Mengen ergänzt und somit das Risiko einer Unterversorgung entscheidend reduzieren kann.

Und wie sieht es aus mit Freizeit- und Leistungssportlern. Gibt es da einen großen Unterschied?

Ein erhöhtes Risiko haben insbesondere Sportlerinnen in den Sportarten Kunstturnen, Reitsport, Ballett, Tanzen, Rhythmische Sportgymnastik, Eistanz oder Aerobic. Diese Sportarten sind gekennzeichnet durch eine chronisch geringe Energiezufuhr zur Reduktion des Körperfetts. Auch Sportarten mit Gewichtsklassen, wie z. B. Judo, weisen ein erhöhtes Risiko auf. Zum Erreichen des Wettkampfgewichtes sind Durchführungen drastischer Reduktionsdiäten zur Erreichung der gewünschten Gewichtsklasse keine Seltenheit. Um das Wunschgewicht zu halten oder zu erreichen und gleichzeitig einen Nährstoffmangel zu vermeiden, müssen deshalb sportlich aktive Frauen mit einer geringeren Nahrungsaufnahme mehr wertgebende Inhaltsstoffe aufnehmen als Männer. Das Risiko eines Nährstoffdefizites ist somit signifikant größer.

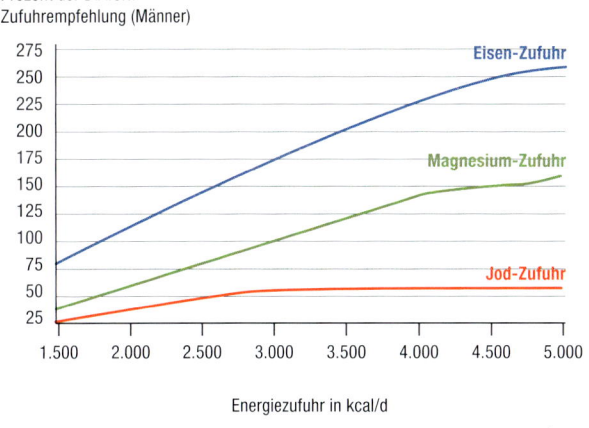

Abb. 19 *Quelle: Deutsches Institut für Sporternährung e.V.*

Prof. Peter Billigmann

Gibt es Dinge, die besonders in Bezug auf die Mikronährstoffversorgung zu beachten sind bei Kindern und Jugendlichen, die Leistungssport machen?

Kindgerechtes Training in Verbindung mit einer optimalen bedarfsgerechten Ernährung sind bei einem entsprechenden Talent die vielleicht wichtigsten Faktoren für eine erfolgreiche sportliche Karriere. Oft wird jedoch die sportbedingte Erhöhung des Energieverbrauchs sowohl von Eltern als auch von Trainern und den jugendlichen Sportlern selbst viel zu hoch eingeschätzt. Insbesondere unter Leistungssport betreibenden Mädchen hat sich in den vergangenen Jahren die Anzahl der Personen, die unter Essstörungen leiden, stark erhöht. Auslöser – nicht unbedingt Ursache – von Essstörungen sind nicht selten wenig hilfreiche Bemerkungen von Trainer oder Betreuer sowie falsche Erwartungen an das eigene Körpergewicht, zumal in vielen Sportarten ein niedriges Körpergewicht mit einer kurzfristigen Verbesserung der Leistung einhergeht. Doch Hungern in der Wachstumsphase kann zur Unterdrückung der Wachstumshormonproduktion führen. Deshalb sollten Gewichtsverluste während der Wachstumsphase von Kindern und Jugendlichen tunlichst vermieden werden.

Dass Schwangere Sport machen dürfen, ist klar. Doch worauf sollten Schwangere, die sich sportlich betätigen, besonders bei der Ernährung achten?

Bei den meisten Vitaminen und Mineralstoffen steigt die tägliche Zufuhr mit der Menge an verzehrten Lebensmitteln. Wer mehr isst, weil aufgrund sportlicher Aktivität oder Schwangerschaft ein erhöhter Kalorienbedarf besteht, nimmt bei einer vollwertigen Sporternährung gleichzeitig auch mehr Mikronährstoffe auf. Nicht so jedoch vom Spurenelement Jod. Denn nur wenige Lebensmittel enthalten Jod in nennenswerten Mengen. Schon die Basisempfehlung der täglichen Zufuhr an Jod in Höhe von 200 Mikrogramm wird in Deutschland kaum erreicht. Ein erhöhter Jodbedarf, zum Beispiel in der Schwangerschaft, oder Jod-Verluste durch Schwitzen beim Sport vergrößern daher das bestehende Joddefizit.

Sportliches Training führt ja auch zu unterschwelligen Entzündungsreaktionen. Kann man diese mithilfe der Ernährung eindämmen?

Während eine akute Entzündung biologisch sinnvoll ist, um den Körper zu schützen, ist eine chronische, subklinische, Entzündung meist Folge einer reduzierten Immuntoleranz, die auch im leistungsorientierten Sport vermehrt zu beobachten ist. Diese Art der Entzündung ist eine Art Überreaktion des Körpers auf unterschiedliche Reize. Hier wird die Entzündung selbst zur Ursache von Krankheitssymptomen. Diese unterschwellige Entzündung wird in Fachkreisen silent inflammation genannt. Die messbaren Entzündungsmarker im Blut liegen im oberen Grenzbereich oder leicht darüber. Obwohl es erste und ernste Warnsignale des Körpers sind, werden diese oft nicht richtig wahrgenommen und interpretiert. Dabei gibt es wirkungsvolle Möglichkeiten, mit einer gezielten Ernährung in das Geschehen einer unterschwelligen Entzündung einzugreifen, denn viele Lebensmittel und Lebensmittelinhaltsstoffe wirken gezielt entzündungshemmend. Beispiele hierfür sind Omega-3-Fettsäuren, Vitamine, Mineralstoffe, sekundäre Pflanzenstoffe sowie natürliche Ballaststoffe. Sind die Ursachen für die Entstehung einer Entzündung bekannt, können wir durch die vermehrte Aufnahme dieser Vitalstoffe möglicherweise einer silent inflammation entgegenwirken, noch bevor sie überhaupt entsteht oder womöglich chronisch wird. Es gibt hier zum Beispiel Studien, die zeigen, dass Enzym-Hefezellen im Körper entzündungshemmend wirken.

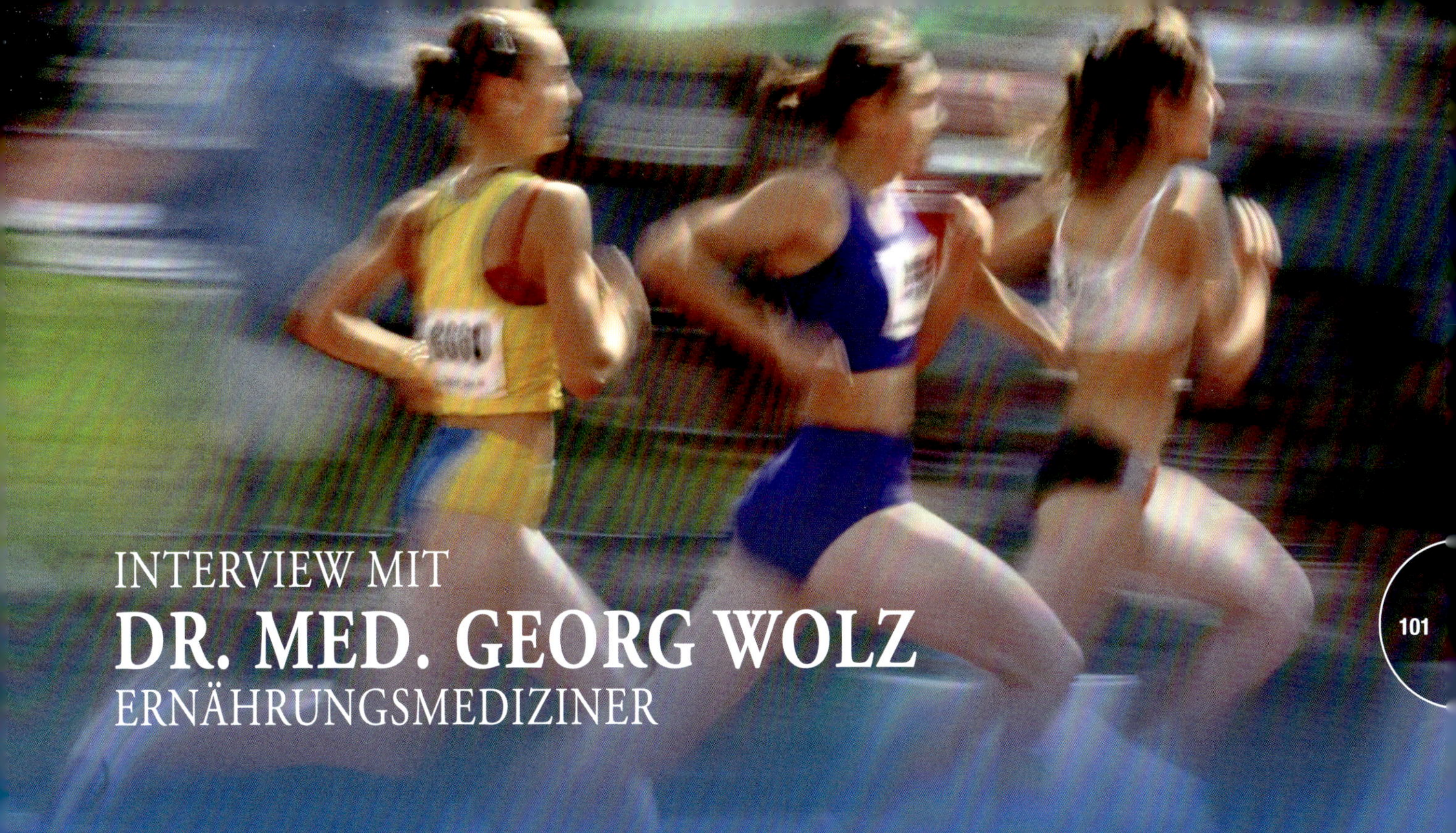

INTERVIEW MIT
DR. MED. GEORG WOLZ
ERNÄHRUNGSMEDIZINER

„Sport bedeutet für den Körper Stress."

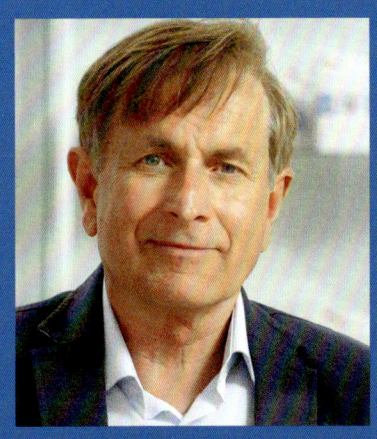

Dr. med. Dipl.-Ing. Georg Wolz studierte an den Technischen Universitäten Berlin und München Biotechnologie und Ernährungstechnologie. Anschließend begann er ein Medizinstudium an der Johan-Gutenberg-Universität Mainz, das er mit einer Promotion abschloss. Danach folgten die Ausbildung zum Facharzt für Allgemeinmedizin sowie zahlreiche Weiterbildungen – u.a. zum Ernährungsmediziner der Deutschen Gesellschaft für Ernährungsmedizin (DGEM). Nach Tätigkeiten in verschiedenen Krankenhäusern arbeitete Wolz als niedergelassener Arzt mit eigener Praxis im Raum Bingen. Seit 25 Jahren ist er Geschäftsführer des Gesundheitspräparateherstellers Dr. Wolz Zell GmbH.

Dr. med. Georg Wolz

Herr Dr. Wolz, Ihr Unternehmen stellt seit 1969 Präparate mit Enzym-Hefezellen her. Wie sind Sie darauf gekommen?

Mein Vater Siegfried Wolz hat im Team des Nobelpreisträgers Feodor Lynen gearbeitet, der an der Hefezelle forschte. Da die Hefezelle der menschlichen Zelle sehr ähnlich ist, laufen auch die Stoffwechselprozesse sehr ähnlich ab. Daher werden Hefezellen gern als Modellorganismus in der medizinischen Forschung eingesetzt. Gerade kürzlich wurde der Nobelpreis für Chemie wieder für eine Forschung vergeben, die mit Hefezellen durchgeführt wurde, und zwar für die Beantwortung der Frage, wie Zellen ihren Zellmüll wiederverwerten und als Energiequelle nutzen. Mein Vater hat sich insbesondere für die Mechanismen der Zellatmung interessiert und nach einer Möglichkeit gesucht, diese bestmöglich zu fördern. Er fand die Lösung in speziell gezüchteten Hefezellen, die mit einer Fülle an bioaktiven Substanzen ausgestattet sind, mit denen die Zellatmung effektiv unterstützt werden kann, eben den Enzym-Hefezellen. Wegen der großen Ähnlichkeit zur menschlichen Zelle können diese Hefezellen ihre wertvollen Inhaltsstoffe auch in hohem und verwertbarem Maße an den Körper abgeben. Damit hat er eine neuartige, besonders naturnahe und bioverfügbare Nahrungsergänzung geschaffen, welche heute die Basis für die Präparate Zell Oxygen® und Sanuzella® ZYM sportsline bildet.

Wie wurden die Enzym-Hefezellen dann so erfolgreich?

Zunächst waren die Produkte mit Enzym-Hefezellen nur wenigen naturheilkundlich Interessierten bekannt. Als dann immer mehr Anwender berichteten, dass sie sich nach Einnahme der Enzym-Hefezellen deutlich besser fühlten, mehr Energie hatten und weniger anfällig waren, wurden auch Persönlichkeiten aus der Medizin aufmerksam. Die Enzym-Hefezellen wurden dadurch einem breiteren Publikum bekannt und haben heute einen festen Platz in der naturheilkundlichen Therapie, vor allem in der begleitenden Ernährungstherapie bei Krebs, der Immuntherapie und der Anti-Aging-Medizin. Das faszinierende an den Enzym-Hefezellen ist, dass sie eine Vielzahle an bioaktiven Substanzen enthalten, die in ihrer natürlichen Matrix vorliegen, also genau so wie in der Natur.

Und wann erkannten Sie, dass Enzym-Hefezellen auch für Sportler sinnvoll sind?

Nach den vielen positiven Erfahrungsberichten von Anwendern, Ärzten und Heilpraktikern wollten wir die Wirkung von Enzym-Hefezellen auch empirisch untersuchen. Dazu wurden verschiedene Untersuchungen an der Universität Hamburg durchgeführt, bei denen die Probanden am Fahrradergometer eine bestimmte Zeit radeln mussten. Durch Messung von Puls und Sauerstoffverbrauch konnte eindeutig gezeigt werden, dass sich die Probanden schneller erholten und deutlich leistungsfähiger waren. Ökotrophologen des Fachbereichs Sport an der Hamburger Hochschule für angewandte Wissenschaften und Wissenschaftler von der Universität Valladolid in Spanien kamen zu ähnlichen Ergebnissen. Mit anderen Worten: Die positiven Effekte, die sich bei chronisch Erkrankungen und stress- oder altersbedingen Erschöpfungszuständen zeigten, können auch im Sport genutzt werden. Denn die Mechanismen, die zu Zellschädigungen und damit zu Entzündungsprozessen und Erschöpfung führen, sind gleich. Und die Enzym-Hefezellen liefern genau die Bausteine, die für die Reparatur der Zellen und deren Stoffwechsel

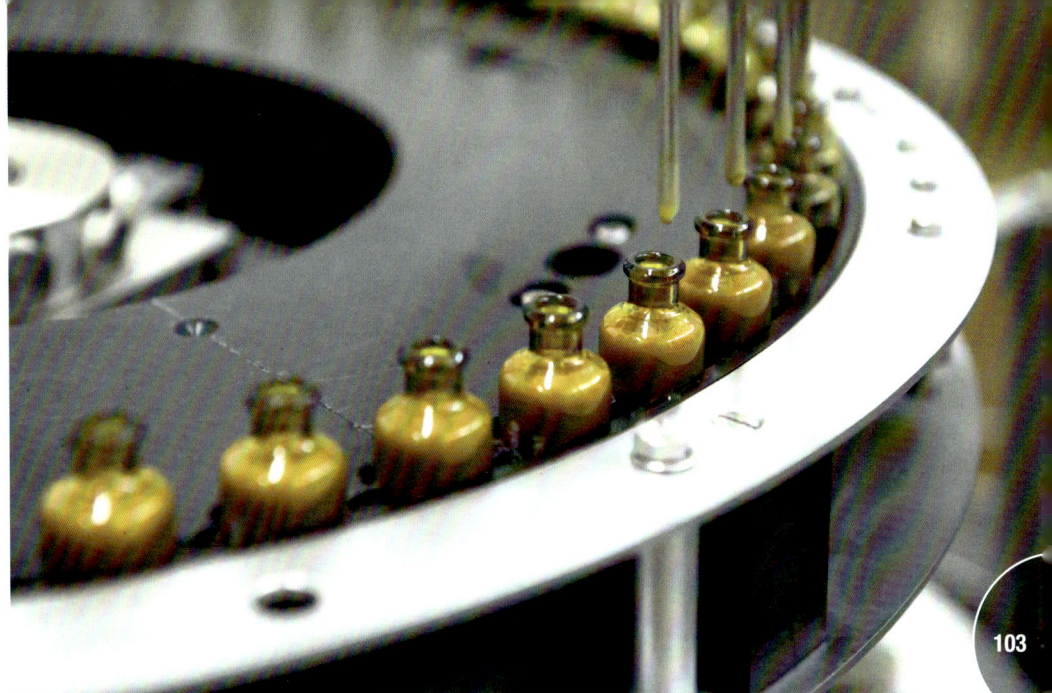

notwendig sind. Wir haben deshalb das Enzym-Hefezell-Präparat Sanuzella® ZYM sportsline an der Universität Freiburg an Ausdauersportlern testen lassen. Die Ergebnisse auf die Verringerung von Muskelstress und die Regeneration waren so überzeugend, dass verschiedene Olympiastandorte beschlossen, Enzym-Hefezellen einzusetzen. Der Durchbruch kam, als das Fernsehen mehrfach über die vitalisierende Wirkung von Enzym-Hefezellen berichtete. Von da an wurden immer mehr Sportärzte, Trainer und Sportler auf die Enzym-Hefezellen aufmerksam. Heute verwenden viele Spitzensportler Enzym-Hefezellen.

Was ist also der wichtigste Grund, warum ein Sportler Enzym-Hefezellen nehmen sollte?

Intensiver Sport bedeutet für den Körper erheblichen Stress. In harten Trainingsphasen entstehen besonders viele freie Sauerstoffradikale, die die Zellen schädigen. Das führt zu Mikroentzündungen, Muskelstress, einem geschwächten Immunsystem sowie Müdigkeit und Erschöpfung. Enzym-Hefezellen wirken diesem Prozess in einem frühen Stadium entgegen, das konnte die Universität Freiburg nachweisen. Das heißt konkret: weniger Zellschäden, weniger Muskelstress, schnellere Regeneration, stärkere Immunabwehr und dadurch letztlich bessere sportliche Leistung.

Man könnte fast denken, Enzym-Hefezellen seien eine Art Doping.

Wenn die Definition einer Dopingsubstanz die ist, dass sie die sportliche Leistung verbessert, dann sicher. Aber Doping im sportmedizinischen Sinne ist die Verabreichung verbotener Substanzen. Diese sind Enzym-Hefezellen definitiv nicht. Sie wirken nachgewiesenermaßen über die Verkürzung der Regenerationszeit, weil sie die Muskelzellen schützen. Wir lassen das Sportlerprodukt Sanuzella® ZYM sportsline schon seit vielen Jahren von der Kölner Sporthochschule prüfen: Leistungssportler können beruhigt sein, dieses Präparat steht regelmäßig auf der Kölner Liste. Deshalb wird es auch guten Gewissens von vielen Olympiateilnehmern aus dem Bereichen Rudern, Radsport, Schwimmen, Laufen und sogar Boxen genommen. ■

INTERVIEW MIT
DR. SIEGFRIED LEHRL
GESELLSCHAFT FÜR GEHIRNTRAINING E.V.

„Auf die mentale Fitness kommt es an."

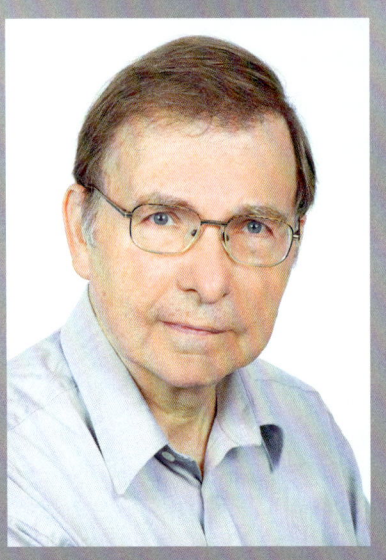

Dr. Siegfried Lehrl ist Präsident der Gesellschaft für Gehirntraining e.V. (GfG), Lehrbeauftragter der Medizinischen Fakultät der Universität Erlangen, Mitglied der Wissenschaftlichen Akademie der GfG und Mitglied mehrerer wissenschaftlicher Gesellschaften; Gründungsmitglied der GfG. Seine Hauptarbeitsgebiete sind die Intelligenz-, Gedächtnis- und Lebensqualitätsforschung, vorwiegend aus informationspsychologischer Sicht. Er ist beteiligt an der Entwicklung psychologischer und psychopathologischer Tests sowie der Erforschung und Entwicklung von Maßnahmen zur Steigerung der geistigen Leistungsfähigkeit sowie zum Erreichen mentaler und mnestischer Höchstleistungen. Dr. Lehrl hat rund 450 wissenschaftliche Publikationen veröffentlicht, davon ca. 50 Bücher (auf Deutsch, Englisch, Esperanto), und ca. 300 wissenschaftliche Vorträge gehalten.

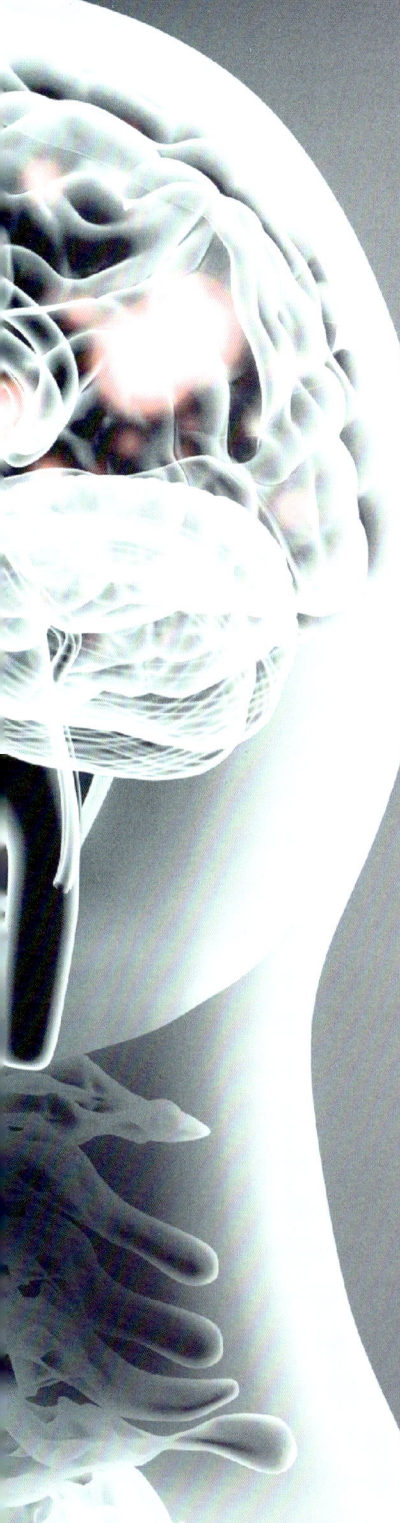

Dr. Lehrl, zuerst einmal, was können wir uns unter dem Begriff ‚mentale Fitness' vorstellen?

Mentale Fitness ist die Fähigkeit, sich mit geistigen Anforderungen erfolgreich auseinanderzusetzen. Sie hängt davon ab, wie viel Energie bestimmte Orte im Gehirn (hauptsächlich Stirn- und Scheitellappen) in ihren Nervenzellen zur Verfügung stellen. Mental fitte Personen sind vital, haben ein starkes Selbstvertrauen, schauen optimistisch in die Zukunft und sind offen für geistige und sportliche Herausforderungen.

Beim Vergleich zwischen Menschen ist selbstverständlich davon auszugehen, dass das Ausmaß der mentalen Fitness von Erbanlagen mitbestimmt wird. Wie beim sportlichen Talent sind auch einige Menschen im Bereich der geistigen Leistungsfähigkeit anderen erst einmal mehr oder weniger überlegen. Da viele Menschen im Alltag und im Sport bei Weitem nicht ihre genetischen Potenziale in jeder Situation voll ausschöpfen, ist der Einfluss der Ernährung auf die geistige Leistungsfähigkeit im Sport oft mitentscheidend über Sieg oder Niederlage.

Wieso profitieren Sportler von einer verbesserten geistigen Leistungsfähigkeit?

Wer Sport treibt, weiß: Entscheidende Spiele und Wettkämpfe werden nicht nur mit den Beinen, sondern mit und im Kopf gewonnen. Dies gilt nicht nur im Sport, sondern auch für das „richtige" Leben, im Beruf, bei Konferenzen und Tagen an der Universität und in der Schule. Schnell reagieren und rasch sowie umsichtig denken, schöpferisch assoziieren, sich in kurzer Zeit viel einprägen und daran erinnern sowie eine hohe Konzentrationsfähigkeit sind grundlegende Bausteine für die mentale und geistige Fitness. Und wie wichtig das Gehirn für sportliche Aktivitäten ist, wird auch durch folgende Zahlen deutlich: Obwohl das Gehirn nur zwei Prozent des Körpergewichtes ausmacht, verbraucht es mehr als 20 Prozent der Energie des Körpers. Auch der Blutdurchfluss ist etwa zehnmal höher als im Muskelgewebe. Die Anzahl der Neuronen liegt bei etwa 100 Milliarden und die Gesamtlänge aller Nervenleitungen erstreckt sich über 100.000 km, also rund 2,5-mal um die Erde.

Dr. Siegfried Lehrl

Was sind die wichtigsten Nährstoffe für die geistige Leistungsfähigkeit beim Sport?

Zu den wichtigsten Wirkstoffen gehören zweifelsfrei die Kohlenhydrate als Energielieferanten, und hier insbesondere die blutzuckersteigernden Kohlenhydrate, die zur Aufrechterhaltung der normalen Gehirnfunktion beitragen, sowie die Vitamine B3 (Niacin), B5 (Pantothensäure) B6 (Pyridoxin) und B12 Cobalamin). Zu oft vernachlässigt werden jedoch häufig noch die Mineralstoffe, wie zum Beispiel das Spurenelement Zink oder insbesondere auch die sekundären Pflanzenstoffe, die einen wichtigen Einfluss auf die geistige Leistungsfähigkeit haben. Dabei ist eine Kette nur so stark wie ihr schwächstes Glied. Und ein sehr schwaches, häufig sogar das schwächste Glied in der Sport-Ernährung ist ein zu geringer Gemüse- und Obstkonsum, und somit auch die Aufnahme von sekundären Pflanzenstoffen.

Sie haben im Rahmen einer explorativen Studie die Wirkung des Nahrungsergänzungsmittels „Vitalkomplex Dr. Wolz" auf die geistige Leistungsfähigkeit getestet. Was können Sie uns dazu sagen?

Ja, wir haben das Vitalkomplex Dr. Wolz einer intensiven Testung unterzogen. Es ist ein Konzentrat von unterschiedlichem Obst- sowie verschiedenen Gemüsesäften und Kräuterauszügen mit einer breiten Palette an Mineralstoffen, Vitaminen und Spurenelementen sowie einem besonders hohen Anteil an ekundären Pflanzenstoffen. An dieser Prüfung nahmen fast 50 erwachsene Personen über sechs Wochen teil, davon ungefähr die Hälfte Frauen. Untersucht wurden Parameter der geistigen Leistungsfähigkeit wie die Informationsverarbeitungsgeschwindigkeit (IVG), die Merkspanne und ihr Produkt, die Arbeitsspeicherkapazität, sowie die Vitalität und das Selbstvertrauen. Nach Einnahme des Präparates konnten wir gegenüber der Erstmessung in allen fünf Variablen sehr bzw. hoch signifikante Anstiege feststellen. Die stärksten Effekte zeigten sich bei der Merkspanne, welche die Grundlage für komplexes Denken bildet, und danach bei der Arbeitsspeicherkapazität sowie bei der Vitalität. Faktoren, die auch bei der sportlichen Leistungsfähigkeit von entscheidender Bedeutung sind.

Demnach sind Gemüse und Obst auch aus Ihrer Sicht wichtige Bestandteile der Sport-Ernährung?

Ja, unbedingt. Die im Rahmen der weltweiten 5-am-Tag-Kampagne empfohlenen drei Portionen Gemüse und zwei Portionen Obst am Tag sind sowohl für Freizeit- als auch für leistungsorientierte Sportler extrem wichtig. Denn eine Orange ist mehr als Vitamin C, und eine Karotte mehr als Beta-Karotin. Eine unzureichende Gemüse- und Obstaufnahme kann deshalb nicht adäquat durch eine Ergänzung der Nahrung mit den klassischen Vitamin- und Mineralstofftabletten oder mit einem größeren Stück Fleisch ausgeglichen werden. In unserer Studie hat sich der an sekundären Pflanzenstoffen reiche Vitalkomplex Dr. Wolz als ein wirksames Nahrungsergänzungsmittel zur Förderung der geistigen Leistungsfähigkeit sowohl im Sport als auch im beruflichen oder universitären Alltag erwiesen.

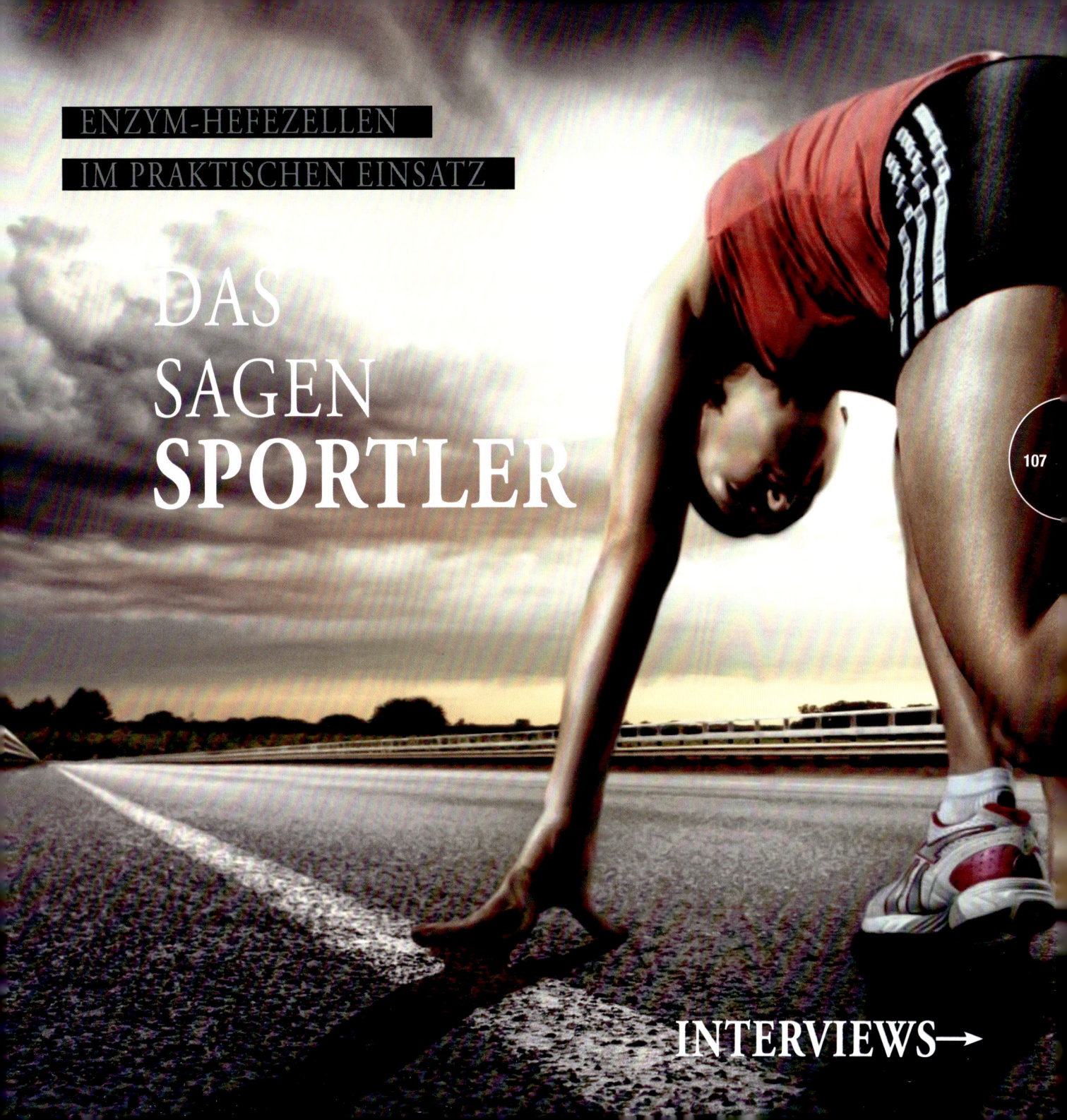

ENZYM-HEFEZELLEN
IM PRAKTISCHEN EINSATZ

DAS SAGEN SPORTLER

INTERVIEWS→

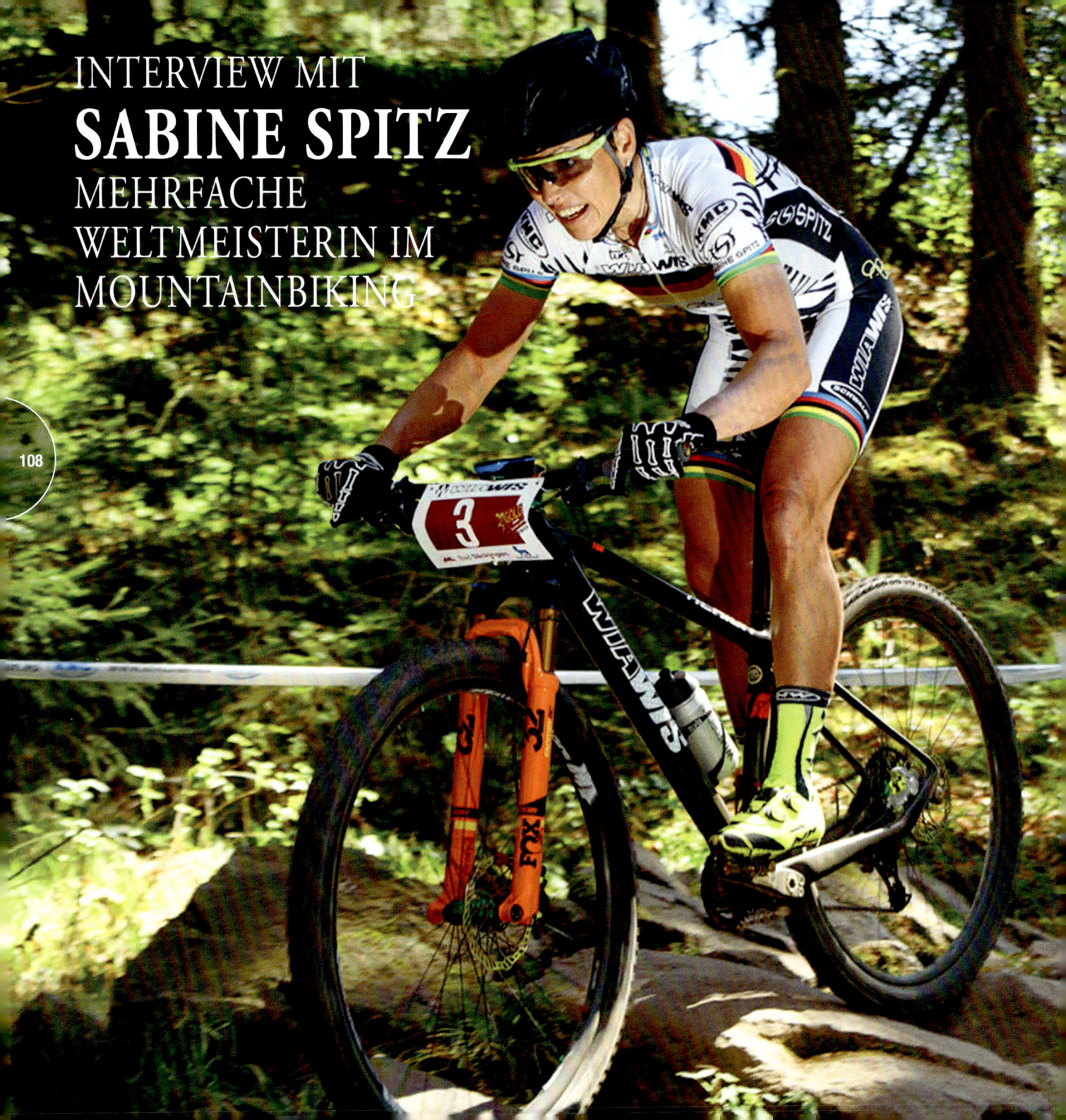

INTERVIEW MIT
SABINE SPITZ
MEHRFACHE WELTMEISTERIN IM MOUNTAINBIKING

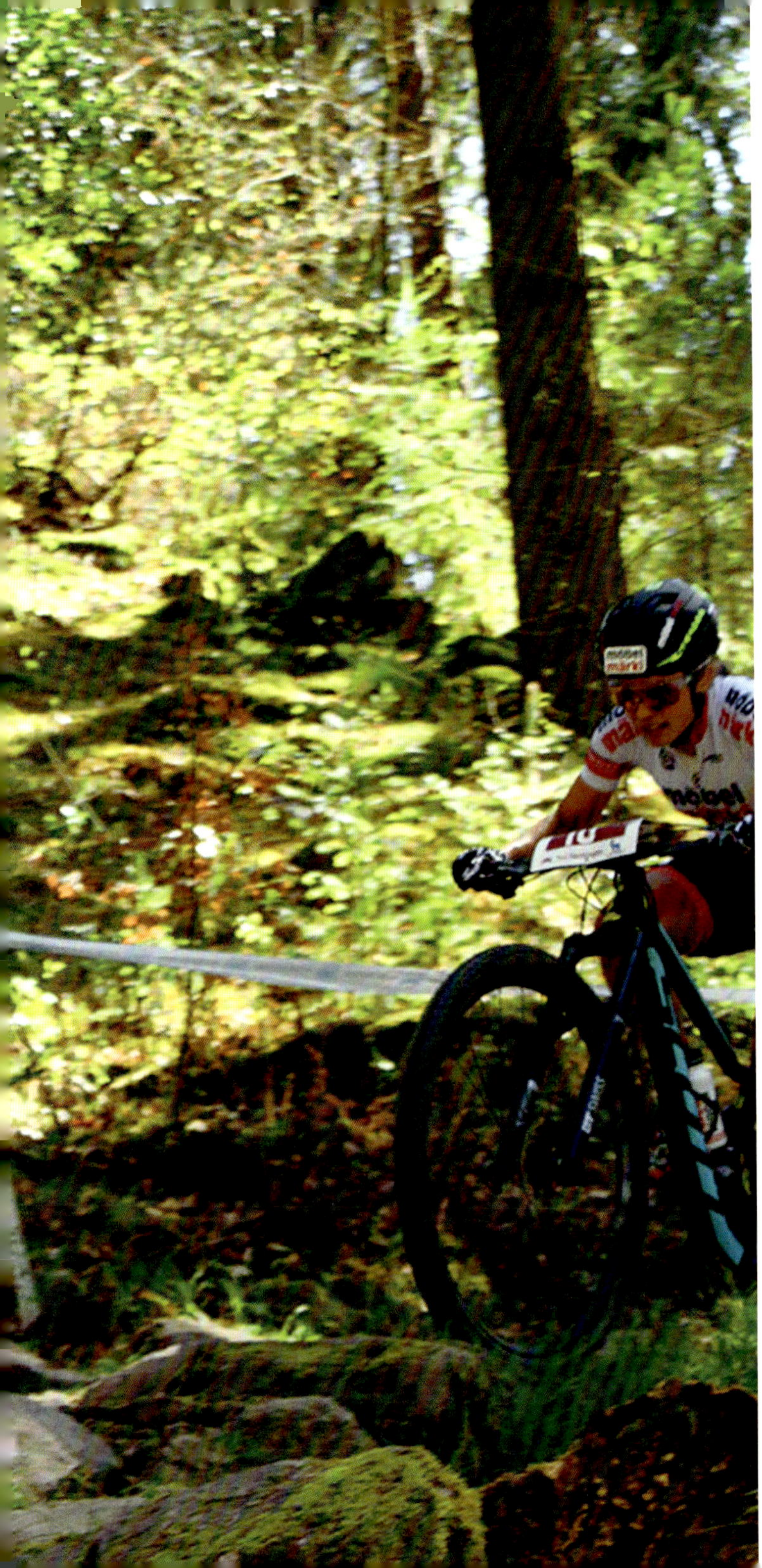

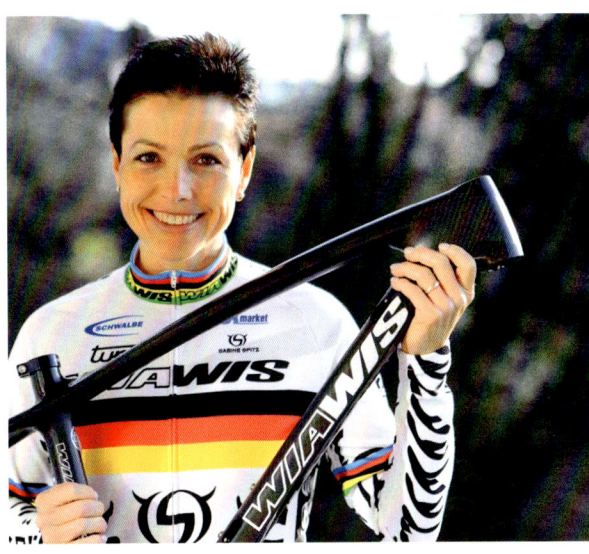

Frau Spitz, die Liste Ihrer Erfolge ist lang. 2001, also vor 15 Jahren, wurden Sie zum ersten Mal Deutsche Meisterin beim MTB Cross-Country, zwei Jahre später schon Weltmeisterin und dieses Jahr die Bronze-Medaille bei den Europameisterschaften im schwedischen Jonköping. Dazwischen liegen sehr erfolgreiche Teilnahmen an Olympischen Sommerspielen, wie Gold 2008 in Peking, Silber 2012 in London sowie Bronze 2004 in Athen, bei Welt- und Europameisterschaften. Was sind Ihre schönsten sportlichen Erlebnisse?

Da gehören sicher die olympischen Medaillen dazu. Das ist das Größte, was man im Sport erreichen kann. Und mit dem Olympiasieg in Peking ist natürlich ein Traum in Erfüllung gegangen, der nur wenigen zuteilwird. Aber auch der Welt-Cup-Sieg 2013 in Andorra ist ein magischer Moment. Zehn Wochen zuvor hatte ich mir eine Schultereckgelenk-Fraktur zugezogen und wirklich niemand hätte gedacht, dass beim Weltcup-Comeback ein Sieg möglich ist. Selbst eine Top-5-Platzierung wäre eine Sensation gewesen. Umso glücklicher war ich über diesen sehr überraschenden Erfolg.

Sabine Spitz

Gibt es so etwas wie einen „Geheimtipp", so außergewöhnlich lange in der nationalen und internationalen Spitze mithalten zu können?

Einen eigentlichen Geheimtipp habe ich nicht, aber ich habe eine große Leidenschaft für das Mountainbiken und genieße jeden Moment auf dem Rad. Aber ein wichtiger Punkt ist, dass man auf seinen Körper und sein Wohlbefinden schaut. Es ist sehr wichtig, das richtige Maß von Belastung und Erholung zu finden. Ich glaube, das ist mir immer sehr gut gelungen.

Müssen Sie heute mehr trainieren, um dieses Leistungsniveau zu erreichen, als vor 10 oder 20 Jahren?

Mehr nicht, aber anders. Würde ich heute noch so wie vor zehn Jahren trainieren, wäre ich sicher nicht mehr konkurrenzfähig.

Wie sieht ein ganz normaler Trainingstag heute bei Ihnen aus?

Das lässt sich nicht so pauschal sagen. Denn die Trainingsinhalte im Winter sind andere als im Frühjahr, wenn die Wettkampfsaison losgeht, oder im Sommer, wenn die großen Rennen wie WM/EM anstehen. Grob kann ich sagen, dass im Winter viel Ausdauer und Kraftausdauer trainiert wird, je näher die Wettkampfsaison kommt, desto mehr Intensitäten werden in das Training eingebaut.

Ihr Sport erfordert eine hohe Konzentrationsfähigkeit über einen langen Zeitraum. Wie schaffen Sie es, unter den extrem Ausdauerbelastungen während eines Rennens hochkonzentriert zu bleiben?

Auch das muss explizit trainiert werden, indem ein hoher körperlicher Reiz (Belastung) von einer Phase mit hohem Konzentrationsanspruch abgelöst wird. Also z. B. eine Startphase simulieren – eine Minute Vollgas, gefolgt von einer technischen Passage.

Wie gehen Sie mit schwierigen Situationen während eines Rennens um? Haben Sie auch einmal Angst vor bestimmten Hindernissen?

Angst sollte man nicht haben, aber Respekt! Wir trainieren vor einem Rennen auf den Strecken und haben so die Möglichkeit, uns an schwierige Abschnitte heranzutasten. Da kommt dann schon auch mal ein Hilfsmittel wie z.B. ein Holzbrett bei einem Sprung über ein Hindernis wie zum Beispiel einen Graben zum Einsatz.

Sie haben bekanntgegeben, nach den Sommerspielen in Rio Ihre Karriere zu beenden. Wird das Mountainbiken weiterhin ein aktiver Bestandteil in Ihrem Leben bleiben?

Ich will mit der olympischen Disziplin, dem Cross Country, aufhören, werde aber weiterhin auf der Mountainbike-Langstrecke wie z.B. bei Etappen-Rennen aktiv sein. Mountainbiken ist eine Lebenseinstellung, ich glaube, das werde ich – wenn es irgendwie geht – ewig weiter betreiben.

Was macht für Sie eine gute, allgemein ausgewogene und eine sportspezifische Ernährung beim Mountainbiken aus?

Ich würde nicht sportspezifisch sagen, denn jeder Mensch hat individuelle Bedürfnisse. Jedoch sind für mich biologisch angebaute Produkte wie Gemüse, Salat und Getreide unerlässlich. Fleisch kommt nur ein, zwei Mal die Woche auf den Tisch. Und um einen Mythos aus der Welt zu räumen: Ich betreibe zwar eine Ausdauersportart, aber ich esse nicht Kohlenhydrate, bis sie mir zu den Ohren herauskommen.

Was ist Ihre Lieblingsspeise, was essen Sie am liebsten?

Ich esse sehr gerne Risotto, aber auch andere Pfannengerichte mit einem asiatischen Touch. Ansonsten steht bei mir immer eine große Schüssel Salat auf dem Tisch.

Immer mehr Sportler orientieren sich an einer ganz besonderen Ernährungsweise, sei es vegan oder vegetarisch, gluten- und/oder

lactosefrei, auch Low Carb. Wie sieht Ihr Speiseplan aus?

Sehr ausgewogen, aber ohne dogmatisch zu sein. Solche Aspekte wie wenig Fleisch, möglichst wenig Zucker, gluten- oder lactosefrei etc. behalte ich aber schon im Auge. Wobei ich selber da keine echten Unverträglichkeiten habe. Aber das ist natürlich eine sehr individuelle Angelegenheit.

Wie gestalten Sie die Ernährung direkt vor einem Rennen? Welche Tipps haben Sie dazu für aktive Mountainbiker/-innen?

Zwei Tage vor einem Rennen vermeide ich Milchprodukte und Fett. Ansonsten unterscheidet sich meine Ernährung nicht zu anderen Tagen.

Wie versorgen Sie sich im Rennen und was gibt's auf den Trainingsfahrten?

Im Wettkampf nehme ich Kohlenhydrat-Getränke oder auch mal ein Kohlenhydrat-Gel zu mir. Auf längeren Trainingseinheiten habe ich Wasser in der Trinkflasche oder auch mal eine Apfelschorle. Im Training greife ich lieber zu einer Banane oder einem Vollkornbrötchen als zu einem Energieriegel.

Was empfehlen Sie Hobby-Mountainbikern für ihre Trinkflaschen?

Wasser oder eventuell auch eine Fruchtschorle.

Welche Ernährungsstrategien verfolgen Sie für die schnelle und effektive Regeneration nach intensiven Trainingseinheiten? Was essen und trinken Sie konkret nach längeren Trainingseinheiten?

Eine schnelle Regeneration erfolgt, wenn die Proteinspeicher gefüllt sind. Das kann über die normale Nahrung erfolgen oder über kombinierte Getränkeshakes. Ich greife gerne zu den Shakes, da diese direkt nach dem Training oder Wettkampf

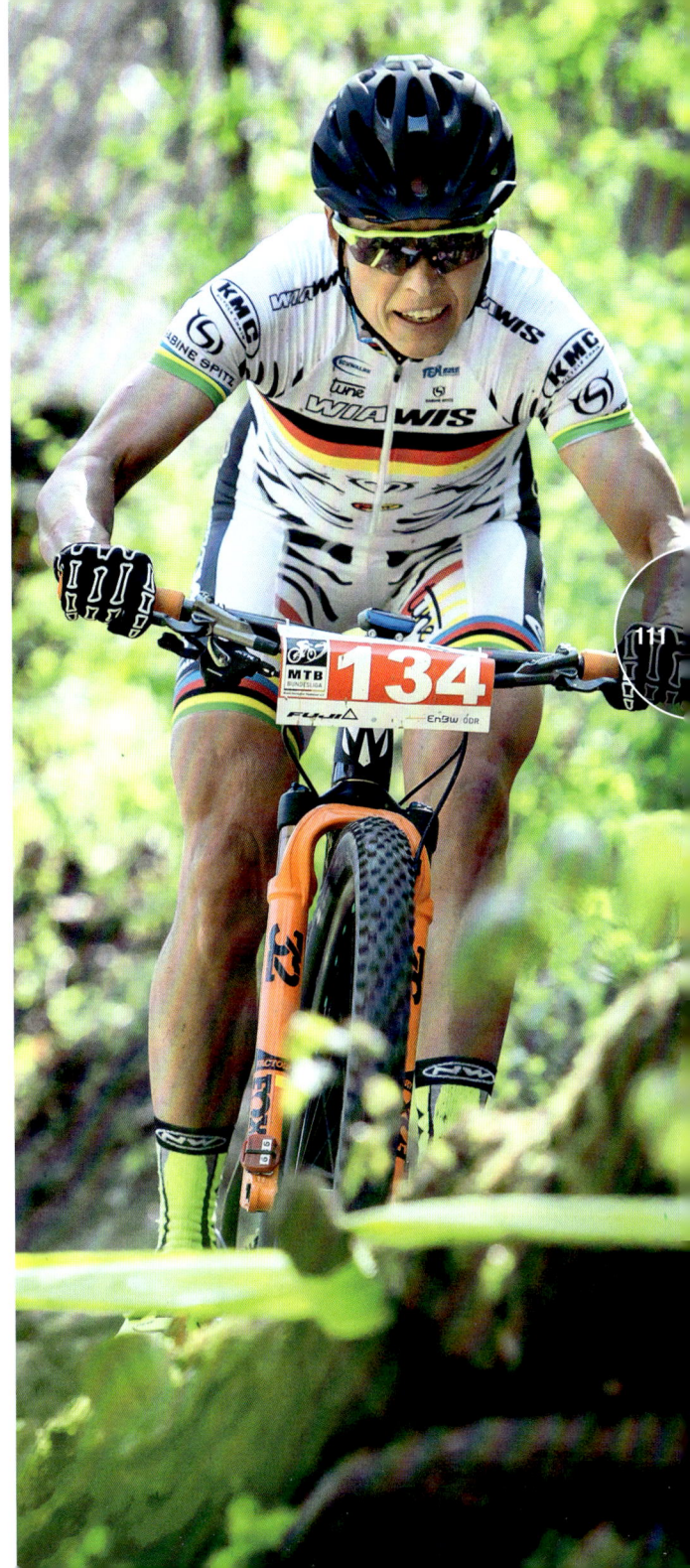

verzehrt werden können… Jede Minute zählt!

Ob Hochleistungssportlerin oder leistungsorientierte Mountainbikerin: Fünf Portionen Obst und Gemüse täglich werden ja empfohlen, um eine ausreichende Versorgung mit den sogenannten sekundären Pflanzenstoffen zu ermöglichen. Achten Sie darauf, und wenn ja, wie schaffen Sie es?

Wenn man auf den Insulinspiegel achtet, sollten es maximal drei Mahlzeiten pro Tag sein. Generell sollte aber auf Bio-Gemüse und -Obst (idealerweise alte Sorten) zugegriffen werden. Allerdings wage ich zu bezweifeln, dass die normale Ernährung ausreicht, um den Bedarf zu decken. Durch die hohe Belastung entstehen auch viele freie Radikale und Abfallprodukte, welche neutralisiert bzw. abgebaut werden müssen. Ich suppliere deshalb auf jeden Fall sogenannte NEM (Nahrungsergänzungsmittel). Zur Versorgung mit den Inhaltsstoffen von Obst und Gemüse eignet sich Vitalkomplex Dr. Wolz ganz gut.

Das Angebot an Nahrungsergänzungsmitteln ist sehr groß. Welche Nahrungsergänzungsmittel verwenden Sie, und warum?

Seit 16 Jahren verwende ich verschiedene Produkte von „Dr. Wolz", vor allem weil die Gewinnung und Herstellung auf sehr schonende Weise und mit einem maximalen Qualitätsstandard erfolgt. Dazu gehören Enzym-Hefezell-Präparate wie Sanuzella® ZYM sportsline genauso wie Curcumin, Grüntee-Extrakt, Selen ACE gegen oxidativen Stress und Entzündungen, Darmflora Plus Select für ein gutes Darmmilieu sowie Ubichinol und Astaxanthin ebenfalls als starkes Antioxidans.

Führen Sie regelmäßig Labordiagnostiken zu ernährungsrelevanten Parametern durch? Wenn ja, werden die Ergebnisse in Ernährungsmaßnahmen integriert?

Regelmäßig nicht mehr, nach 20 Jahren kennt man seinen Körper schon sehr gut, da gibt es keine großen Überraschungen mehr. Früher nutzte ich dieses Feedback schon in einem gewissen Turnus. Aber klar, die Ergebnisse beeinflussen alle Bereiche der Vorbereitung und die Ernährung gehört da eindeutig dazu.

Haben Sie spezielle Tipps für bikende Mädchen bzw. Frauen, sei es zur Wahl des Bikes oder zur Ernährung?

Beim Bike vor allem, dass dieses mindestens genau so leicht und gut ausgestattet sein soll wie das der Männer. Schon oft habe ich beobachtet, dass der Mann mit dem Top-Bike unterwegs ist und die Frau mit einem alten Hobel. Wichtig ist, dass man sich auf dem Bike wohl fühlt und es passt. Gerade bei Schülern und Jugendlichen ist das oft ein Problem. Bei der Ernährung gilt grundsätzlich für alle das Gleiche.

Sie sind viel international unterwegs und haben einen großen Erfahrungsschatz. Worauf achten Sie beim Essen und Trinken im Ausland besonders? Gibt es spezielle Anweisungen für das Verhalten im Ausland, z.B. einen speziellen Speiseplan, Lebensmittelempfehlungen oder -verbote? Stichwort Kontamination mit z.B. Magen-Darm-Keimen, mit doping-relevanten Kontaminanten (Fleisch in Mittelamerika oder China….)? Was können Sie Hobby-Mountainbikern mit auf den Weg geben, die in einen Bike-Urlaub fahren wollen?

Es gibt natürlich Regeln, an die man sich halten sollte. Sie haben kontaminiertes Fleisch in gewissen Ländern/Regionen genannt. Es gibt auch Länder, da sollte man die Devise „cook it, peel it or forget it" befolgen. Es empfiehlt sich auf jeden Fall im Vorfeld zu recherchieren. ■

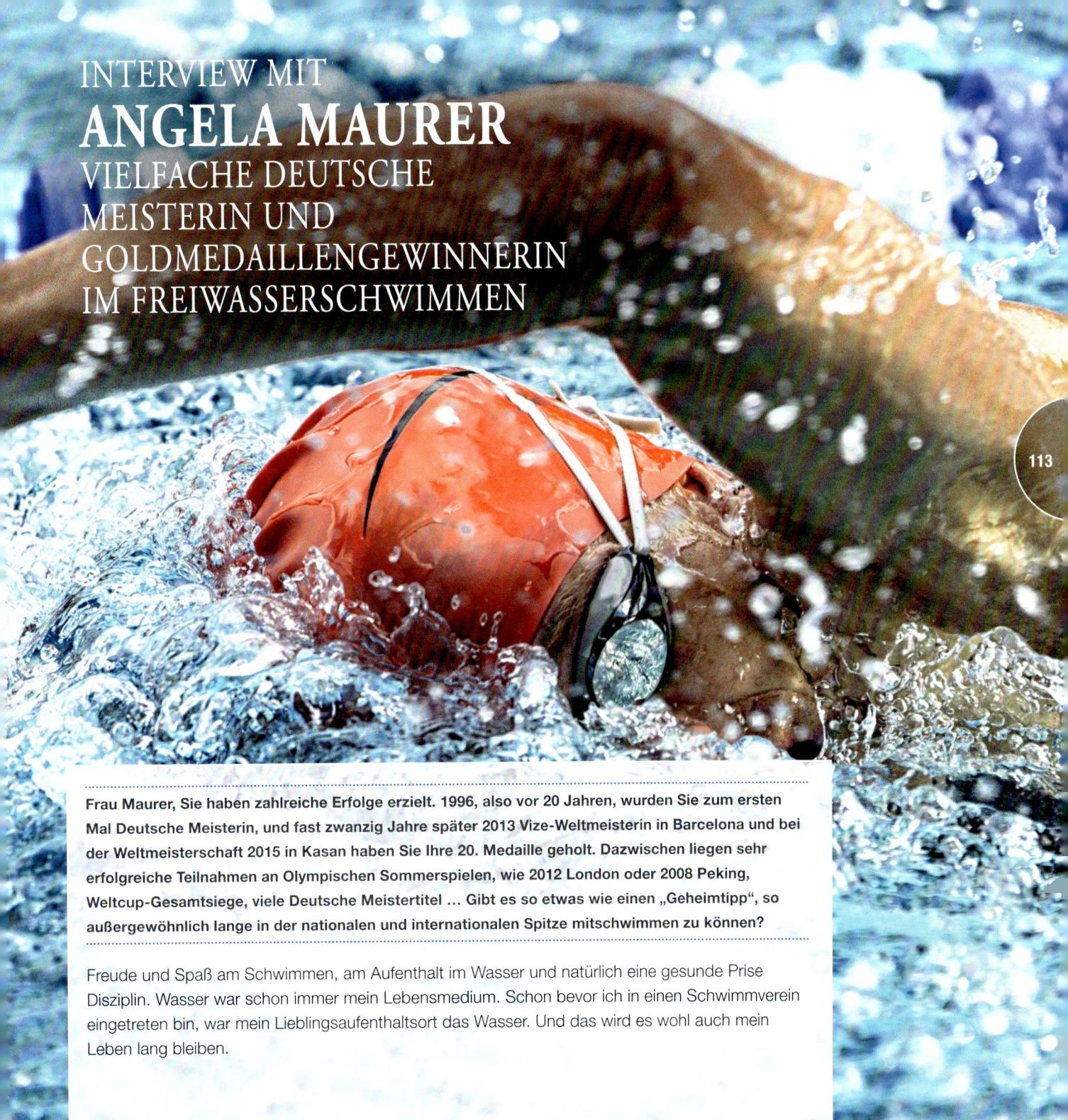

INTERVIEW MIT
ANGELA MAURER
VIELFACHE DEUTSCHE MEISTERIN UND GOLDMEDAILLENGEWINNERIN IM FREIWASSERSCHWIMMEN

Frau Maurer, Sie haben zahlreiche Erfolge erzielt. 1996, also vor 20 Jahren, wurden Sie zum ersten Mal Deutsche Meisterin, und fast zwanzig Jahre später 2013 Vize-Weltmeisterin in Barcelona und bei der Weltmeisterschaft 2015 in Kasan haben Sie Ihre 20. Medaille geholt. Dazwischen liegen sehr erfolgreiche Teilnahmen an Olympischen Sommerspielen, wie 2012 London oder 2008 Peking, Weltcup-Gesamtsiege, viele Deutsche Meistertitel … Gibt es so etwas wie einen „Geheimtipp", so außergewöhnlich lange in der nationalen und internationalen Spitze mitschwimmen zu können?

Freude und Spaß am Schwimmen, am Aufenthalt im Wasser und natürlich eine gesunde Prise Disziplin. Wasser war schon immer mein Lebensmedium. Schon bevor ich in einen Schwimmverein eingetreten bin, war mein Lieblingsaufenthaltsort das Wasser. Und das wird es wohl auch mein Leben lang bleiben.

Angela Maurer

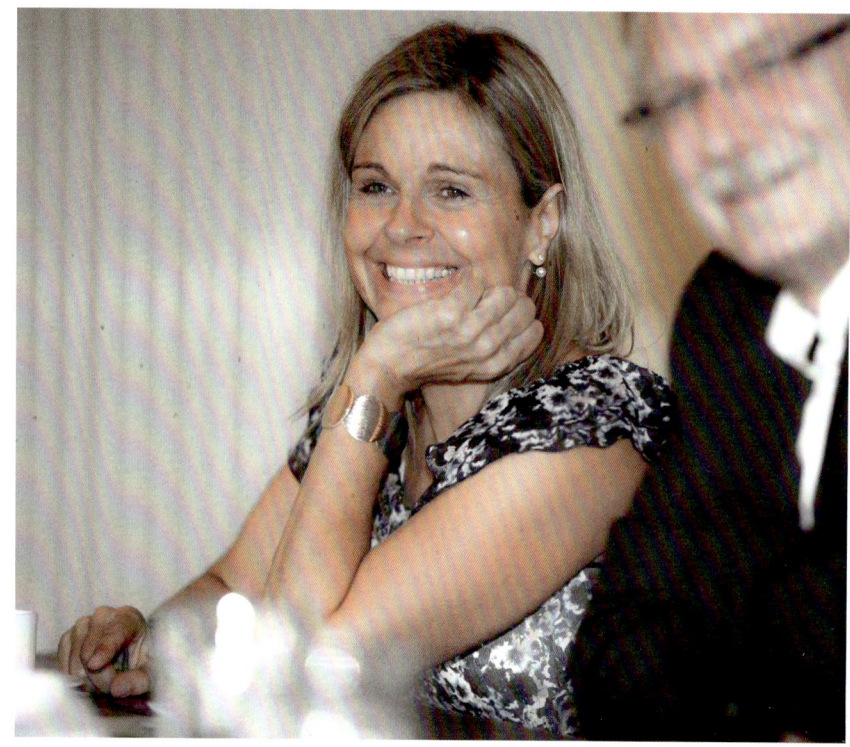

Müssen Sie heute mehr trainieren, um dieses Leistungsniveau zu erreichen, als vor 10 oder 20 Jahren?

Vom Umfang und Zeitaufwand hat sich mein Training nicht wesentlich verändert. Früher war mein Training vielleicht etwas mehr „bauchgesteuert", heute mehr „kopfgesteuert". Mein Training ist heute zweifelsfrei abwechslungsreicher geworden, beinhaltet heute unterschiedlichste Programmelemente. Im Vergleich zu vor 10 oder 20 Jahren trainiere ich heute nicht unbedingt mehr, aber bewusster und zielorientierter als früher. Aber auch die Rahmenbedingungen wie die Physiotherapie und Ernährung haben sich verändert, und ich würde sagen, auch verbessert.

Was sind Ihre schönsten sportlichen Erlebnisse?

Zu meinen schönsten sportlichen Erinnerungen gehört vielleicht die Weltmeisterschaft 2000 in Hawaii. Schwimmen entlang der Traumkulisse Waikiki, streckenweise umringt von Schildkröten, meine erste WM-Medaille … Daran erinnere ich mich immer wieder sehr gerne. Und natürlich die Olympia-Teilnahmen in Peking und London. Aber auch meine 20. internationale Medaille letztes Jahr bei der Weltmeisterschaft in Kasan. Habe lange Zeit gedacht, ich würde um den vierten Platz schwimmen, bis mir der Wettkampfrichter mit Händen und Füßen berichtete, dass ich den dritten Platz geholt habe. Es gibt einfach sehr viele schöne Erinnerungen rund um meinen Sport.

Wie sieht ein ganz normaler Trainingstag heute bei Ihnen aus?

Mein heutiger Tag begann um 6 Uhr mit dem Frühstück, um 7.30 Uhr war meine erste Trainingseinheit im

Wasser. Mein heutiger Trainingsumfang beträgt 20 km im Wasser und 90 Minuten Athletiktraining. Mein durchschnittlicher täglicher Trainingsumfang sind rund fünf bis sechs Stunden, ohne Fahrzeiten zu den Trainingsstätten.

Stimmen Sie Ihre Ernährung mit Ihrem Trainingsplan ab?

Ja, zumindest heute mehr als zu Beginn meiner Sportlaufbahn. Je intensiver das Training, desto energie- sprich kalorienhaltiger auch das, was ich esse und trinke. Intensives Training und hohe Trainingsumfänge haben halt auch Vorteile: umso mehr kann ich mir meine sogenannten Ernährungssünden wie Kuchen und Gummibärchen leisten.

Immer mehr Sportler orientieren sich an einer ganz besonderen Ernährungsform, sei es vegan oder vegetarisch, gluten- und/oder lactosefrei, auch Low Carb? Wie sieht Ihr Speiseplan aus?

Glücklicherweise habe ich keine Nahrungsunverträglichkeiten und muss somit nicht auf Lebensmittel verzichten, die beispielsweise Lactose oder Gluten enthalten. Ich achte natürlich auf eine gute Qualität der Lebensmittel, wenn möglich in Bio-Qualität und regionaler Erzeugung. Wenn möglich, sollten die Lebensmittel auch fair angebaut und gehandelt worden sind.

Haben Sie heute gefrühstückt, und wenn ja, was und um welche Uhrzeit?

Ohne Frühstück gehe ich nicht aus dem Hause. Das Frühstück gehört für mich zu den wichtigsten Mahlzeiten des Tages. Wie das Frühstück, so mein Trainings- oder Wettkampftag. Dabei ist mein Frühstück relativ einfach: Haferflocken mit Milch, dazu etwas Obst. Und Kaffee. Ohne Kaffee geht es bei mir nicht.

Ob Hochleistungssportler oder leistungsorientierter Freizeitschwimmer: Fünf Portionen Obst und Gemüse täglich werden ja empfohlen, um eine ausreichende Versorgung mit den sogenannten sekundären Pflanzenstoffen zu ermöglichen. Achten Sie darauf, und wenn ja, wie schaffen Sie es?

Das ist für mich schon sehr wichtig, täglich ausreichend Obst und Gemüse zu essen. Eine bis zwei Bananen, ein Apfel, und je nach Saison Erdbeeren, Kiwi, Weintrauben. Das versuche ich schon umzusetzen. Abends esse ich dann häufig noch einen Salat. Meine täglichen Obstmengen erreiche ich häufig. Jedoch das Ziel, täglich mindestens zwei Portionen Gemüse zu essen, erreiche ich leider zu selten. Als eine Art Ernährungsversicherung ergänze ich deshalb meine Ernährung, und hier konkret mein Frühstück, mit Dr. Wolz Vitalkomplex. Es ist für mich die naturnaheste Ergänzung meiner Ernährung mit den wichtigen sekundären Pflanzenstoffen. Da fühle ich mich auf jeden Fall auf der sicheren Seite.

Bei Ihrem Trainingspensum – haben Sie überhaupt noch Zeit, regelmäßig selbst zu kochen?

Ich koche sehr gerne, oft an den Wochenende. Am liebsten schnelle Gerichte, Spaghetti bolognese zum Beispiel. Wenn ich abends vom Training komme, habe ich jedoch nicht immer Lust, mich noch in die Küche zu stellen und zu kochen. Manchmal hat dann schon mein Lebenspartner etwas für uns gekocht. Das ist dann sehr schön. Als sehr angenehme Alternative habe ich noch „Essen bei Mama". Sie wohnt glücklicherweise noch ganz in der Nähe.

Das Angebot an Nahrungsergänzungsmitteln ist sehr groß. Welche Nahrungsergänzungsmittel verwenden Sie, und warum?

Bei Nahrungsergänzungsmitteln gehe ich absolut keine Experimente ein. Seit über 20 Jahren vertraue ich hier den Produkten von Dr. Wolz. Diese tun mir und meinem Körper einfach gut. Das habe ich bei mir festgestellt. Zum Beispiel SanuzellaZym. Es hilft meinem Körper, sich schneller nach harten Trainingseinheiten zu regenerieren. Zudem stärkt es mein Immunsystem. Vielleicht ist das ja eines meiner Geheimnisse (schmunzelt).

Angela Maurer

Was essen Sie am liebsten?

Mein Lieblingsgericht ist gegrilltes argentinisches Steak, Folienkartoffeln mit Salat, dazu ein Glas Rotwein und als Dessert Mousse au Chocolate.

Bevorzugen Sie drei große oder lieber mehrere kleine Mahlzeiten am Tag?

Öfter essen und dafür, wenn nötig, pro Mahlzeit jeweils etwas weniger. Das ist mein Favorit. Dieser Mahlzeitenrhythmus lässt sich auch sehr gut in meinem Trainingsrhythmus integrieren. Ich esse also eher sechs bis sieben Mahlzeiten am Tag als drei üppige Hauptmahlzeiten.

Sie kommen aus dem Rheingau: Wie halten Sie es mit einem Glas Wein oder Sekt bzw. allgemein mit Alkohol?

Entspannung gehört auch in meinem Leben als Leistungssportlerin dazu. Von daher trinke ich gelegentlich gerne ein Glas guten Wein. Nicht regelmäßig, aber gelegentlich. Dafür dann mit sehr viel Genuss.

Führen Sie regelmäßig Labordiagnostiken zu ernährungsrelevanten Parametern durch? Wenn ja, werden die Ergebnisse in Ernährungsmaßnahmen integriert?

Ja, eine regelmäßige Bestimmung meiner Blutwerte, auch mit ernährungsrelevanten Parametern wie Ferritin, gehört für mich zu einem professionellem Trainingsplan und einer optimalen Wettkampfvorbereitung heute einfach dazu. Bei mir befinden sich jedoch diese Werte alle im grünen Bereich. Zumindest sind mein Arzt und ich sehr zufrieden mit diesen Werten.

Was macht für Sie eine gute, allgemein ausgewogene und eine sportspezifische Ernährung beim (Master-)Schwimmen aus?

Wenn man älter wird, nimmt die Relevanz und Bedeutung einer sportgerechten Ernährung zweifelsfrei zu. In jungen Jahren konnte man noch eher etwas Raubbau mit dem Körper betreiben. Jedoch mit zunehmenden Lebensalter haben Defizite auf diesem Gebiet schnell negative Auswirkungen. Das, was dem Körper abverlangt wird, muss diesem auch zeitnah wieder zurückgegeben werden, um Leistungseinbußen zu vermeiden.

Sie sind viel international unterwegs und haben einen großen Erfahrungsschatz. Worauf achten Sie beim Essen und Trinken im Ausland besonders? Gibt es spezielle Anweisungen für das Verhalten im Ausland, z.B. einen speziellen Speisenplan, Lebensmittelempfehlungen oder -verbote? Stichwort Kontamination mit z.B. Magen-Darm-Keimen, mit dopingrelevanten Kontaminanten (Fleisch in Mittelamerika oder China…)

Einen eigenen Koch haben wir beim Deutschen Schwimmverband leider nicht. Wir sind somit schon auf das jeweilige Angebot an den Wettkampforten und in den Hotels angewiesen. Selbstverständlich gibt es einige Verhaltensregeln, wie keine Getränke mit Eiswürfeln zu trinken, keine Speisen aus dem noch so verlockenden Straßenangebot zu nutzen oder grundsätzlich in Mittelamerika und insbesondere in China auf Fleisch zu verzichten. Von daher ist es für mich wichtig, geprüfte und bewährte Nahrungsergänzungsmittel aus Deutschland auch bei Auslandsaufenthalten mitzunehmen.

Was sollten leistungsorientierte Hobbyschwimmer im Trainingslager, im Urlaub oder auf Reisen beachten?

Der wichtigste Punkt bei einem Trainingslager dürfte sein, ausreichend Zeit für die Akklimatisierung einzuplanen, sich Zeit für die Anpassung zu nehmen. Zudem sollte die Steigerung der Trainingseinheiten nicht übertrieben werden. Eine geringere Steigerung ist oft erfolgreicher als eine zu übertriebene Steigerung der Trainingsumfänge, nur weil jetzt mehr Zeit zum Training vorhanden ist. Genauso wichtig wie die physiologisch sinnvolle Anpassung der Trainingsumfänge im Trainingslager ist übrigens auch die Rückanpassung an verringerte Trainingsumfänge zu Hause nach einem Trainingslager. Insbesondere bei der Rückanpassung werden oft noch viele Fehler gemacht.

Welche Ernährungsstrategien verfolgen Sie für die schnelle und effektive Regeneration nach intensiven Trainingseinheiten? Was essen und trinken Sie konkret nach längeren Trainingseinheiten?

Sehr positive Erfahrungen habe ich mit Bananen, Cola, Kuchen und Salzbrezeln.

Ihr Ernährungsverhalten hat sich in den letzten Jahren gegenüber früher verändert. Warum – aus Genussaspekten, Verträglichkeit, bewusster Entscheidung, Gesundheitsgründen?

Ja, das stimmt. Ich esse und trinke in den letzten Jahren sehr viel bewusster als früher. Ich achte sehr viel stärker darauf, was ich mir und meinem Körper täglich zuführe, höre noch stärker in mich hinein und auf meinen Körper, was ihm gut tut. So esse ich zum Beispiel mehr pflanzliche Öle statt tierische Fette.

Stimmen Sie Ihr Ess- und Trinkverhalten auf die unterschiedlichen Trainingsphasen im Jahreszyklus ab?

Nein, nicht wirklich. Natürlich achte ich im Sommer mehr darauf, wie viel ich trinke. Deshalb trinke ich im Sommer auch mehr als im Winter. Im Sommer esse ich auch häufiger mal ein Eis, dafür im Winter, nicht nur zur Weihnachtszeit, öfter mal Plätzchen und süßes Gebäck, die ich im Sommer kaum esse.

Wie viel, wie und vor allem was trinken Sie auf den Langstrecken, im Wettkampf und im Training?

Während meiner Langstrecken im Wettkampf, aber auch während und nach intensiven Trainingseinheiten trinke ich kohlenhydrathaltige Sportgetränke, zum Beispiel von High Five. Und im Wettkampf auf den letzten Kilometern auch schon mal Cola.

Wie gestalten Sie die Ernährung direkt vor dem Wettkampf? Welche Tipps haben Sie dazu für aktive Wettkampfschwimmer/-innen?

Vor, während und zwischen den Wettkämpfen gibt es bei mir nur die im Training erprobten Lebensmittel und Getränke. Ernährungsexperimente am Wettkampftag sind für mich tabu. Also gibt es bei mir auch an Wettkampftagen zum Frühstück Haferflocken mit Milch und etwas Obst, gelegentlich schon einmal ein Brötchen mit Nutella oder Erdnussbutter. Und zwischen Frühstück und Start ein Riegel. Grundsätzlich achte ich darauf, dass meine Ernährung am Wettkampftag sehr magenfreundlich ist und diese nicht zu lange im Magen liegt.

Gibt es ein spezielles Ernährungsverhalten in der direkten Vorbereitung auf einen wichtigen Wettkampf, ein Großereignis, z.B. die Kohlenhydrataufladung = Carboloading?

Mehrere Tage vor dem Wettkampf ernähre ich mich sehr kohlenhytratreich und versuche meine Glykogendepots zu füllen.

Nach der Saison, wie sieht es mit der Gewichtsentwicklung aus?

Nach der Saison, die bei mir so Mitte Oktober zu Ende ist, kommt erst einmal eine 3- bis 4-wöchige intensive Ruhe-Phase mit sehr stark reduzierten Trainingsumfängen. In dieser Phase gibt es dann auch schon etliche Tage, wo ich absolut trainingsfrei habe. Und dann nehme ich auch schon schnell 2–3 kg zu. Das ist aber nicht weiter schlimm. Denn Mitte November beginnt ja schon die Vorbereitung auf die nächste Saison. Bei erhöhten Trainingsumfängen habe ich dann mein ideales Sportgewicht schnell wieder erreicht. ■

INTERVIEW MIT
JULIAN FLÜGEL
MARATHON-LÄUFER

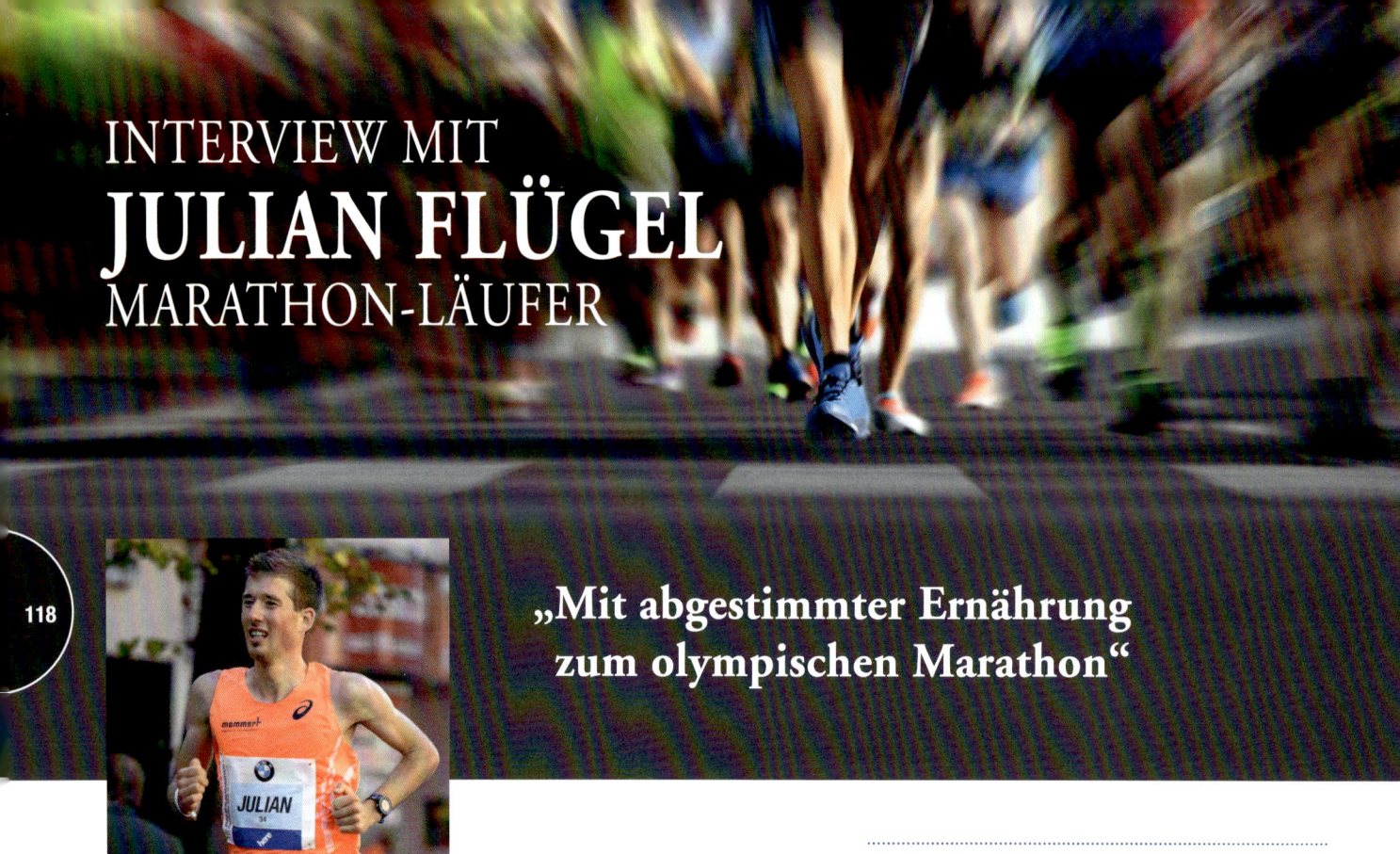

„Mit abgestimmter Ernährung zum olympischen Marathon"

Julian Flügel (30) gehört zu den erfolgreichsten deutschen Langstreckenläufern. Er ist Deutscher Vizemeister über 10.000 m (2011) und Halbmarathon (2014), 8-facher Deutscher Meister mit der Mannschaft (Straße und Cross) und war bester Deutscher beim Hamburg-Marathon in den Jahren 2014 und 2015 sowie im Halbmarathon bei der Leichtathletik-Europameisterschaft 2016 in Amsterdam. Im Jahr 2016 hat er die deutschen Farben beim olympischen Marathon in Rio de Janeiro vertreten.

Herr Flügel, Sie sind Läufer mit einer Marathonbestzeit von hervorragenden 2 Stunden 13 Minuten und 57 Sekunden, Familienvater und berufstätig. Wie bekommen Sie das alles unter einen Hut?

Das ist ein wirklich sportliches Pensum und oft eine echte Herausforderung. Die Unterstützung durch meine Frau ist sehr wichtig. Sie hilft mir auch, dass die Regeneration beim Laufen nicht zu kurz kommt. Ich arbeite 30 Stunden in der Woche, das lässt mir ein wenig Spielraum, auch wenn ich oft im Ausland und im Hotel bin. Aber ich könnte auch nicht nur trainieren. Zwischendurch den Kopf anzustrengen ist mir wichtig. Die abwechselnden Aufgaben ergänzen sich momentan sehr gut.

Sie haben erst mit 16 Jahren mit dem Laufsport begonnen, sind jetzt selbst Vater. Was empfehlen Sie Eltern, die die sportliche Karriere ihrer Kinder im Blick haben?

Aus meiner Erfahrung ist es sinnvoll, sich im Schüler- und Jugendalter zunächst breit aufzustellen. Für die meisten Sportarten macht es keinen Sinn, bereits in sehr jungen Jahren ein gezieltes, spezialisiertes Hochleistungstraining zu starten. Vielfältige, allgemeine Bewegungserfahrungen und natürlich auch das Messen mit anderen ist wichtig. Es ist egal, ob man läuft, Fußball oder Tennis spielt. Hauptsache, es wird sich regelmäßig, viel und auch intensiv bewegt. Ich habe mich erst mit 16 Jahren auf das Laufen fokussiert. Sicherlich wäre es optimal, etwas früher mit ca. 14 Jahren damit zu beginnen.

Wettkampfvorbereitung und Karriere

Frühling bedeutet für Läufer intensive Vorwettkampfphase. Was heißt das für Ihr Training?

Ich laufe derzeit volles Programm, es geht richtig zur Sache. Das heißt mehr als 180 km in der Woche. Seit über 15 Jahren arbeite ich mit meinem Trainer Jürgen Stephan zusammen. Er passt die Trainingspläne perfekt auf meine familiäre und berufliche Situation an.

Was motiviert Sie, Strapazen wie 180 km in der Woche oder eines 40-km-Nüchternlaufs auf sich zu nehmen?

Ich teste gerne Grenzen aus. Der Kampf gegen mich selbst motiviert mich. Ich bin auf den Marathon fokussiert. Ich suche die Antwort auf die Frage, was ich persönlich erreichen kann, welche Marathonzeit für mich möglich ist. Dabei zählt weniger der Vergleich mit anderen. Mein Ziel ist eine nochmalige Verbesserung meiner Bestzeit beim Marathon. Ich bin schon relativ nah an meinem Limit angekommen. Dass ich nicht unter 2:10 laufen werde, ist ziemlich sicher. Aber eine 2-Stunden-12er-Zeit werde ich angehen.

Im letzten Sommer wurden Sie kurzfristig für die Olympischen Spiele Rio nachnominiert. Wie haben Sie sich vorbereitet?

Rio war mein bisheriges sportliches Highlight. Als Marathonläufer kann man kein wichtigeres Rennen bestreiten als den olympischen Marathon. Auf diesen Marathon habe ich mich routinemäßig vorbereitet, auch was die Ernährung betrifft. Da mache ich keine Experimente, egal wie wichtig der Marathon ist. Über die Jahre entwickelt man eine individuell optimale Vorbereitungsstrategie, die man gerade für wichtige Läufe beibehält.

Sind Sie vor wichtigen Rennen noch nervös?

Ja, immer. Eine gewisse Nervosität und einen bestimmten Grad an Aufregung benötige ich, um die beste Leistung abrufen zu können.

Mit der richtigen Ernährung und abgestimmter Nahrungsergänzung zur Marathonbestzeit

Hat sich Ihr Ernährungsverhalten durch die langjährige Lauferfahrung in den letzten Jahren verändert?

Essen und Trinken ist bei mir ein sich verändernder Prozess. Erst vor etwa drei Jahren habe ich angefangen, mich intensiv mit Ernährungsfragen zu befassen. Durch das Kantinenessen an der Arbeit wie Schnitzel mit Pommes bin ich zum Selberkochen gekommen. Das Vorgekochte habe ich mir in der Mikrowelle im Büro warm gemacht. Davon habe ich dann Abstand genommen, weil durch die Mikrowelle viele Nährstoffe zerstört werden.

Julian Flügel

Mittlerweile hole ich mir das Mittagessen meist beim Asiaten. Das heißt, es gibt viel Reis oder Nudeln mit Gemüse. Fett habe ich reduziert, Eiweiß nehme ich bewusster auf. Bei sehr langen Trainingseinheiten achte ich besonders auf die Kohlenhydrate. Tierische Produkte habe ich bereits vor einiger Zeit ganz weggelassen.

Sie sind Veganer. Haben Sie durch diese Ernährungsweise Veränderungen gespürt?

In den letzten zwei Jahren, in denen ich vegan lebe, habe ich deutliche Veränderungen wahrgenommen. Beim Laufen bekomme ich viel weniger Magenprobleme. Gerade bei längeren Läufen hatte ich vorher oft Schwierigkeiten mit dem Magen. Die habe ich inzwischen fast überhaupt nicht mehr.

Ist die vegane Ernährungsweise für Sie schwer umzusetzen?

Vegan zu leben ist inzwischen Routine geworden und stellt keine Schwierigkeit dar. Ich kaufe im normalen Supermarkt ein. Die Auswahl an veganen Produkten ist inzwischen mehr als ausreichend. Wenn es geht, verwende ich Bio-Produkte. Auch das Kochen geht schnell und ist aus meiner Sicht sogar einfacher als mit Fleisch. Reis, Hirse oder Nudeln mit Gemüse sind schnell zubereitet.

Ein hoher Anteil an Obst und Gemüse, Getreide und Vollkorn ist typisch für eine vegetarische Lebensmittelauswahl. Die Empfehlung, fünfmal am Tag Gemüse und Obst zu essen, sollte daher für Sie leicht zu realisieren sein!

Genau. Fünfmal Gemüse und Obst am Tag zu essen bekomme ich locker hin.

Dennoch ergänzen Sie Ihre Ernährung durch ein Vitalstoffkonzentrat mit bioaktiven Pflanzeninhaltsstoffen von Dr. Wolz. Warum?

Das flüssige Vitalstoffkonzentrat Vitalkomplex Dr. Wolz nehme ich, wenn ich beruflich viel unterwegs und nicht sicher bin, häufig und qualitativ hochwertiges Gemüse und Obst essen zu können. Zur Unterstützung des Trainings und der Regeneration verwende ich Dr. Wolz SanuzellaZym sportsline als Zellschutz vor oxidativem Stress. Ich verwende SanuzellaZym sportsline seit mehr als zwei Jahren. Vor allem in Phasen mit regelmäßigem, intensivem Training nehme ich es regelmäßig, auch um meine Vitamin-B12-Versorgung abzusichern. Eine Einnahmepause lege ich in der Jahresregenerationsphase ein.

Was bewirken die Produkte für Ihre Leistungsfähigkeit, für das Training und die Regeneration?

Ich trainiere zweimal am Tag, habe zusätzliche berufliche Belastungen und Stress. Durch meine kleine Tochter bekomme ich derzeit noch weniger Schlaf als sonst. Das sind sehr viele Faktoren, die auf den Körper einwirken. Daher benötige ich auch mehr Schutz vor freien Sauerstoffradikalen. Mit den Antioxidantien aus den Produkten habe ich das Gefühl, schneller und effektiver regenerieren zu können. Seitdem ich meine Ernährung mit Vitalkomplex und SanuzellaZym sportsline von Dr. Wolz ergänze, fühle ich mich beim Training und vor allem nach anstrengenden Trainingseinheiten deutlich besser.

Passen Sie Ihre Lebensmittelauswahl an das jeweilige, spezifische Training an?

Mittlerweile stimme ich meine Lebensmittelauswahl auf das Training ab. Vor der Spezialisierung auf den Marathon habe ich wenig auf die Ernährung geachtet. Seit fast drei Jahren versuche ich, die einzelnen Tage und die Trainingszeitpunkte spezifisch mit Ernährungsmaßnahmen zu begleiten. Wenn ich z.B. eine längere Einheit am Nachmittag habe, esse ich mittags überwiegend Kohlenhydrate wie Nudeln und Reis, wenig Eiweiß und noch weniger Fett. Ich überlege mir im Voraus, was ich angepasst an die anstehende Trainingseinheit vorher und nachher essen und trinken werde.

Low Carb ist für Sie kein Thema?

Von einer grundsätzlichen Low-Carb-Ernährung im Ausdauersport halte ich nichts. Für mich sind viele Kohlenhydrate und wenig Fett besser als umgekehrt. In den letzten drei Tagen vor einem Marathon führe ich ein bewusstes, moderates Carboloading durch. Dabei versuche ich, Mengen von 10 bis 12 g Kohlenhydraten pro Kilogramm Körpergewicht am Tag zu erreichen. Zu Hause wiege ich die Lebensmittel ab und zu ab, um mir Mengenverhältnisse besser vorstellen zu können. Die Mengen erreiche ich ohne Konzentrate, auch Maltodextrin verwende ich nicht. Außer Haus ist das schwerer, da man die Lebensmittel nicht abwiegen kann. Deshalb ist es auch für Hobbyläufer wichtig, ein Gefühl für die Mengen zu entwickeln.

Haben Sie beim Training etwas zu essen oder zu trinken dabei?

Normalerweise nehme ich zum Training nichts mit und nehme während des Laufens auch nichts zu mir. Bei sehr langen Läufen ab 35 km bis 45 km in der Marathonvorbereitung verwende ich wie im Wettkampf ein Sportgetränk. Das tue ich auch, um die Aufnahme und den Magen-Darm-Trakt für den Wettkampf zu trainieren.

Zusätzlich führe ich zweimal in der dreimonatigen Marathonvorbereitung morgens ein Fettstoffwechseltraining mit 45-km-Nüchternläufen durch. Dann nehme ich vor und beim Training auch keine Kohlenhydrate auf. Zwei 40 km und mehrere 35 km vervollständigen die direkte Marathonvorbereitung.

Trinken ist für Ausdauersportler ein wichtiges Thema. Verwenden Sie ein spezielles Getränk?

Nein, ein isotonisches Standard-Elektrolytgetränk reicht mir aus. Das hat sich bewährt und ich bekomme davon keine Magenprobleme. Das Getränk dient mir beim Marathon und bei sehr langen Trainingsläufen auch als Kohlenhydratquelle.

Trinken Sie nach Gefühl oder nach einem Trinkplan?

Beim Marathon trinke ich geplant alle fünf Kilometer am Verpflegungsstand ca. drei Schlucke. Das ist nicht viel, aber ich habe auch das Gefühl, dass ich nicht viel Wasser beim Wettkampf benötige.

Lassen Sie regelmäßig Labordiagnostiken durchführen und passen Sie Ihre Ernährung an diese Ergebnisse auch mit Nahrungsergänzungen an?

Mein Blut habe ich lange Zeit nicht analysieren lassen. Erst im April 2016 hatte ich meine erste Blutanalyse. Hier zeigte sich auch gleich eine Unterversorgung mit Eisen und Vitamin D. Natürlich passe ich Nahrungsergänzungen an diese Ergebnisse an. Ich verwende zusätzlich Eisen- und Vitamin-D-Präparate. Obwohl ich als Läufer oft draußen bin, ist eine Vitamin-D-Ergänzung zumindest im Winter wichtig. Ich habe mir vorgenommen, solche Analysen jetzt regelmäßig ca. jedes Vierteljahr durchführen zu lassen.

Julian Flügel

Tipps für Hobbyläufer

Viele Hobbyläufer machen einen Sporturlaub und sind abrupt starken Temperaturveränderungen ausgesetzt. Haben Sie dafür Tipps, auch aus Ihren Rio-Erfahrungen?

Ich habe festgestellt, dass der Körper eine gewisse Zeit benötigt, um sich an die hohen Temperaturen zu gewöhnen. Am besten, man gönnt sich zwei bis drei Tage zur Anpassung. In keinem Fall sollte gleich zu Beginn intensiv trainiert werden. Und bewusst mehr trinken ist wichtig. Auch um das Durstgefühl und die Kühlung durch Schweißverluste anzupassen, benötigt der Körper ein bis zwei Tage.

Was sollten Hobbyläufer tun, die häufig Probleme mit der Verträglichkeit im Wettkampf haben?

Auch das Essen und Trinken beim Laufen muss trainiert werden. Der Körper passt sich daran an. Zudem sollte man nach meiner Erfahrung mit einem gezielten Ernährungsverhalten bereits drei Tage vor dem Marathon beginnen. Werden in dieser Zeit weniger Fett und deutlich mehr Kohlenhydrate gegessen, klappt es mit der Verdauung und vor allem mit der Verträglichkeit auch im Wettkampf viel besser.

Hobbyläufern empfehle ich, mit gut gefüllten Kohlenhydratspeichern in den Marathon zu starten. Sie sind meist schwerer als die Topathleten und haben weniger gut trainierte Speicher. Daher ist eine bewusste Füllung der Glykogenspeicher für sie besonders wichtig, um den Marathon mit Spaß und Erfolg zu Ende laufen zu können.

Worauf sollten Hobbyläufer weiterhin achten?

Was mir auffällt ist, dass viele das Drumherum wichtiger nehmen als das Training selbst. Der Fokus geht dann weg vom Laufen, das Training wird vernachlässigt. Aber welche Leistung erzielt wird, entscheidet sich fast nur beim Training. Man muss viel und hart trainieren, um gute Zeiten zu laufen. Die Ernährung ist natürlich wichtig. Aber sie ist für mich genau wie Ausrüstung, Tracking etc. nur ein begleitendes Thema. Ein weiterer Punkt ist, dass man sich oft auf Planvorgaben verlässt und das Körpergefühl in den Hintergrund tritt. Das ist nicht gut. Wenn ich einen lockeren Lauf mit einem Vier-Minuten-Schnitt plane und mein Gefühl sagt mir, das ist heute zu schnell, dann sind 4:30 min/km auch in Ordnung. Oder wenn ich mich gut fühle und mit Spaß etwas schneller laufe, bremse ich mich nicht runter, nur weil meine GPS-Uhr sagt, du bist schneller als geplant.

Zum Schluss: Was essen Sie am liebsten?

Mein Leibgericht sind Dinkel-Vollkornbandnudeln mit einem Gemüsecurry aus Kokosmilch.

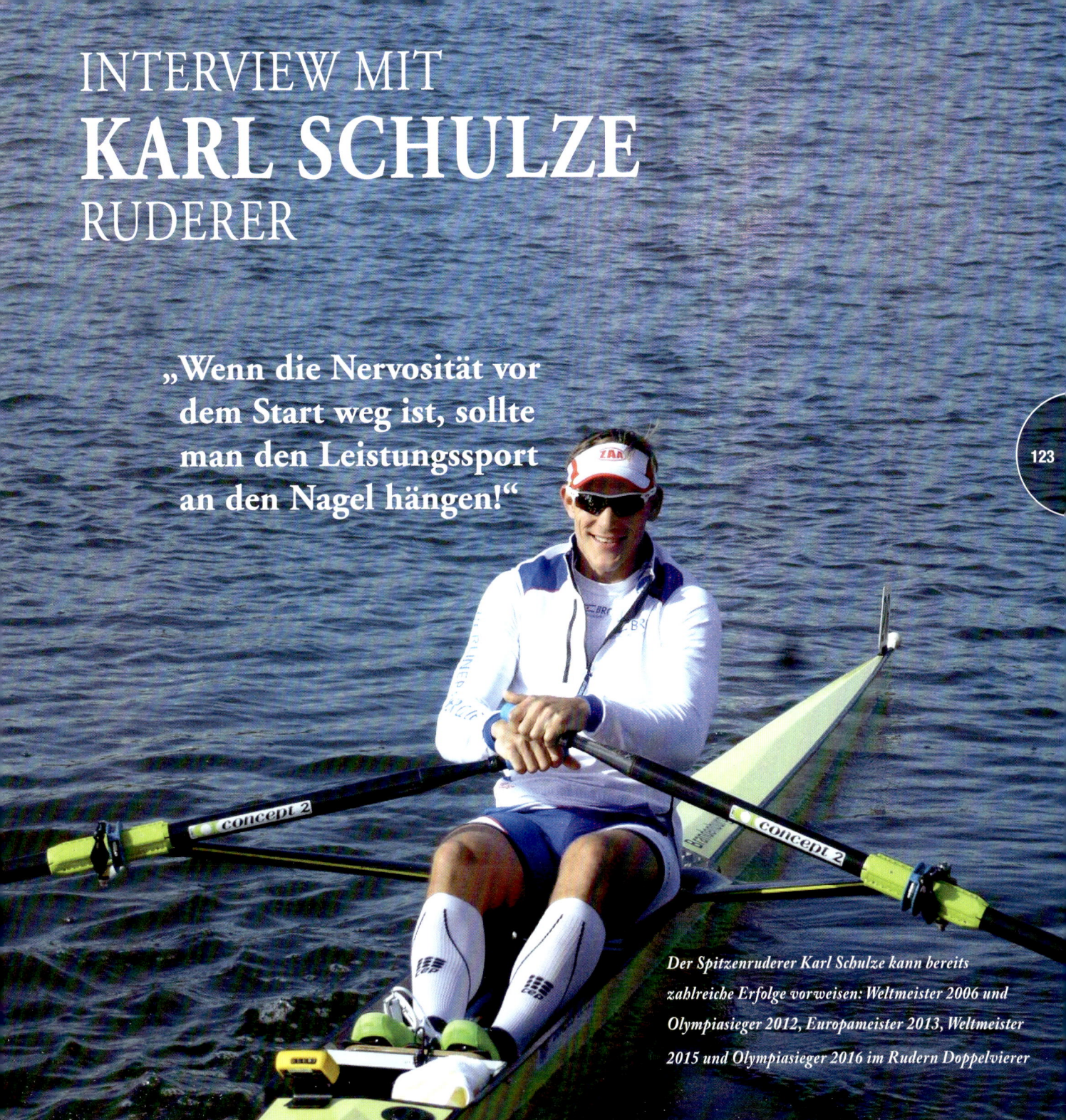

INTERVIEW MIT KARL SCHULZE
RUDERER

„Wenn die Nervosität vor dem Start weg ist, sollte man den Leistungssport an den Nagel hängen!"

Der Spitzenruderer Karl Schulze kann bereits zahlreiche Erfolge vorweisen: Weltmeister 2006 und Olympiasieger 2012, Europameister 2013, Weltmeister 2015 und Olympiasieger 2016 im Rudern Doppelvierer.

Karl Schulze

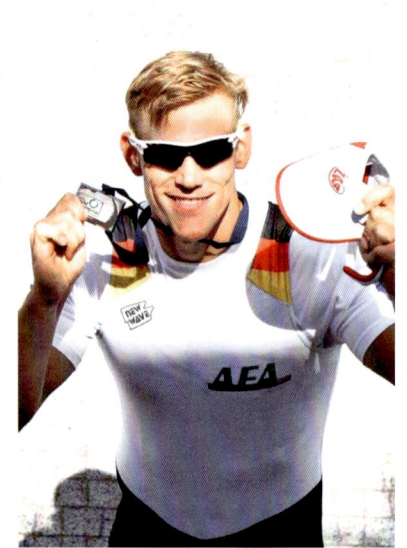

Was war Ihr bisheriges sportliches Highlight?

Jeder Sportler hat das Ziel bzw. träumt davon, einmal Olympiasieger zu werden. Dies war auch mein größtes Ziel. Anfangs habe ich nicht geglaubt, es einmal schaffen zu können. Deshalb ist der Olympiasieg in London 2012 auf jeden Fall mein sportliches Highlight.

Für welchen Erfolg mussten Sie am härtesten kämpfen?

Für den Olympiasieg in Rio de Janeiro 2016 – ein sehr hart erarbeiteter Sieg. Denn das zweite Mal einen solchen Titel zu holen ist schwerer und härter als beim ersten Mal. Ich stand unter einer viel größeren Anspannung.

Was raten Sie Eltern, deren Kinder im Rudersport aktiv sind? Ab welchem Alter kann man mit leistungsorientiertem Sport beginnen?

Generell ist es nie verkehrt, Sport leistungsorientiert zu betreiben. Ab 16 Jahren ist ein gutes Alter dafür. Wenn schon früher mit dem Leistungssport begonnen wird, sollten die Kinder dem aus eigener Initiative nachgehen. Denn nur so entsteht der richtige Antrieb, der nötig ist, um erfolgreich zu sein. Hartes leistungsorientiertes Training beginnt dann nach dem 16. Lebensjahr. Die Intensität entwickelt sich von Jahr zu Jahr mit dem Älterwerden. Mit 18 bis 19 Jahren sollte man schon sicher sein, dass man auf dem richtigen Weg ist. Wichtig ist, voll und ganz dahinter zu stehen oder das Training eher auf der Freizeitschiene laufen zu lassen.

Wie gut ist Ihr Sport mit dem Berufsleben als Bundespolizeimeister zu vereinbaren?

Das klappt sehr gut. Die Bundespolizei bietet eine duale Karriere an. Der Ausbildungsplan ist perfekt an das Training angepasst. Es gibt keine Probleme mit Freistellungen oder Abstrichen, die im Sport gemacht werden müssten. Das Training findet in Deutschlands größtem Sportbundesleistungszentrum in Kienbaum, ca. 35 östlich von Berlin statt.

Verbringen Sie auch privat viel Zeit mit Ihren Teamkollegen?

Da ich mehr unterwegs als Zuhause bin, sind meine Teamkollegen quasi meine Ersatz-Familie. Innerhalb des Teams haben sich schon dicke Freundschaften entwickelt und man trifft sich auch mal außerhalb des Sports. Meine Freizeit verbringe ich aber eher mit meiner richtigen Familie.

An wie vielen Tagen in der Woche trainieren Sie?

In der Regel trainieren wir an sechs Tagen in der Woche. Da wir aber die meiste Zeit im Trainingslager verbringen, sind es auch oft sieben Tage pro Woche.

Wie sieht Ihr normaler Trainingsalltag aus?

Mein Training besteht aus zwei bis drei Einheiten pro Tag, meistens sind es drei. Die erste Einheit mit 90 Minuten Rudern beginnt morgens um 9 Uhr. Gegen 11:30 Uhr spielen wir etwa eine Stunde Fußball oder beschäftigen uns mit anderen athletischen Sportarten. Nachmittags steht dann die dritte Einheit mit weiteren 90 Minuten Rudern auf dem Pro-

gramm. Insgesamt sind es meist vier Stunden Training pro Tag.
In der Wettkampfvorbereitung hat das Rudern natürlich die Priorität. Im Herbst bzw. Winter sind eher Kraftaufbau, Laufen und Rad fahren angesagt. Dann rudern wir nur einmal täglich.

Was motiviert Sie, diese Strapazen auf sich zu nehmen?

Da meine Eltern und auch Großeltern aktive Ruderer waren, wurde ich schon früh von ihnen geprägt. Ich genieße es, in der Natur zu sein und nicht in stickigen, dunklen Hallen Sport zu treiben. Besonders das Feeling, wenn das Boot über das Wasser gleitet, liebe ich sehr. Mein Antrieb ist der Konkurrenzkampf, der mich schon früh begeistert hat. Und ich gehe auch gerne an meine körperlichen Leistungsgrenzen, bei einer Regatta auch manchmal darüber hinaus.

Sind Sie vor Wettkämpfen noch nervös?

Vor wichtigen Rennen bin ich nervös. Wenn die Nervosität weg ist, sollte man den Leistungssport an den Nagel hängen. Ein gesundes Maß an Nervosität ist nötig, um den Körper zu pushen und den Adrenalin-Kick zu bekommen. Es gilt, den Vorteil der Nervosität zu nutzen und sich nicht durch sie bremsen zu lassen. Durch Mentalcoaching und durch die mit den Jahren gesammelten Erfahrungswerte habe ich gelernt, damit umzugehen.

Hat sich Ihr Ernährungsverhalten seit Ihrem ersten WM-Titel verändert?

Meine Ernährung ist über die Jahre auf jeden Fall bewusster geworden. Richtiges Essen und Trinken ist besonders wichtig, um im Wettkampf seine volle Leistung erbringen zu können. Man lernt viel dazu und versucht auf seinen Körper zu hören, wenn ihm etwas fehlt.

Verfolgen Sie ein spezielles Ernährungsverhalten in der direkten Vorbereitung auf einen wichtigen Wettkampf?

Natürlich gibt es klare Regeln, die befolgt werden müssen. Dennoch bin ich relativ frei in Bezug auf spezielle Ernährungsweisen. Vor allem versuche ich, meine körperliche Leistungsfähigkeit nicht durch falsche Ernährung einzuschränken.

Wie gestalten Sie Ihr Ernährungs- und Trinkverhalten unmittelbar vor einem Wettkampf?

1 ½ bis 2 Stunden vor dem Start reduziere ich das Essen auf ein Minimum, so dass ein Hungergefühl leicht abgedeckt wird. Wichtig ist es, Schwächephasen zu umgehen, damit es zu keinem Abbruch wegen eines knurrenden Magens kommt. Ein dickes Schnitzel vor dem Wettkampf, das dann auf der Regattastrecke schwer im Magen liegt, sollte man natürlich auch vermeiden.
Vor dem Wettkampf müssen genügend Kohlenhydrate eingenommen werden, damit es nicht zu einem Leistungsabfall kommt. Das Trinken ist besonders wichtig. Ich trinke stets über den ganzen Tag verteilt, auch kurz vor einem Wettkampf, um den Flüssigkeitshaushalt aufrechtzuerhalten. An warmen Tagen können es über sechs Liter sein, sonst im Durchschnitt etwa fünf Liter. Dazu zählen auch Getränke mit Elektrolytersatz, da die Elektrolyte über den Schweiß verloren gehen und schnell ersetzt werden müssen. Aber auch kohlenhydrat- und eiweißreiche Getränke nehme ich regelmäßig zu mir, um die Speicher wieder aufzufüllen.

Ihr Motto lautet: In den Pausen wächst der Muskel! Wie sieht Ihr Ernährungs- und Trinkverhalten in der Regeneration aus? Haben Sie einen Geheimtipp, um schnell wieder fit zu werden?

Das stimmt tatsächlich, denn in der aktiven Phase kommt es zu einer „Zerstörung der Muskulatur". In der Regeneration soll sich der Muskel dann soweit erholen, dass er im nächsten Training noch mehr Leistung aufbauen kann. Daher sind ausreichend Pausen und ausreichend Schlaf besonders wichtig. Auch ein Powernap zwischen den Trainingseinheiten kann viel bewirken. Außerdem sollte man unbedingt die Eiweiß- und Kohlenhydratspeicher schnell wieder auffüllen.

Das Angebot an Nahrungsergänzungsmitteln ist groß. Welche Nahrungsergänzungsmittel verwenden Sie und warum?

Besonders wichtig ist für mich SanuzellaZym Sportsline. Damit halte ich meinen Mikronährstoffhaushalt aufrecht und unterstütze mein Abwehrsystem. Durch extreme Anforderungen wie Training im Regen, bei Wind und Kälte müssen die Abwehrkräfte gestärkt werden.

Außerdem verwende ich Vitalkomplex von Dr. Wolz. Er liefert neben Vitaminen, Mineralstoffen und Spurenelementen vor allem sekundäre Pflanzenstoffe. Damit stärke ich mein Immunsystem und bin sicher, so großer Müdigkeit und extremer Erschöpfung vorbeugen zu können. Für den Muskelaufbau verwende ich spezielle Eiweißsupplemente.

Auch für leistungsorientierte Ruderer werden mindestens fünf Portionen Gemüse und Obst täglich empfohlen, um eine ausreichende Versorgung mit sekundären Pflanzenstoffen zu ermöglichen. Schaffen Sie diese Obst- und Gemüsemengen?

Ich muss zugeben, dass ich darauf nicht sehr genau achte. Ich gehe aber davon aus, mit meinen großen drei bis vier Hauptmahlzeiten am Tag und den Zwischenmahlzeiten diese Empfehlung abdecken zu können. Zudem ergänze ich ja mit Vitalkomplex Dr. Wolz, von dem 20 ml die gleiche Menge an sekundären Pflanzenstoffen enthalten wie 800 speziell ausgewähltes Obst und Gemüse.

Orientieren Sie sich an speziellen Ernährungsformen? Wie z.B. Low-Carb, vegetarisch, oder glutenfrei?

Nein, das spielt für mich keine Rolle. Im Trainingslager stehen uns unsere eigenen Köche nicht zur Verfügung. Daher sind wird oft etwas eingeschränkt. Im Herbst, wenn es um den Muskelaufbau geht, ist die Ernährung eher eiweißbetont. In den Wettkampfphasen wird auf eine ausreichende Energiezufuhr in Form von hochwertigen Fetten und angemessenen Kohlenhydraten geachtet. Aber das ist alles nicht extrem, sondern ausgewogen.

Führen Sie regelmäßig Labordiagnostiken zu ernährungsrelevanten Parametern durch?

Zweimal jährlich unterziehen wir uns einer Labordiagnostik, einmal in der Wettkampfphase und einmal in der Vorbereitung. Meiner Meinung nach sollten sie öfter durchgeführt und die Ergebnisse mit der Ernährungsweise abgestimmt werden. Leider steht das Thema Ernährung im Rudersport noch etwas im Hintergrund.

Was essen Sie am liebsten?

Eindeutig Steak. Ich bin ein Fleischesser. Fleisch ist mein Gemüse, daher verwende ich auch Vitalkomplex von Dr. Wolz, um sicherzugehen, ausreichend hochwertige sekundäre Pflanzeninhaltsstoffe zu bekommen.

Gönnen Sie sich auch mal ein Feierabendbier?

Hin und wieder, aber natürlich nicht täglich. In der Wettkampfphase ab Februar/März gibt es überhaupt keinen Alkohol. Ansonsten genieße ich höchstens einmal pro Woche ein kühles Bier oder ein Glas Wein am Abend mit der Familie. Das ist meine kleine Belohnung für den Kopf.

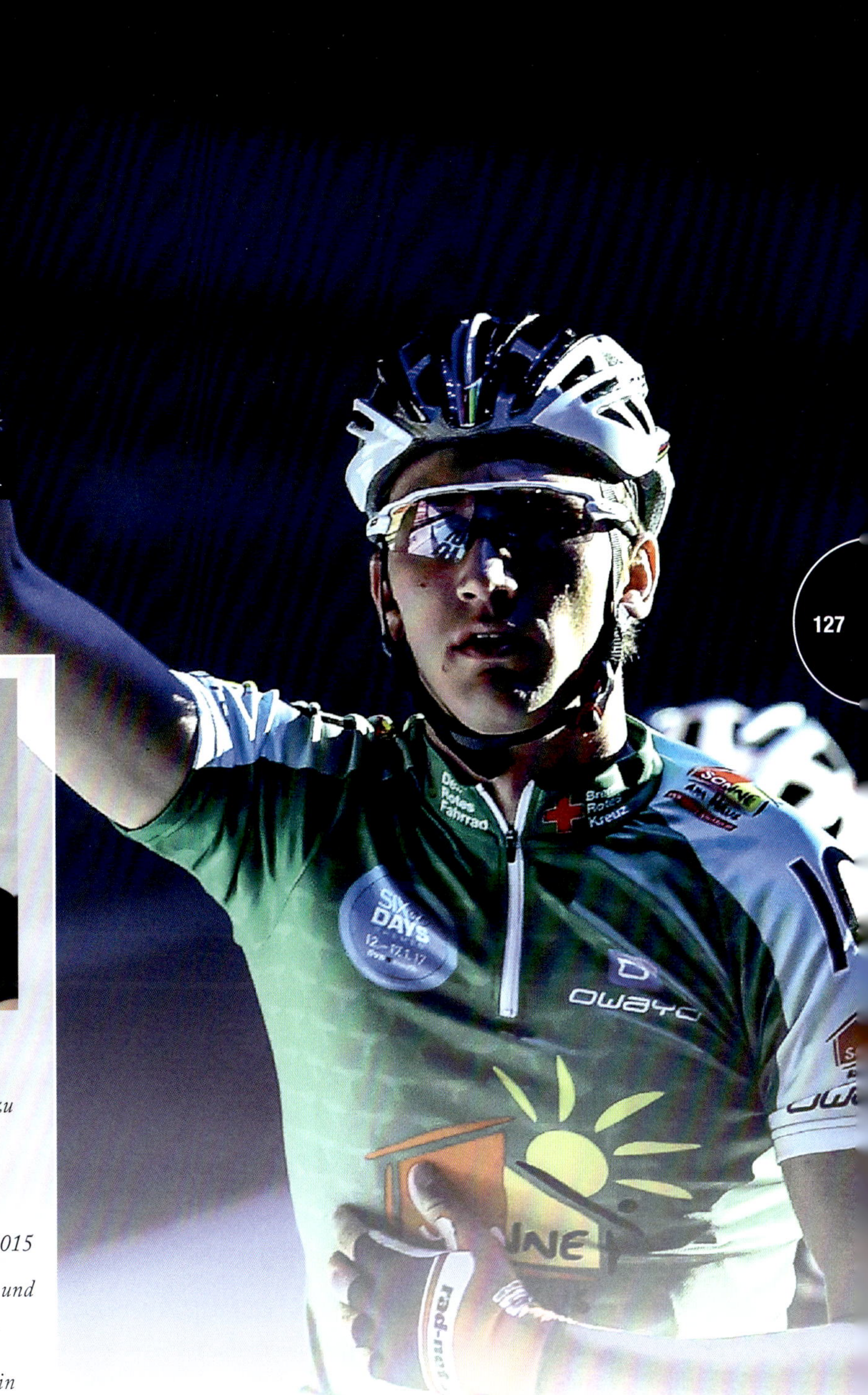

INTERVIEW MIT LUKAS LIß
BAHNRADFAHRER

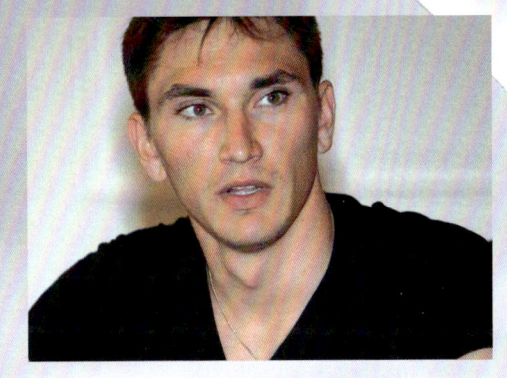

Lucas Liß ist 25 Jahre alt und gehört jetzt schon zu den erfolgreichsten Radsportlern in Deutschland. Neben mehreren nationalen und internationalen Erfolgen im Elite-Bereich hat er unter anderem 2015 die Bahn-Weltmeisterschaft im Scratch gewonnen und ist 2016, zusammen mit Maximilian Beyer, Leif Lampater und Marco Mathis, Deutscher Meister in der Mannschaftsverfolgung geworden.

Lucas Liß

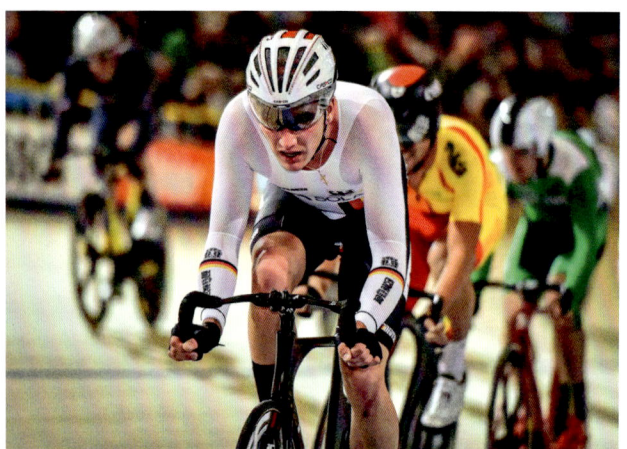

Gibt es einen Moment in Ihrer sportlichen Laufbahn, an den Sie besonders gerne zurückdenken?

Mein sportliches Highlight war sicherlich die Bahn-Weltmeisterschaft 2015, als ich in Paris Weltmeister im Scratch geworden bin.

Sie gehen sowohl mit der Mannschaft als auch als Einzelsportler an den Start. Gibt es Unterschiede bezüglich der Vorbereitung auf die jeweiligen Rennen?

Wenn es um die Grundlagenausdauer geht, trainieren wir meist zusammen mit der Mannschaft. Ansonsten ist das Training spezifisch auf die einzelnen Disziplinen und Fahrer angepasst.

Sie fahren sowohl im Sprint- als auch im Ausdauerbereich Rennen. Inwieweit unterscheidet sich die Vorbereitung auf die einzelnen Wettkämpfe?

Ich bin von Natur aus sehr sprintstark. Im Ausdauerbereich muss ich hingegen sehr viel trainieren. Unterschiede im Ess- und Trinkverhalten gibt es bezogen auf die Sprint- und Ausdauerdisziplinen keine. Ich verlasse mich da stark auf mein Durst- und Hungergefühl.

Sie nehmen nicht nur an Bahnrennen, sondern auch an Straßenrennen teil, gibt es hier unterschiedliche Ansätze in der Vorbereitung?

Um gut auf ein Bahnrennen vorbereitet zu sein, wird ungefähr vier Wochen vor dem Wettkampf intensiv auf der Bahn trainiert. Dabei liegt der Fokus vor allem auf Schnelligkeitstraining mit sehr hohen Trittfrequenzen. Ziel ist es, auf den Punkt möglichst spritzig zu sein, um wie ein Formel-1-Wagen, hochdrehen zu können. Bei den Straßenrennen geht es vor allem darum, möglichst kräftig zu sein, um trotz Faktoren wie Luftwiderstand oder unebene Bodenbeschaffenheit Bestleistungen abrufen zu können. Außerdem sind die Distanzen bei Straßenrennen meist länger, daher wird hier hauptsächlich an der Grundlagenausdauer gearbeitet. Bezüglich der Ernährung lassen sich nur geringe Unterschiede feststellen. Während der längeren Straßenrennen achte ich darauf, regelmäßig kohlenhydratreiche Snacks zu essen. Auf der Bahn ist es nicht nötig und möglich, zwischendurch zu essen oder zu trinken.

Wie häufig trainieren Sie in der Woche und wie viele Einheiten absolvieren Sie an einem Tag?

Im Trainingslager trainiere ich täglich. Dabei variiert die Anzahl der Einheiten zwischen zwei und drei Einheiten am Tag. Für die anstehende Weltmeisterschaft bereite ich mich aktuell im Olympia-Stützpunkt in Frankfurt an der Oder vor. Dort trainiere ich nach Plan des Bundestrainers und komme auf mindestens zehn Trainingseinheiten pro Woche. Wenn ich ab und zu mal zu Hause bin, trainiere ich sechs Tage die Woche.

Wie sieht Ihr normaler Trainingsalltag aus?

Ein normaler Trainingstag setzt sich meist aus zwei Trainingseinheiten zusammen und ist relativ straff durchgeplant. Mein Wecker klingelt um 7:00 Uhr, dann geht es auch direkt für 20 Minuten auf die Rolle. Anschließend wird gefrühstückt, danach steht von 10 Uhr bis 12:30 Uhr die erste Trainingseinheit auf der Bahn an. Im Anschluss daran gibt es Mittagessen und man hat etwas Zeit zur Erholung. Mittags findet oftmals noch eine Krafteinheit statt. Den Abend kann jeder frei gestalten, ob man in die Sauna geht oder im Internet surft, ist jedem selbst überlassen.

Sie haben gerade in Vorbereitung auf die Wettkämpfe einen sehr straffen Zeitplan, wie nutzen Sie die kurzen Regenerationsphasen effektiv?

Mein Tipp Nr. 1 ist schlafen. Viel Schlaf ist gerade für eine schnelle Regeneration enorm wichtig. Zusätzlich dazu gutes und qualitativ hochwertiges Essen. Ohne Sprit laufen die Motoren nicht, das gilt auch für uns Menschen.

Eine Ihrer erfolgreichsten Disziplinen ist das Scratch-Rennen, bei dem es vor allem auf gute Ausdauer, die richtige Taktik, aber auch auf die Sprintfähigkeit ankommt. Gibt es ein spezielles Ernährungsverhalten in direkter Vorbereitung auf ein solches Rennen? Viele Ausdauersportler schwören z.B. auf das Carbo-Loading, um auch am Ende des Rennens noch die nötige Energie, sprich Glykogenreserven, für einen Zielsprint zu haben, Sie auch?

Carbo-Loading wird auch bei uns im Radrennsport angewendet. Wir achten drei bis vier Tage vor einem Wettkampf bewusst auf eine ausreichende Zufuhr an Kohlenhydraten, um unsere Glykogenspeicher aufzufüllen und genug Energie für das Rennen zu haben.

Auf welche Ernährungsstrategien setzen Sie für eine schnelle und effektive Regeneration nach einer solch langen Ausdauerbelastung und vor allem nach intensiven Trainingseinheiten, um möglichst schnell und effektiv wieder fit zu werden?

Nach einem Rennen oder nach einer harten Trainingseinheit setze ich vor allem auf Kohlenhydrate, aber auch auf die richtige Kombination mit Eiweiß. Milchreis mit Früchten ist für mich genau das Richtige, um schnell wieder zu Kräften zu kommen.

Das Angebot an Nahrungsergänzungsmitteln ist groß. Welche verwenden Sie und warum?

Ich verwende Vitalkomplex Dr. Wolz und das Enzym-Hefezellpräparat Sanuzella® ZYM sportsline. Vitalkomplex ist für mich besonders wichtig und sozusagen mein Multivitaminsaft aus natürlichen Inhaltsstoffen. Das Nahrungsergänzungsmittel ist sehr nährstoffreich, damit beuge ich Defiziten bei den Mikronährstoffen vor. Außerdem unterstützt Vitalkomplex mein Immunsystem. Sanuzella® ZYM mit seinen Hefeenzymen hilft mir dabei, den oxidativen Stress so gering wie möglich zu halten, um am nächsten Tag wieder fit und leistungsfähig zu sein.

Sie bestreiten Wettkämpfe im In- und Ausland. Unterscheidet sich Ihr Ess- und Trinkverhalten im Ausland von dem hier in Deutschland und gibt es z.B. spezielle Speisepläne oder Lebensmittelempfehlungen, wenn Sie auf Reisen sind? Nehmen Sie Vitalkomplex bzw. Sanuzella® ZYM auf Ihren Reisen mit?

Zeitverschiebung, unterschiedliche Ernährung und Nahrungsmittel diese Punkte muss man berücksichtigen, wenn man viel international unterwegs ist. Um mein Ess- und Trinkverhalten ausgewogen zu gestalten, nehme ich deshalb z.B. auch Vitalkomplex und Sanuzella® ZYM mit auf internationale Reisen.

Was für eine Bedeutung hat Sanuzella® ZYM für Ihre Leistungsfähigkeit, Regeneration und im Wettkampf?

Nach einer harten Einheit merke ich hinsichtlich der Regenerationszeit definitiv einen Unterschied, wenn ich Sanuzella® ZYM verwende. Die Einnahme des Nahrungsergänzungsmittels sollte man aber auf sein Training abstimmen. Ziel ist es ja, durch den Trainingseffekt einen höheren Reiz zu setzen, an den sich der Körper anpassen muss. Insbesondere bei Wettkämpfen kommt Sanuzella® ZYM bei mir, zum Einsatz, denn es hilft mir schnell für die nächste Disziplin fit zu werden.

Was halten Sie von der Low-Carb-Ernährung?

Gerade in Vorbereitung auf einen Wettkampf kommt die Low-Carb-Ernährung nicht in Frage. Aber es gibt durchaus Phasen, in denen die Low-Carb-Ernährung, abgestimmt auf mein Training, Sinn macht. Im Winter, wenn ich durch lange Einheiten meine Grundlagenausdauer trainiere, esse ich direkt nach dem Training ein paar Nudeln und abends einen Salat mit Thunfisch. Dass macht satt und ich trainiere meinen Fettstoffwechsel.

Leistungsorientierten Radsportlern werden mindestens fünf Portionen Gemüse und Obst täglich empfohlen, um eine ausreichende Versorgung mit sekundären Pflanzenstoffen zu ermöglichen. Schaffen Sie das?

Ehrlich gesagt, nicht immer. Natürlich versuche ich, mich so gesund wie möglich zu ernähren, aber fünf Portionen Obst und Gemüse sind zum Beispiel bei großem Trainingsumfang oder in bestimmten Trainingsphasen nicht immer zu realisieren. Gerade deshalb greife ich auf Supplemente wie Vitalkomplex Dr. Wolz zurück.

Lassen Sie regelmäßig Labordiagnostiken zu ernährungsrelevanten Parametern durchführen?

Ja, unser Blut und damit unsere Gesundheit wird stetig von Medizinern untersucht. Falls dann z.B. ein akuter Mangel an Vitaminen oder Mineralstoffen diagnostiziert wird, können die Ärzte mit gezielter Medikation und/oder Supplementen entgegenwirken.

Was essen Sie am liebsten?

Meine absoluten Leibspeisen sind Milchreis und Spaghetti.

Und was trinken Sie am liebsten?

Am liebsten trinke ich Bio-Apfelsaft. Allerdings nur mit Wasser verdünnt, da er mir sonst zu süß ist.

Gibt es bei Ihnen Lebensmittel, die absolut tabu sind, oder gönnen Sie sich z.B. auch mal ein Feierabendbier?

Besonders der Verzehr von Süßigkeiten sollte sich in Grenzen halten. Wenn man aber doch einmal einen Schokoriegel oder Gummibärchen essen möchte, dann direkt nach dem Training. Ansonsten versuche ich, speziell vor Wettkämpfen, Milchprodukte, Eier und glutenhaltige Lebensmittel, wie Getreide, in Maßen zu essen. Das sind natürlich ganz individuelle Empfindungen, aber einen zu hohen Konsum kann ich nicht vertragen.

Wie sieht es bei Ihnen mit der Verpflegung direkt auf dem Rad aus? Nehmen Sie sich bei längeren Trainingseinheiten etwas für zwischendurch mit?

Ich bin ein echter Fan von selbstgeschmierten Brötchen als Snack zwischendurch. Wenn ich sechs oder sieben Stunden mit dem Rad unterwegs bin, sättigt ein deftiges Brötchen mit Käse oder Schinken gut. Um im Rennen bestmögliche Leistungen über eine längere Zeit abrufen können, ist die regelmäßig Zufuhr von Kohlenhydraten wichtig. Dafür nehmen wir Reiskuchen mit Marmelade oder Erdnussbutter mit aufs Rad. Das sind leicht verdauliche Kohlenhydrate, die schnell Energie liefern.

Verwenden Sie auch Sportgels während eines Rennens?

Sportgels versuche ich, so gut es geht, zu vermeiden, da ich nach ihrem Verzehr oft Magenbeschwerden bekommen habe.

Hat man in bestimmten Gewichtsbereichen Wettbewerbsvorteile?

Das Gewicht spielt besonders bei Straßenfahrern eine Rolle. Jedes Kilo zu viel muss man ja auch den Berg hochschleppen. Bei den Bahnradrennen dagegen kann es sogar von Vorteil sein, mehr Gewicht mitzubringen. Denn je mehr fettfreie Masse ich habe, desto mehr Watt kann ich treten.

Stimmen Sie Ihren Eiweißkonsum genau auf Ihr Körpergewicht ab?

Der Bundestrainer legt Wert auf eine abgestimmte Zufuhr an Eiweiß. Ich selbst konsumiere Eiweiß-Supplemente und bin damit sehr zufrieden. Bei der Zufuhr verlasse ich mich stark auf meine Erfahrungswerte und habe festgestellt, dass ich damit nah an den in der Literatur empfohlenen Werten liege. Ansonsten versuche ich, mich ausgewogen zu ernähren, um nicht zu stark von industriell gefertigten Produkten abhängig zu sein.

Wo sehen Sie noch Marktlücken in der Sportlerernährung bzw. welche Produkte fänden Sie noch interessant?

Meiner Meinung nach ist es heutzutage sehr schwer, den Überblick über alle Inhaltsstoffe oder auch die Herkunft der Produkte zu behalten. Alleine beim Konsum von Fleisch muss man sich fragen, welche Medikamente oder Präparate die Tiere bekommen haben und welchen Effekt diese eventuell auf meine Leistungsfähigkeit haben können. Deshalb würde ich mir beispielsweise ein Bio-Eiweiß wünschen, welches weniger Verdauungsbeschwerden hervorruft. Ansonsten aber denke ich, dass jeder für sich selbst den besten Weg finden muss, das heißt, jeder muss sein Ess- und Trinkverhalten individuell auf die jeweiligen aktuellen Herausforderungen anpassen.

Der Radsport wird immer beliebter. Was sollten leistungsorientierte Hobbyradsportler besonders beachten?

Gerade im Frühling sind vermehrt Hobbyradsportler unterwegs. Diese sollten vor allem auf ein gutes Rad achten und es regelmäßig checken lassen. Ansonsten ist es ratsam, ausreichend Verpflegung mit aufs Rad nehmen, z.B. eine Banane oder Körnerriegel. Ebenso wichtig ist genügend Flüssigkeit, gerade während langer Fahrten. Außerdem ist es sinnvoll, immer etwas Geld dabei zu haben, um z.B. Getränke oder Körnerriegel kaufen zu können, damit man den Weg bis nach Hause schafft. Manchen Radfahrern hilft nach einer langen Fahrt ein Eiweißshake, um schnell wieder fit zu sein.

Würden Sie Produkte wie Sanuzella® ZYM oder Vitalkomplex Dr. Wolz Hobbyradsportlern empfehlen?

Ich denke, dass gerade Vitalkomplex für jedermann geeignet ist. Es enthält viele wichtige Nährstoffe und unterstützt so die sportliche Leistungsfähigkeit. Die Einnahme von Sanuzella® ZYM würde ich sehr ambitionierten Hobbysportlern empfehlen. Durch Sanuzella® ZYM lässt sich der oxidative Stress verringern.

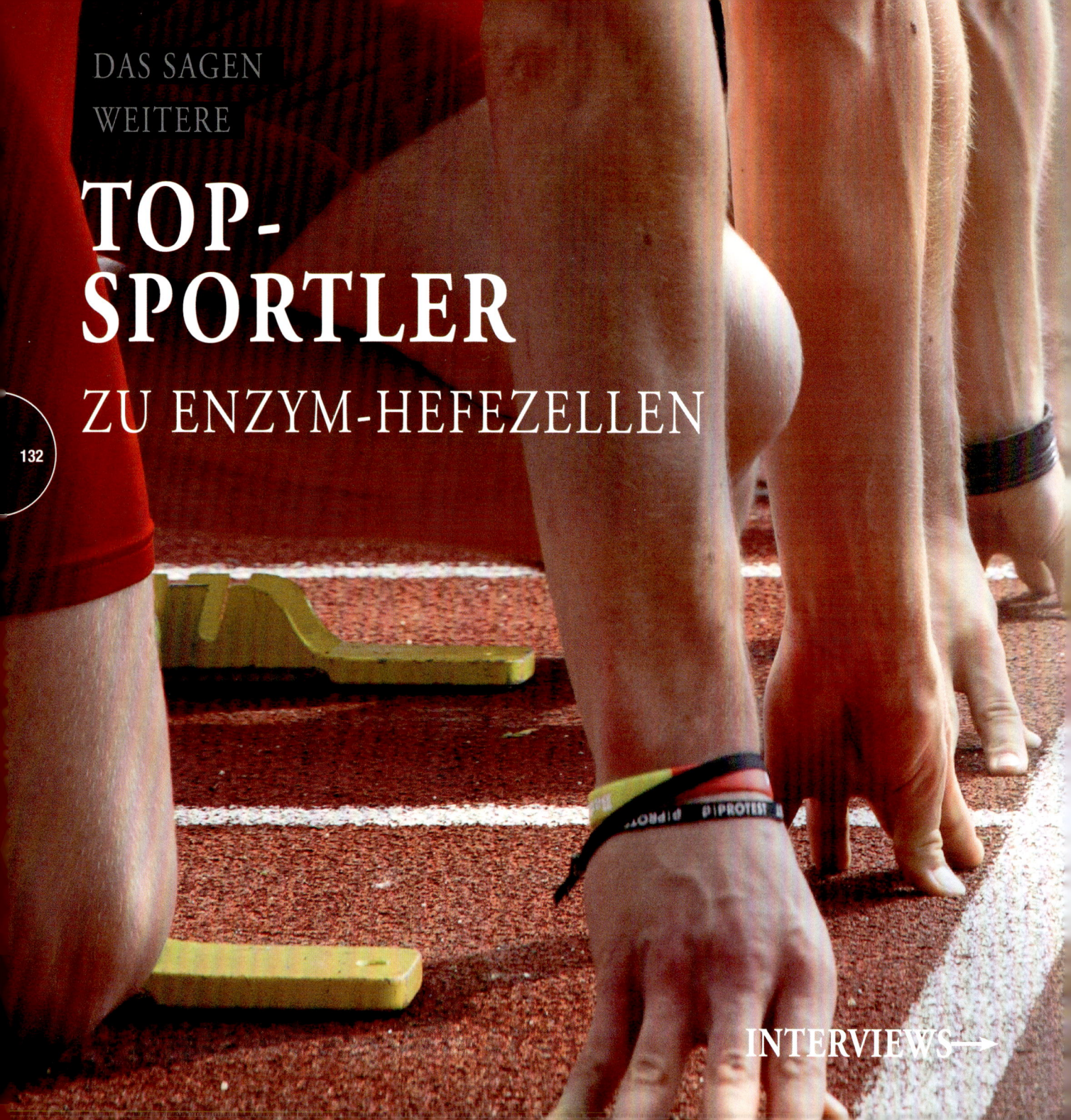

DAS SAGEN WEITERE

TOP-SPORTLER

ZU ENZYM-HEFEZELLEN

132

INTERVIEWS →

Irina Mikitenko

Weltklasse-Marathonläuferin (Marathon-Weltrekord 2008, mehrfach Gewinnerin des London-Marathons und Deutsche Rekordhalterin)

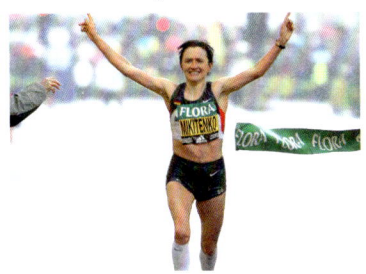

„Enzym-Hefezellen begleiten mich schon seit mehr als zehn Jahren und ich würde es auf jeden Fall für Sportler weiterempfehlen. Bei regelmäßigem Training werden alle Reserven mobilisiert und der Bedarf an Energie steigt. In Trainings- und Wettkampfs-Phasen vertraue ich schon lange auf das Enzym-Hefezell-Präparat Sanuzella® ZYM. Es unterstützt mich bei meiner Leistungsfähigkeit, fördert meine Regeneration und erhöht meine Widerstandkraft."

Kerstin Hartmann

Hochleistungsruderin (1x Juniorenweltmeister 2er ohne Steuermann, 1x Deutscher Meister 2er ohne Steuermann)

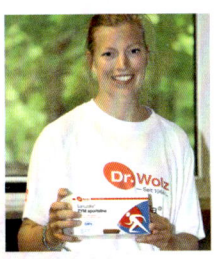

„Ich trainiere vor Wettkämpfen 25 bis 28 Stunden die Woche. Genauso wichtig ist aber die Regeneration zwischen den Trainings, um sich zu erholen. Wird die vernachlässigt, kann man sich schnell etwas einfangen. Jede Krankheit wirft einen im Training um Wochen zurück. Ich bin ziemlich infektanfällig und habe jetzt Enzym-Hefezellen für mich entdeckt. Seit ich das nehme, bin ich kaum noch krank."

Hans Ludwig Sattler

Seit 21 Jahren aktiver Triathlet, 8x Ironman-Gewinner, 3x Weltmeister

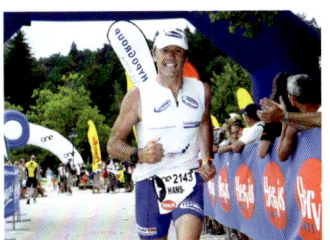

„Seit vielen Jahren trainiere ich große Umfänge auf hohem Niveau. Dies ist natürlich nur möglich, wenn der Körper mitspielt, das Trainingskonzept passt und die Regeneration geplant und sinnvoll unterstützt wird. Ich bin überzeugt, dass Enzym-Hefezellen seit vielen Jahren für mich eine wertvolle Unterstützung ist. Sieben Ironman-Siege und drei WM Titel sind sicher ein Beweis."

Monika Birk

Weltmeisterin im Lang-Triathlon, ARD-Journalistin und Teamleiterin Frauensport Events der Deutschen Triathlon Union

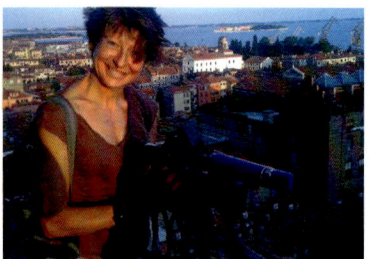

„Schon als aktive Sportlerin habe ich festgestellt, dass ich mich mit Enzym-Hefezellen deutlich schneller erhole und dadurch härter trainieren kann. Dadurch fällt das Training nicht nur leichter, es macht auch viel mehr Spaß! Was liegt also näher, als den Tipp für gute Produkte als Trainerin an alle die weiterzugeben, die diese Erfahrung noch nicht gemacht haben. Enzym-Hefezellen sind von Anfang an bei unseren Womansport-Events im Allgäu immer dabei gewesen!"

Lubos Bilek

Einer der erfolgreichsten Trainer in der Triathlonszene

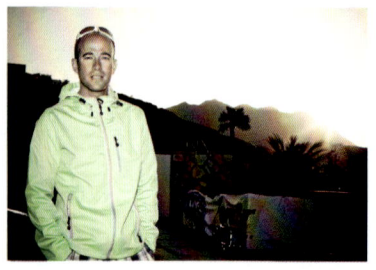

„Ich war sechs Jahre Landestrainer des Triathlon-Verbandes in Baden-Württemberg und wir haben regelmäßig Enzym-Hefezellen für unsere Trainingslager bekommen. Weil im Trainingslager sehr viel trainiert wird, ist es wichtig, die Regenerationszeit zwischen einzelnen Trainingseinheiten zu verkürzen. Deswegen haben wir immer Enzym-Hefezellen genommen und waren damit sehr zufrieden. Die Athleten konnten gut trainieren und sind wieder gesund nach Hause gekommen."

Jannik Ernst

Dritter deutscher Meister beim Frankfurt Marathon, deutscher Vize-Meister im Halbmarathon und mehrfacher hessischer Meister im Einzel und in der Mannschaft.

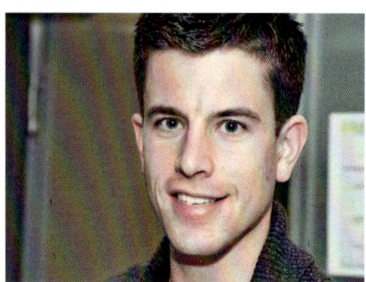

„Ich persönlich lege großen Wert auf qualitativ hochwertige Nahrung, vor allem während der Wettkampfvorbereitung. Bei intensivem und umfangreichem Training ist es entscheidend, den Körper in der Balance zu halten (pH-Wert, Mineralien, Immunsystem, Herz-Kreislauf, Energiestoffwechsel, Blutwerte). Die Enzym-Hefezellen helfen mir, vor allem dabei, schnell zu regenerieren, was als Langstreckenläufer sehr wichtig ist. Es führt dazu, dass die harten Trainingseinheiten besser absolviert werden können. Bei dieser Kombination aus schnellerem Training und besserer bzw. schnellerer Regeneration nutze ich Enzym-Hefezellen."

Jeffrey Frisch

Kanadischer Skiabfahrtsläufer
(Worldcup)

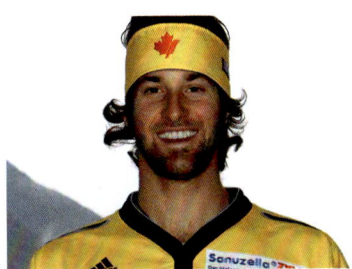

„Es ist wirklich erstaunlich. Dank der Enzym-Hefezellen verkürzt sich meine Regenerationszeit wesentlich nach intensivem Training. Ich habe einfach viel mehr Energie und kann so auch mehr trainieren."

Tobias Kroner

Deutscher Speedway-Meister 2012

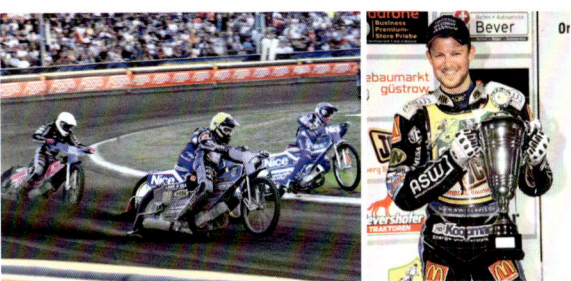

„Im Speedwaysport kommt es darauf an, auf den Punkt volle Konzentration und körperliche Leistung abrufen zu können. Und das mehrmals an einem Renntag. Eine schnelle Regeneration zwischen den Belastungen ist deshalb erfolgsentscheidend. Enzym-Hefezellen helfen mir dabei, immer meine volles Leistungspotenzial ausschöpfen zu können!"

Uwe Hochenwarter

Mountain-Bike-Profi (Kärnten/Österreich)

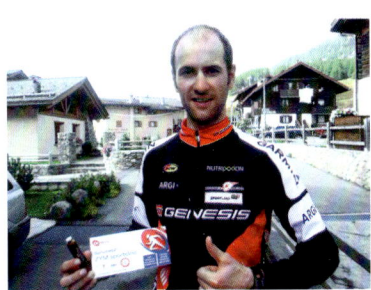

„Im Spitzensport muss der Körper täglich Höchstleistung bringen. Sowohl im Training als auch bei den Rennen. Die Ernährung spielt da eine große Rolle. Ich beschäftige mich sehr intensiv mit diesem Thema und versuche mich immer weiter zu verbessern und ernährungstechnisch mehr herauszuholen. Durch meinen Trainer bin ich auf das Enzym-Hefezell-Präparat Sanuzella® ZYM sportline gekommen und der Erfolg war unglaublich. Eine merklich bessere Regeneration sowie ein gesundes Immunsystem waren die Folge einer 1-Monats-Kur. Ich war den ganzen Winter über stabil. Jetzt nehme ich Enzym-Hefezellen natürlich regelmäßig."

Max Christiansen und Markus Suttner
Profispieler des Bundesligisten FC Ingolstadt 04

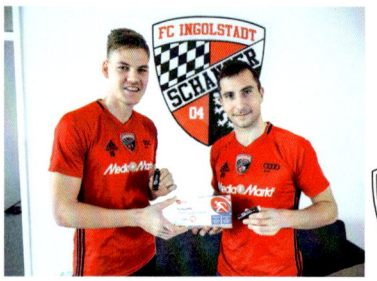
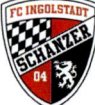

„Fußball ist eine Ganzjahres-Sportart. Hier muss die Leistung über die gesamte Saison stimmen. Daher sind schnelle, effektive Regenerationsphasen für den Erfolg entscheidend. Denn wenn das Training oder das nächste Spiel beginnt, bevor die Regeneration komplett abgeschlossen ist, hat das negative Auswirkungen auf Leistung und Immunsystem. Um die Regeneration zu unterstützen, nehmen wir seit einiger Zeit Sanuzella® ZYM sportsline mit Enzym-Hefezellen. Wir haben festgestellt, dass wir damit nach den Spielen schneller wieder fit sind."

Patrick Pflücke, Aaron Seydel, Devante Parker
Spieler 1. FSV Mainz 05 II

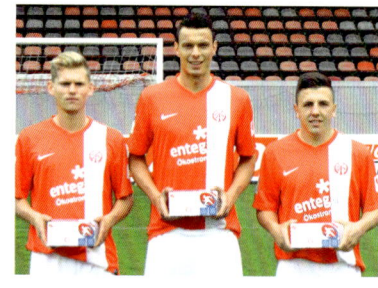
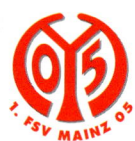

„Als Fußballer muss man bei jedem Wetter raus, da sollte man schon was für sein Immunsystem tun. Mit Enzym-Hefezellen fühlen wir uns auf der sicheren Seite."

Julia Richter
Mehrfache deutsche Meisterin und Goldmedaillengewinnerin im Rudern (Doppelvierer)

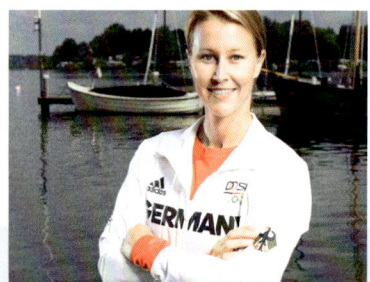

„Als Sommersportler muss man ganzjährig fit sein. Seit zwei Jahren vertraue ich auf Enzym-Hefezellen-Präparate wie Sanuzella® ZYM sportsline und kann mich in Trainings- und Wettkampfphasen auf mein Immunsystem voll und ganz verlassen. Aber Sanuzella unterstützt auch die Regeneration nach einem anstrengenden Arbeitstag im Boot, Kraftraum und der Uni. Nur so sind sportliche Höchstleistungen möglich."

Richard Schmidt

Seit 2009 Mitglied des Deutschlandachters (neun Goldmedaillen seit 2009 bei EM, WM oder Olympia!) sowie Athletensprecher des Deutschen Ruderverbandes (DRV) und in der Athletenkommission der WADA

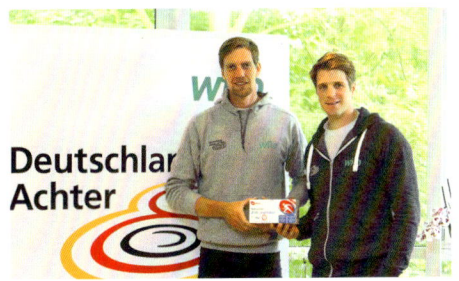

„Das nervigste vor einem Wettkampf ist, wenn man kurz vorher ausfällt. Da hilft nur Prävention. Gerade in trainingsintensiven Phasen ist man als Hochleistungssportler sehr gefährdet. Deshalb habe ich zur Trainingsvorbereitung das Enzym-Hefezell-Produkt Sanuzella® ZYM genommen. Dann konnte ich sicher sein, dass ich alle notwendigen Vitamine und Mineralstoffe aufnehme."

„Man will natürlich nicht kurz vor einem Wettkampf wegen einer Erkältung ausfallen. Deshalb sollte man als Hochleistungssportler in Bezug auf die Mikronährstoffzufuhr auf Nummer sicher gehen. Wir nehmen im Trainingslager täglich Enzym-Hefezellen, weil wir damit die besten Erfahrungen gemacht haben."

Kristof Wilke

Ruderer und ehemaliger Schlagmann des legendären Deutschlandachters

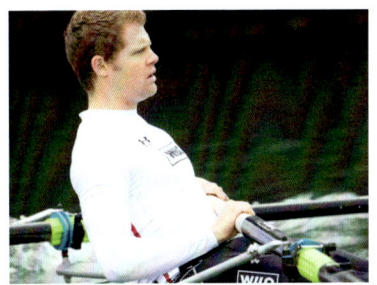

Josephine Obermann

Deutsche Curling-Nationalspielerin

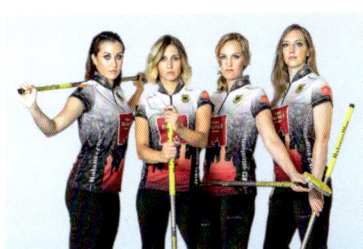

Die Deutsche Curling-Nationalmannschaft 2017
(v.l.n.r.: Analena Jentsch, Daniela Jentsch, Josephine Obermann, Pia-Lisa Schöll)

„Aufgrund der vielen Reisen und der hohen Belastung im Wettkampf war ich ständig erkältet. Zur Stärkung meines Immunsystems hat mir meine Ernährungsberaterin das Enzym-Hefezell-Präparat Sanuzella® ZYM sportsline empfohlen. Seit der Einnahme der Enzym-Hefezellen während der Wettkämpfe habe ich eine deutliche Stärkung meiner Abwehrkräfte festgestellt."

REZEPTTEIL

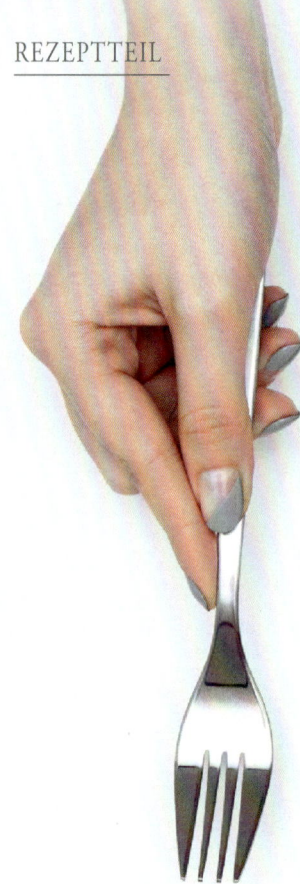

MIT MESSER UND GABEL
LEISTUNGS-STEIGERUNG
UNTERSTÜTZEN

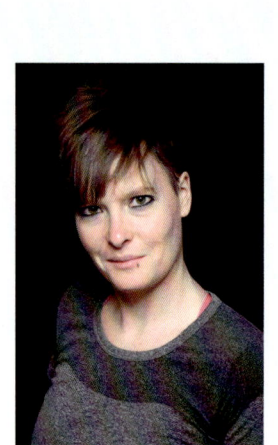

Anna Lena Böckel

Auch wenn Enzym-Hefezellen pur oder mit Wasser bzw. Saft eingenommen werden können, möchten wir Ihnen zum Schluss noch einige Rezepte vorstellen, in welche Enzym-Hefezellen hervorragend integriert werden und mit denen man eine Extra-Dosis Power bekommt – für mehr Leistung und eine schnellere Regeneration. Ausgearbeitet wurden die Rezepte von Anna Lena Böckel. Sie ist nicht nur seit Jahren eine der besten deutschen „Tower-Runner" (Treppenläuferinnen) in Deutschland – 2016 wurde sie Dritte beim deutschen Towerrunning-Cup, sondern auch ausgebildete Köchin, die in der Küche des Restaurants „Français" in Frankfurt gearbeitet hat, das für seine moderne französische Küche bekannt ist. Das Restaurant wurde dafür vom Guide Michelin mit einem Stern ausgezeichnet. In diesem Sinne: Guten Appetit!

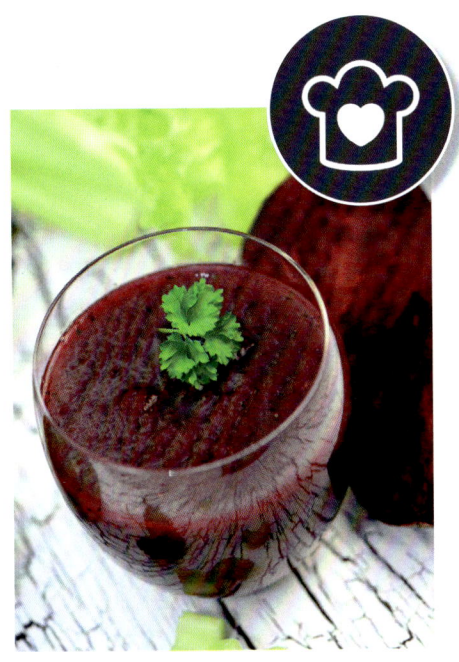
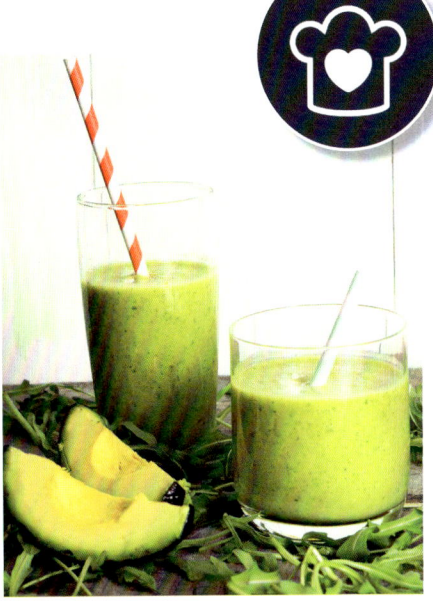
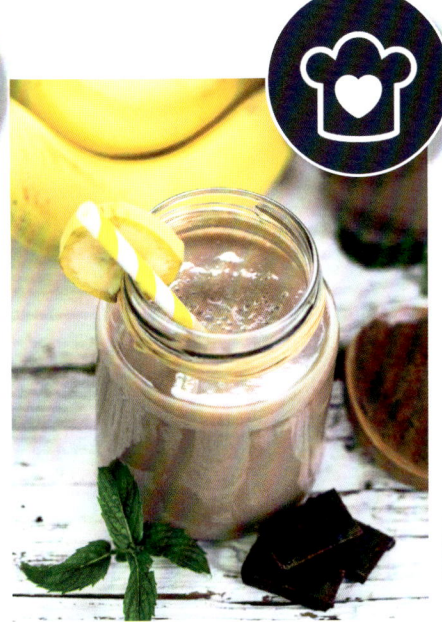

Rote Beete mit Spinat

Für ca. 400 ml Getränk

Zutaten:

100 ml	rote Beete Saft
250 ml	Orangensaft
50 g	Spinat, gewaschen
1 Ampulle	Sanuzella® ZYM sportsline

Zubereitung:

1. Säfte und Spinat in einem Mixer pürieren.
2. Anschließend Sanuzella® ZYM unterrühren.

Mango mit Rucola und Minze

Für ca. 330 ml Getränk

Zutaten:

250 ml	Mangosaft
50 ml	Möhrensaft
10 Blatt	Minze, gewaschen
20 g	Rucola, gewaschen
1 Ampulle	Sanuzella® ZYM sportsline

Zubereitung:

1. Säfte, Minze und Rucola in einem Mixer pürieren.
2. Anschließend Sanuzella® ZYM sportsline unterrühren.

Bananen-Buttermilch mit Kakao

Für ca. 350 ml Getränk

Zutaten:

250 ml	Buttermilch
6 g	Kakaopulver
1 Banane	
1 Ampulle	Sanuzella® ZYM sportsline

Zubereitung:

1. Buttermilch, Kakaopulver und die geschälte Banane in einem Mixer pürieren.
2. Anschließend Sanuzella® ZYM sportsline unterrühren.

REZEPTTEIL

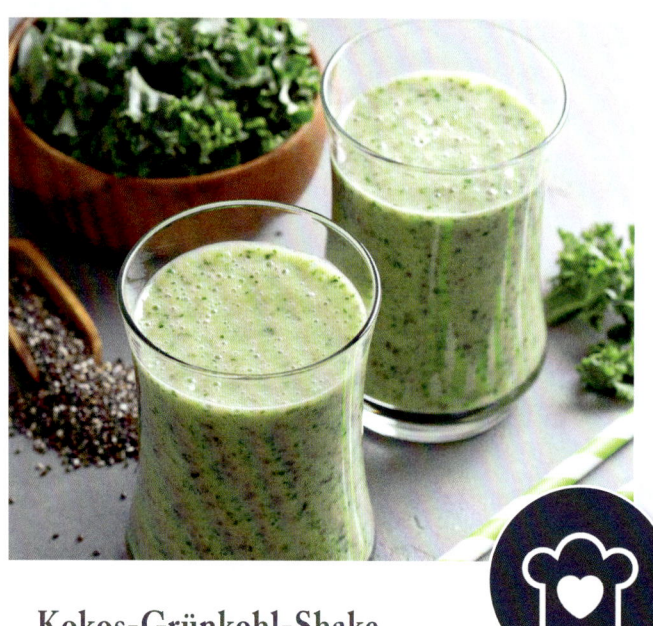

Kokos-Grünkohl-Shake

Für ca. 550 ml Getränk

Zutaten:

500 ml	Kokoswasser
45 g	Grünkohlblätter, gewaschen und von den Stielen entfernt
10 Blatt	Minze
Saft	einer halben Limette
1 Ampulle	Sanuzella® ZYM sportsline

Zubereitung:

1. Kokoswasser, Grünkohl, Minze und Limettensaft pürieren.

2. Anschließend Sanuzella® ZYM sportsline unterrühren.

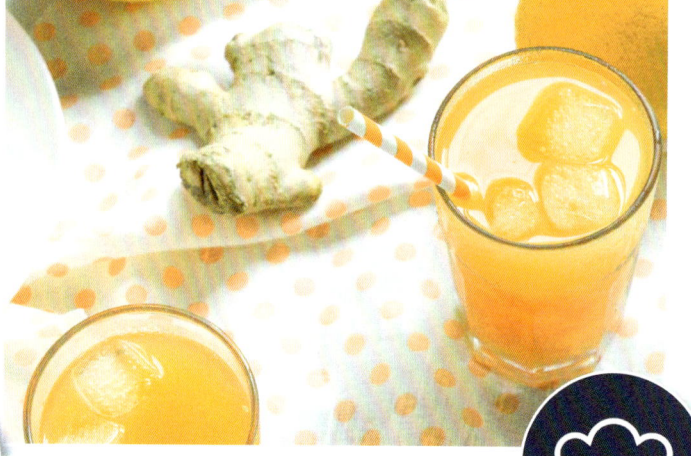

Orangen-Ingwer-Limonade

Für ca. 400 ml Getränk

Zutaten:

400 ml	frisch gepresster Orangensaft
1 EL	Honig
5 g	Ingwer, geschält und in dünne Scheiben geschnitten
1 Ampulle	Sanuzella® ZYM sportsline

Zubereitung:

1. Orangensaft, Honig und Ingwerscheiben erwärmen und rühren, bis der Honig sich gelöst hat.

2. Limonade abkühlen lassen, bis sie noch lauwarm ist. Ingwerscheiben entnehmen. Anschließend Sanuzella® ZYM sportsline einrühren und lauwarm genießen.

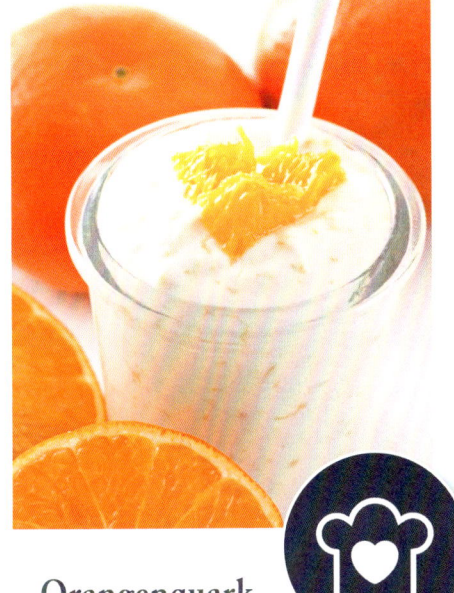
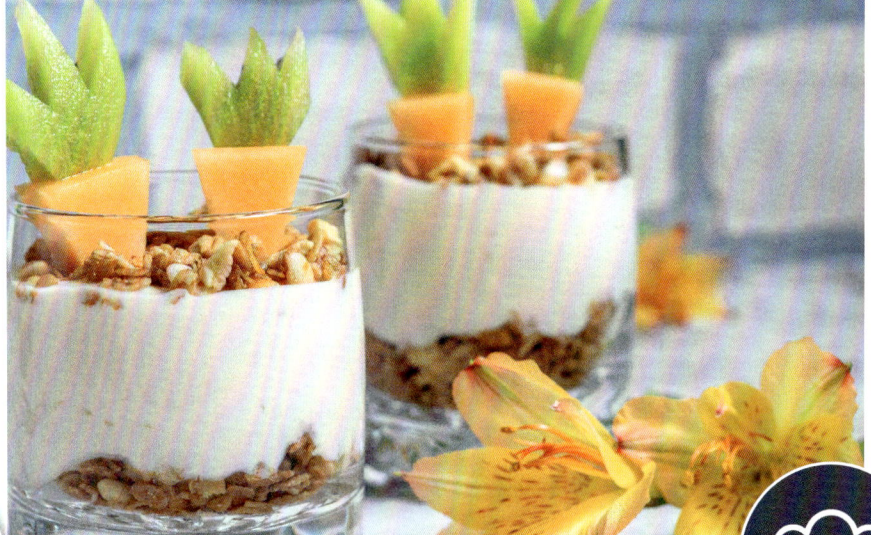

Orangenquark

Zutaten:

150 g	Magerquark
20 g	Orangenmarmelade
½ TL	Schalenabrieb einer unbehandelten Orange
1 Ampulle	Sanuzella® ZYM sportsline

Zubereitung:

Alle Zutaten miteinander verrühren.

Je nach Geschmack kann der Quark mit frischen Früchten und Nüssen verzehrt werden.

Frühstücksbrei

Zutaten:

3 EL	Frühstücksbrei, Sorte ist geschmacksabhängig
2 EL	geschrotete Leinsamen
½ EL	Kokosblütensirup
1 Ampulle	Sanuzella® ZYM sportsline

Zubereitung:

1. Frühstücksbrei, geschrotete Leinsamen und Kokosblütensirup in eine Schüssel geben.
2. Je nach gewünschter Sämigkeit mit der 2- bis 5-fachen Menge heißer Flüssigkeit aufgießen und gut verrühren. Je nach Geschmack kann dafür Milch, Pflanzenmilch oder Wasser verwendet werden.
3. 2 bis 5 Minuten quellen lassen.
4. Anschließend Sanuzella® ZYM sportsline unterrühren.
   Als Topping passen Mangowürfel, etwas Joghurt und geröstete Nüsse.

REZEPTTEIL

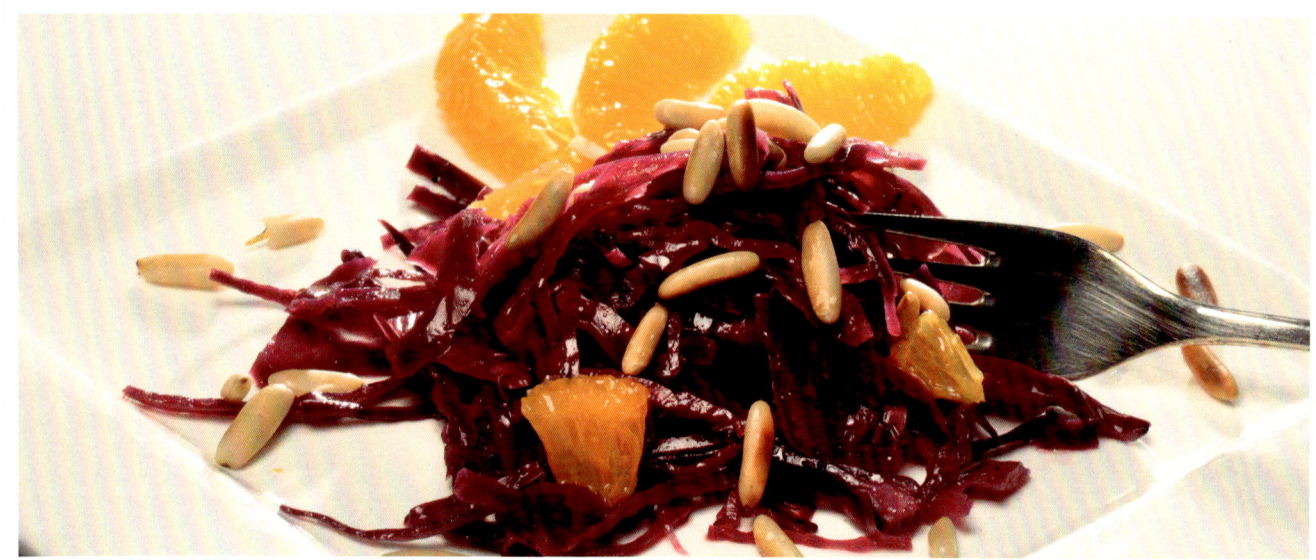

Rotkohl-Orangen-Salat

Zutaten:

150 g	Rotkohl, in feine Streifen geschnitten
1 kleine	Orange (ca. 200 g)
1 EL	Leinöl
1 EL	Reissirup
1 TL	Hanfsamen, geröstet
	Salz
1	Prise Zimt
1 Ampulle	Sanuzella® ZYM sportsline

Zubereitung:

1. Rotkohl in einer Schüssel mit etwas Salz vermengen und zur Seite stellen.

2. Die Orange mit einem scharfen Messer schälen, so dass keine weiße Schale mehr vorhanden ist. Filets mit dem Messer aus der Orange schneiden und dabei den Saft auffangen. Saft zur Seite stellen. Orangenfilets in kleine Stücke schneiden.

3. Sanuzella® ZYM sportsline, Leinöl, Zimt, 2 EL Orangensaft und Reissirup mit einander zu einem Dressing verrühren.

4. Dressing mit Rotkohl und Orangenstückchen vermengen und je nach Geschmack mit Salz abschmecken. Zum Schluss die gerösteten Hanfsamen über den Salat geben.

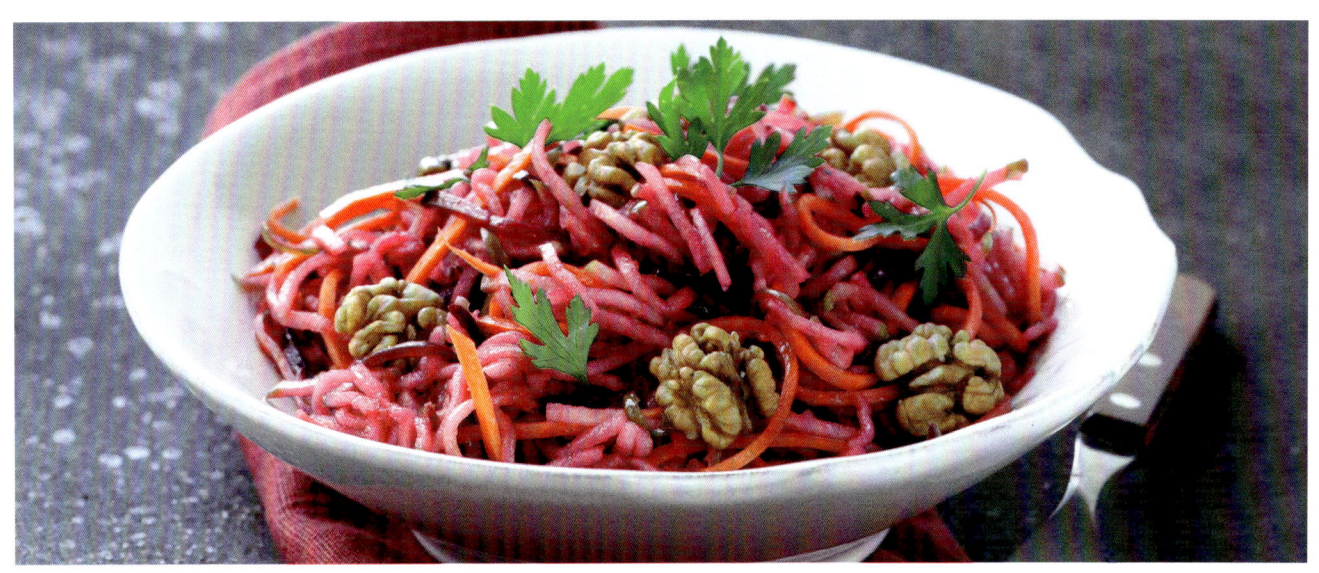

Karotten-Walnuss-Salat

Zutaten:

250 g	Karotten, geschält und geraspelt
1 EL	Walnussöl
2 EL	Mangosaft
1 EL	geschrotete Leinsamen
1 EL	Walnusskerne, grob gehackt
2	Stiele Petersilie, gehackt
1 Ampulle	Sanuzella® ZYM sportsline
	Salz

Zubereitung:

1. Karotten, Petersilie und Leinsamen in einer Schüssel vermengen.

2. Sanuzella® ZYM sportsline, Walnussöl und Mangosaft zu einem Dressing vermengen.

3. Dressing mit den Karotten vermengen. Je nach Geschmack mit Salz abschmecken.

4. Walnusskerne über den Salat geben.

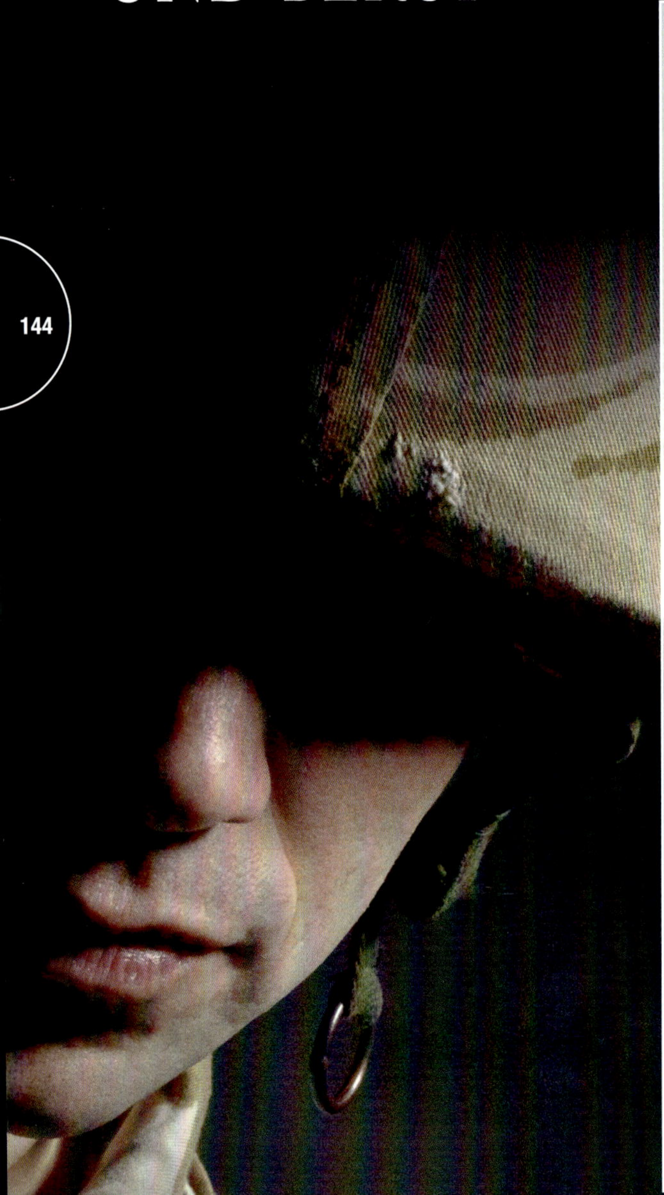

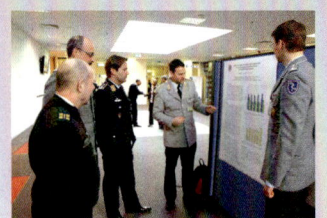
Abb. 20

Nicht nur als Sportler, auch im Beruf ist man oft hohen körperlichen und psychischen Belastungen ausgesetzt. Wenn Leistungsdruck und Stress durch eine falsche beziehungsweise unausgewogene Ernährung verstärken werden, kann es zu einer Unterdrückung des Immunsystems und einer erhöhter Infektanfälligkeit kommen. Weitere Folgen können Müdigkeit, Erschöpfung, Abgeschlagenheit und depressive Verstimmungen sein. Langfristig führen die durch Dauerstress (womöglich in Verbindung mit einem ungesunden Lebensstil und Übergewicht) ausgelösten entzündlichen Prozessen in Körper zu ernsthaften, chronischen Erkrankungen. Die Last durch freie Radikale ist dann ebenso hoch wie beim Sportler und sollte durch geeignete Ernährungsmaßnahmen abgefedert werden. Hierfür eignen sich Enzym-Hefezellen in besonderer Weise, weil sie die Regeneration nach Belastungsphasen und/oder Krankheitsphasen durch ihre nutritiven, antioxidativen und antientzündlichen Effekte beschleunigen und dazu beitragen, dass die negativen Auswirkungen der Belastung durch freie Radikale in Schach gehalten werden. Durch die Fülle an bioaktiven Inhaltsstoffen werden die Selbstheilungskräfte des Körpers aktiviert, die Entgiftung gefördert und die Zellatmung unterstützt.

Eine Berufsgruppe soll hier noch kurz besonders erwähnt werden, weil ihre Angehörigen ähnlich wie leistungsorientierte Sportler hohe körperliche und psychische Belastungen zu meistern haben: Soldaten. Sie müssen nicht nur mit schweren Rucksäcken stundenlange Gewaltmärsche bewältigen; sie sind darüber hinaus auch mit der Furcht vor Tod und Verwundung konfrontiert. Daher sind für Soldaten ein starkes Immunsystem, eine hohe Leistungsfähigkeit und eine schnelle Regeneration nach Einsätzen von großer Bedeutung. Kein Wunder, dass das Interesse bei Wehrmedizinern an Enzym-Hefezellen groß ist. Auch unter Soldaten sind viele regelmäßige Anwender von Enzym-Hefezellen – Bundeswehrapotheken gehören zu den Bestellern von Enzym-Hefezell-Präparaten. Abb. 20 zeigt die Vorstellung einer Studie zur Wirkung von Enzym-Hefezellen auf dem Wehrmedizinischen Kongress der CIOMR (Confédération Interalliée des Officers Médicaux de Réserve) in Brüssel.

HÄUFIG GESTELLTE FRAGEN
ZU ENZYM-HEFEZELLEN

Wie sollte man Präparate mit Enzym-Hefezellen einnehmen?

Bei Enzym-Hefezell-Präparaten handelt es sich um Konzentrate, die verdünnt mit einem Getränk der persönlichen Wahl genommen werden. Wer den Geschmack der Hefe nicht so mag, sollte die Enzym-Hefezellen mit Fruchtsaft mischen. Die Einnahme erfolgt am besten zusammen mit einer (Zwischen-)Mahlzeit.

Wie lange können Enzym-Hefe-Präparate eingenommen werden?

Alle Präparate mit Enzym-Hefezellen können ohne Bedenken dauerhaft eingenommen werden. Eine Einnahmepause ist nicht erforderlich. Da freie Radikale gerade bei sportlicher Betätigung laufend in den Körperzellen entstehen oder von außen (z.B. Umweltgifte) zugeführt werden oder auch ein Mangel an bestimmten lebenswichtigen Stoffen vorkommt, ist es daher sinnvoll, Enzym-Hefezellen dauerhaft zu nehmen. Auch mehrmalige 6-wöchige Kuren jährlich sind sinnvoll. Insbesondere in den Trainingsphasen vor Wettkämpfen sollten die Enzym-Hefezellen täglich eingenommen werden. Konkrete Vorschläge finden Sie in Kapitel 6 und 8.

Vermehren sich die Hefen von Enzym-Hefezellen-Präparaten im Darm?

Die Hefen der Enzym-Hefezellen-Präparate sind nicht vermehrungsfähig. Die Entstehung eines „Blähbauchs" durch Enzym-Hefezellen ist also ausgeschlossen.

Fördern die Enzym-Hefezellen das Wachstum von Pilzen im Darm?

Nein, die Enzym-Hefezellen stärken sogar die Abwehrkraft des Darmes. Die in den Präparaten eingesetzten Hefen sind Saccharomyces-Arten (z.B. Saccharomyces cerevisiae) und haben mit pathogenen Pilzen wie bestimmten Arten des Candida albicans nichts zu tun, außer dass sie ebenfalls zu den Hefen zählen. Die für die Herstellung von Enzym-Hefezellen verwendeten Hefen werden als nicht krankmachende Hefen (apathogene Hefen) bezeichnet. Im Gegensatz zu Candida albicans stimulieren diese Hefen auf verschiedene Weise (Phagozytose, IgA-Produktion) das Immunsystem und helfen so, eine Ausbreitung von Candida albicans zu verhindern. Auch über ihre Nähr- und Wirkstoffgehalte (Enzyme, B-Vitamine, Mineralstoffe, Spurenelemente u.a.) leisten Enzym-Hefezellen einen wertvollen Beitrag zur Ernährung, vor allem auch bei einem Befall von Candida. Präparate mit Enzym-Hefezellen sind somit bei einer Candida-Erkrankung sogar zu empfehlen.

Sind Präparate mit Enzym-Hefezellen geeignet für Kinder, Schwangere und Stillende?

Da Enzym-Hefepräparate als natürliches Konservierungsmittel einen geringen Anteil an natürlichem Gärungsalkohol zwischen 8 und 12 % vol. enthalten, kann Kindern, Schwangeren, Stillenden und alkoholabhängigen Personen nicht empfohlen werden.

Enthalten die Präparate mit Enzym-Hefezellen Lactose?

Alle Präparate mit Enzym-Hefezellen sind frei von Lactose (Milchzucker) und Milcheiweiß.

Enthalten die Präparate mit Enzym-Hefezellen Gluten?

Alle Präparate mit Enzym-Hefezellen sind frei von Gluten.

Enthalten die Präparate mit Enzym-Hefezellen Histamin?

Die Präparate mit Enzym-Hefezellen enthalten kein Histamin.

Führt die Einnahme von Enzym-Hefezellen zu Neben- oder Wechselwirkungen?

Enzym-Hefezellen werden seit fast 50 Jahren angeboten. Es sind bisher keine Neben- oder Wechselwirkungen bekannt geworden. Bei gesunden Personen besteht keine Einschränkung. Personen mit einer äußerst selten vorkommenden Hefe-Allergie sollten von der Einnahme absehen. Gichterkrankte sollten in ihrer täglichen Ernährung den natürlichen Puringehalt der Hefe berücksichtigen. Enzym-Hefezellen enthalten pro 30 ml etwa 41 mg Harnsäure. Auch Diabetiker können Enzym-Hefezellpräparate einnehmen, sollten jedoch die entsprechenden Broteinheiten anrechnen.

Führen Präparate mit Enzym-Hefezellen zu einer Gewichtszunahme?

Präparate mit Enzym-Hefezellen enthalten nur einen Bruchteil der empfohlenen täglichen Kalorienzufuhr. So etwa enthält z.B. eine Tageseinnahme (30 ml) Zell Oxygen® plus nur 272 kJ (65 kcal); genau so viel wie ein Apfel.

Welche Produkte enthalten Enzym-Hefezellen?

Das bekannteste Produkt für Sportler ist Sanuzella® ZYM sportsline. Daneben gibt es Zell Oxygen®, Zell Oxygen® plus für die tägliche Unterstützung der Zellatmung, Zell Oxygen® Immunkomplex für das Immunsystem, Zell Oxygen® anti-aging für den Zellschutz und Zell Oxygen® formula speziell für den weiblichen Organismus.

BEZUGSQUELLEN

Präparate mit Enzym-Hefezellen (z.B. das Sportler-Produkt Sanuzella® ZYM sportsline oder das Immunpräparat Zell Oxygen® Immunkomplex) sind erhältlich in Apotheken und Reformhäusern oder bei der Firma:

Dr. Wolz Zell GmbH
Marienthaler Str. 3
65366 Geisenheim
unter
www.wolz.de
Tel.: 06722-56100

Regelmäßige Informationen zu Neuigkeiten rund um Enzym-Hefezellen finden Sie in diesem Blog:

http://enzymhefezellen.blogspot.de

GLOSSAR

aerob	Stoffwechselvorgang mit Sauerstoff
anaerob	Stoffwechselvorgang ohne Sauerstoff
Antioxidantien, antioxidativ	Substanzen (auch Oxidationshemmer oder Radikalfänger), die in der Lage sind, freie Radikale zu binden
Bioverfügbarkeit	Bezeichnet Menge eines Wirkstoffes, die nach Verdauungsprozess und Zirkulation im Blut tatsächlich am eigentlichen Wirkort (z.B. Organ) ankommt
Coenzyme	„Hilfs-Enzyme", die im Stoffwechsel oft nötig sind, damit Enzyme ihre Wirkung entfalten können
Darmflora	Gesamtheit der im Darm lebenden Pilze und Bakterien. Eine gesunde Darmflora ist wichtig für das Immunsystem.
DNA	Desoxyribonukleinsäure – Träger der genetischen Informationen innerhalb der Zelle
Enzyme	Eiweißstoffe, die Stoffwechselreaktionen steuern
fermentierte Lebensmittel	Lebensmittel aus rohen oder erhitzten Lebensmittelrohwaren pflanzlichen oder tierischen Ursprungs mit charakteristischen Eigenschaften, die wesentlich von Mikroorganismen und/oder Enzymen beeinflusst wurden
Fibrinogen	Gerinnungseiweiß
Freie Radikale	Instabile und hoch reaktive Atome, die Zellmembrane schädigen und DNA zerstören
Gastrointestinaltrakt	Hauptteil des Verdauungsapparates (von der Speiseröhre bis zum Anus)
Glutathion	Tripeptid, das als eines der stärksten natürlichen Antioxidantien gilt
Glutathionperoxidase	Enzym, das die Abwehr von oxidativem Stress unterstützt
Glykogen	Im menschlichen und tierischen Organismus vorliegende Speicherform der Kohlenhydrate
Glykämischer Index	Maß zur Bestimmung der Wirkung eines kohlenhydrathaltigen Lebensmittels auf den Blutzuckerspiegel.
Hefe	Einzelliger Pilz mit zahlreichen gesundheitsfördernden Eigenschaften
Hypertrophie	Größenzunahme eines Organs oder eines Gewebes durch Zellvergrößerung.
hypoglykämisch	mit zu niedrigem Blutzuckerwert (umgangssprachlich: „unterzuckert")
Hyponatriämie	Elektrolytstörung (zu niedrige Natriumkonzentration im Blutserum)
Immunglobuline (IgA)	Antikörper (Abwehrzellen), die sich an Krankheitserreger anheften und sie auf diese Weise markieren, so dass sie von den Fresszellen gefunden und gefressen werden können.
Immunmodulation	Positive Beeinflussung des Immunsystems durch bestimmte Substanzen (z.B. Enzym-Hefezellen)
Interstitialflüssigkeit	Gewebsflüssigkeit (z.B. Lymphe)
isokalorisch	Gleicher Kaloriengehalt
kardiovaskulär	das vom Herzen ausgehende Gefäßsystem betreffend
Kompartiment	gedanklich konstruierter oder räumlich darstellbarer Teilbereich des menschlichen Körpers bzw. seiner Elemente
Laktat	Endprodukt der anaeroben Glykolyse (Lactate = Salze und Ester der Milchsäure)
Lipophyse	Freisetzung von Fettdepots
Low Carb	Ernährung mit geringem Anteil an Kohlenhydraten
Lymphozyten	Weiße Blutkörperchen, die im Immunsystem eine wichtige Rolle spielen
Makrophagen	Sonderform der weißen Blutkörperchen (Fresszellen), die Fremdkörper und Zelltrümmer abbauen, sind auch an der Abwehr von Entzündungen beteiligt
Mediator	Botenstoff
Mitochondrien	Zellbestandteile, die zur Energiegewinnung der Zelle dienen („Zellkraftwerke")
ORAC	Messeinheit, um die Fähigkeit von Lebensmitteln zu messen, freie Radikale zu binden (Oxygen Radical Absorbance Capacity)
Osmolarität	Konzentration osmotisch wirksamer Substanzen pro Liter Lösung
Osmose	Vorgang, wenn ein Lösungsmittel durch eine durchlässige Scheidewand von einer schwächeren in eine stärkere Lösung gelangt und auf diese Weise einen Konzentrationsausgleich bewirkt.
pathogen	krankmachend
Polysaccharide	Langkettige Kohlenhydrate
Probiotika, probiotisch	Lebensmittel mit lebenden Mikroorganismen (z.B. Fermentierte Lebensmittel), die einen positiven Effekt auf die Darmflora und die Gesundheit haben
Proteine	Eiweiß – aus Aminosäuren zusammengesetzte Naturstoffe des Körpers, die vielfältige Funktionen im Körper erfüllen
Rehydration	Ersatz von Wasser und Elektrolyten
Sauerstoff-Enzym-Fermentation	Herstellungsverfahren für die Enzym-Hefezellen
Semipermeabilität	Halbdurchlässigkeit (Bezeichnung für die Eigenschaft von Bio-Membranen)
Sepsis	Durch Infektion ausgelöste lebensbedrohliche, komplexe systemische Immunreaktion
Sauerstoffmangelsyndrom	Durch freie Radikale verursachte Schädigung der Mitochondrien und damit der Zellatmung
Thrombozyten	Blutplättchen; dienen der Blutgerinnung
Vitalstoffe	Bezeichnung für alle für die Gesundheit des menschlichen Organismus notwendigen oder förderlichen Substanzen (außer Eiweiß, Kohlenhydrate und Fett)
Zelle	Grundlegende Einheit aller Lebewesen
Zytokine	Proteine, die für die Kommunikation der Immunabwehrzellen (Leukozyten) untereinander notwendig sind

ABKÜRZUNGSVERZEICHNIS

Abb.	Abbildung
ATP	Adenosintriphosphat
AST	Aspartat-Aminotransferase
BCAA	branched chain amino acids
Ca	Calcium
CK	Creatinkinase
DGE	Deutsche Gesellschaft für Ernährung e.V.
DISE	Deutsches Institut für Sporternährung e.V.
DNA	Desoxyribonukleinsäure
DRV	Deutscher Ruderverband
EW	Eiweiß
Fe	Eisen
g	Gramm
GI / Glyx	Glykämischer Index
GL	Glykämische Last
GOT	Glutamat-Oxalacetat Aminotransferase
h	Stunde
Ig	Immunglobulin
kcal	Kilokalorien
kg	Kilogramm
KH	Kohlenhydrate
KJ	Kilojoule
mg	Milligramm
L	Liter
LOGI	Low Glycemic and Insulinemic
NADH	Nicotin(säure)amid-Adenin-Dinukleotid
OPC	Oligomere Proanthocyanidine
ORAC	Oxygen Radical Absorbance Capacity
PRAL	Potential Renal Acid Load
sIL2R	solubler IL2-Rezeptor
SOD	Superoxiddismutase
Tab.	Tabelle
UEFA	Europäische Fußball-Union
WADA	Welt-Anti-Doping-Agentur

LITERATUR

Adeva MM, Souto G:Diet-induced metabolic acidosis. Clin Nutr 2011 30: 416-421

American College of Sports Medicine (ACSM), ACSM Position Statement 2016; 551-552, http://www.acsm-msse.org

Arnold W, Flöck K, Hirschmann L, Ottersbach J, Wagner G: Sport und Ernährung, Teil II, VFED aktuell, Aachen, 2010, (119) 11-21

Bankhofer, H. u. Oldhaver, M.: Gesund werden, gesund bleiben mit frischen Enzym-Hefezellen. Versorgen, stärken, entgiften. Wiesbaden 2013

Bauer S. et al: Zur Bedeutung der Ernährung für das Gehirn als „Generator und Rezeptor im (Leistungs-) Sport. Journal of Lipid Research 1993, 237-247.

Berg A, König D, Halle M, Grathewohl D, Berg A, Weinstock C, Northoff H, Keul J.: Wirkung eines biologischen Kombinationspräparates auf Enzym-Hefezellbasis auf Muskelstress und Immunsystem. Sonderdruck aus der Deutschen Zeitschrift für Sportmedizin 1997; 48 (11/12): 1–7

Berg A.: Hefe macht's möglich. Schnellere Regeneration durch Enzym-Hefezellen. Sonderdruck in

Bergström I, Hermansen L, Hultmann E, Saltin B: Diet, Muscle Glycogen and Physical Performance. Acta Physiol. Scand., 1967, 71, 140-150

Böckel A, Schröder U, Wagner G: Fit mit Kokos, pala-verlag, 2016

Buist, R.: Sauerstoffmangelsyndrom. Eine Aufgabe für Enzym-Hefezellen. 3. Aufl. Wiesbaden 2015

Bönnhoff N, Ohlmer I, Schröder U, Wagner G: Neurotrition – Wie die Ernährung die Gehirnaktivitäten und die geistige Leistungsfähigkeit beeinflusst. In: Lehrl S, Wagner G, Gräßel E: Geistig fit in Schule, Beruf und Alltag, Kopaed-Verlag München, 2017, 121-138

Brouns F: Mikronährstoffe und Sporternährung. In: Die Ernährungsbedürfnisse von Sportlern. Springer, 1993, 71-113.

Clark, A. et Mach, N.: Exercise-induced stress behavior, gut-microbiota-brain axis and diet: a systematic review for athletes. J Int Soc Sports Nutr. 2016 Nov 24;13:43. eCollection 2016.

Dartsch C.: Tierversuchsfreie zellbiologische Untersuchungen zu förderlichen Wirkeffekten von „Sanuzella" ZYM sportsline". Testbericht und Fachinformation (für Angehörige der Heilberufe nach § 12 LFGB). 15.11.2010

Dartsch C.: Tierversuchsfreie zellbiologische Untersuchungen zu förderlichen Wirkeffekten von „Zell Oxygen" Immunkomplex Dr. Wolz". Testbericht und Fachinformation (für Angehörige der Heilberufe nach § 12 LFGB). Innovations in Food Technology 2010

Deibert P, König D, Schaffner D, Stensitzky-Thielemans A, Fink B, Berg A.: Wirkung einer Nahrungsergänzung auf Basis von Enzym-Hefezellen auf Immunreaktion und oxidativen Stress bei klinisch gesunden Personen. Posterpräsentation im Rahmen der „7. Jahrestagung der DGKL" in Mannheim 2010. Clin Chem Lab Med 2010; 49: A103–104

Deibert P, König D, Schaffner D, Stensitzky-Thielemans A, Fink B, Berg A.: Wirkung einer Nahrungsergänzung auf Basis von Enzym-Hefezellen auf den oxidativen Stress bei klinisch gesunden Personen.

Deutsches Institut für Sporternährung (DiSE) e.V., Dr. Wolz Zell GmbH: Gemüse- und Obstverzehr in Deutschland. Ergebnisse einer repräsentativen Umfrage zum Ernährungsverhalten 2016, Ergebnisdarstellung der Ergebnisse der Befragung durch das Marktforschungsinstitut TNS Infratest.

Döll, M.: Entgiftung und Antiaging. Sonderdruck aus Heft 5/2004 „Erfahrungsheilkunde"

Döll M.: Hefe – Renaissance eines alten Naturheilmittels. In: Erfahrungsheilkunde 5 (2002), Sonderdruck

Dörling E.: Erhaltung der Leistungsfähigkeit, Vitalisierung, Leistungstraining und Minderung von altersbedingten Abbauerscheinungen. HP-Heilkunde 1983; Sonderausgabe Hamm

Dörling E.: Anwendungsbeobachtung Sanuzella plus. Hamburg 1991

Dörling E.: Untersuchungen Zell Oxygen – Sauerstoffpartialdruck. Hamburg 1991

Dörling E.: Untersuchungen Zell Oxygen – Oxydationsniveau. Hamburg 1991

Edge J, Bishop D, Goodman C: Effects of chronic $NaHCO_3$ ingestion during interval training on changes to muscle buffer capacity, metabolism, and short-term endurance performance. J Appl Physiol 2006 (101) 918-925

Esche J et al.: Higher diet-dependent renal acid load associates with higher glucocorticoid secretion and potentially bioactive free glucocorticoids in healthy children. Kidney Int. 2016 May 7, doi: 10.1016/j.kint.2016.02.033

Ganzenhuber, P. (Chefkoordinator der Skischule Stams): Anwendungsbeobachtung zu Zell Oxygen® mit Sportlern der Nationalmannschaft der österreichischen Skispringer. Stams/Österreich 1993

Gleeson, M.; Bishop, N.C.; Struszczak, L.: Effects of Lactobacillus casei Shirota ingestion on common cold infection and herpes virus antibodies in endurance athletes: a placebo-controlled, randomized trial. Eur J Appl Physiol. 2016 Aug; 116(8):1555-63. doi: 10.1007/s00421-016-3415-x. Epub 2016 Jun 13.

Gorgos, R. u. Wolz, G.: Beta-Glucane und Immunsystem. Sonderdruck aus Heft 10/2005 „Erfahrungsheilkunde"

Hagemann, P.: Enzym-Hefezellen in Prävention und Therapie. Der Haug Report Präparat. Stuttgart 2011

Hamm M, Berg A.: Fit-Faktor Enzym-Hefezellen. Stuttgart: Haug; 2006

Institut Prof. Dr. Georg Kurz GmbH. Prüfbericht Zell Oxygen® Immunkomplex Dr. Wolz vom 22.7.2010

Irmler B, Wolz G: Geistige Fitness durch Nahrungsergänzung steigern. In: Lehrl S, Wagner G, Gräßel E: Geistig fit in Schule, Beruf und Alltag, Kopaed-Verlag München, 2017, 157-163

Irmler B, Wolz G, Wagner G: Obst- und Gemüseverzehr – Wunsch (Empfehlung), Wirklichkeit und Lösungsansätze. VFED, Sonderheft 2017 Fit im Alter, 47-49

Jettke R.: Nahrungsergänzungsmittel im Sport. Auswertung einer Studie zur Wirkung eines biologischen Hefeenzym-Kombinationspräparates auf die Regeneration junger leistungsorientierter Rudersportler. [Diplomarbeit an der Hochschule für Angewandte Wissenschaften Hamburg, Fachbereich Ökotrophologie]. Hamburg: 2003

König D, Keul J, Northoff H, Halle M, Berg A. Einfluss einer 6-wöchigen Saftintervention mit enzymaktiven Hefezellen un Christian.Laetzig@distribook.de d Antioxidantien auf Belastungsstress und Antioxidantienstatus. Sonderdruck aus der Wiener Medizinischen Wochenschrift 1999; 149 (1): 13–18

Lehrl S, Wagner G: Leistungssport für den Kopf, 1998, Vless-Verlag

Lehrl S, Wagner G, Schröder U: Die optimale Trinkmenge für die maximale geistige Leistungsfähigkeit. Der Allgemeinarzt, 1999, 7, 664-667

Lehrl S, Wagner G, Gräßel E (Hrsg.): Geistig fit in Schule, Beruf und Alltag, Kopaed-Verlag München, 2017

Ostojic S; Stojanovic M: Hydrogen-Rich Water Affected Blood Alkalinity in Physically Active Men. Research In Sports Medicine 2014 Vol. 22 , (1) 49-60

Ottersbach J, Wagner G: Sport und Ernährung, Teil I, VFED aktuell, Aachen, 2010 (118) 5-17

Pereda Gonzales P. Estudio a doble ciego de la efectividad de Sanuzella ZYM sobre la capacidad fisica en el hombre. Valladolid; 1999

Reglin F.: Enzymhefepräparate: wertvolle Unterstützung für Zellatmung und Immunsystem. In: PRAXIS-telegramm 5 (1998), Sonderdruck

Roberts, J.D. et al.: An Exploratory Investigation of Endotoxin Levels in Novice Long Distance Triathletes, and the Effects of a Multi-Strain Probiotic/Prebiotic, Antioxidant Intervention. Nutrients. 2016 Nov 17;8(11). pii: E733.

Schamhart, H.J. u. van Wijk, R.: Wirkung von Zell Oxygen und globale Richtlinien. (Fachgruppe Molekular Zellbiologie Reichsuniversität Utrecht)

Schröder U.: Richtige Ernährung reduziert Verletzungsrisiko. Olymp. Jugend, 1997, 42 (2), 14-15

Schröder U, Wagner G: Bedeutung des Trinkens für die mentale Leistungsfähigkeit. Deutsche Zeitschrift für Sportmedizin 2001, (52) 2, 80

Spiller, W.: Lebensaktive Enzyme. Das Power-Prinzip der Gesundheit. 2. Aufl. Weil der Stadt 2001

Spiller, W.: Anwendungsstudie bei Immundefizienz mit der Behandlung von Zell Oxygen® Immunkomplex. Villingen-Schwenningen: 2011

Strasser, B. et al.: Probiotic Supplements Beneficially Affect Tryptophan-Kynurenine Metabolism and Reduce the Incidence of Upper Respiratory Tract Infections in Trained Athletes: A Randomized, Double-Blinded, Placebo-Controlled Trial. Nutrients. 2016 Nov 23;8(11). pii: E752.

Wagner G: Basen-Balance, swim & more 2016 (10) 41

Wagner G: Schulverpflegung und mentale Leistungsfähigkeit. Ernährung und Medizin (e+m), 2009 (24) 197-199

Wagner G, Schröder U: Der Fußball und die Ernährung, UEFA Fußballweltmeisterschaft 2012, 2012, Springer, 32-35

Wagner G, Peil J, Schröder U: Trink Dich fit, 2011, pala-verlag Darmstadt

Wagner G, Schröder U: Essen Trinken Gewinnen, 2012, pala-verlag Darmstadt

Wagner G, Schröder U, Campo dell Orto, M: Hydrogencarbonat, Sportärztezeitung, 2017 (3) 1, 86-91

Wagner G, Lehrl S, Eissing G: Erhöhung des Kreativitätsniveaus durch gehirngerechte Ernährung. In: Mehlhorn G, Schöppe K und Schulz, F (Hrsg.): Begabungen. Entwicklung und Kreativität fördern. 2015, Kopaed-Verlag München, 625-649

Watzl B, Leitzmann C: Bioaktive Substanzen in Lebensmitteln. Hippokrates-Verlag Stuttgart, 1995

Westenhoefer J, Bellisle F, Blundell J: Passclaim – mental state and performance: European Journal of Nutrition, 2004, (43) Suppl.2, 85-117

World Cancer Research Fund (WCRF), American Institute for Cancer Research (AICR) (Hrsg): Food, nutrition, physical activity, and the prevention of cancer: a global perspective. 2007, Washington DC

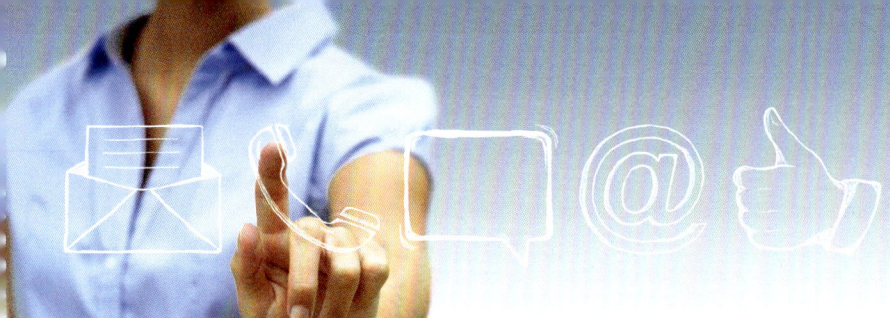

Sportärzte

Sportklinik Bad Nauheim MCI GmbH

Dr. med. Johannes M. Peil
Dr. med. Marco Campo dell' Orto

In der Aue 30–32
61231 Bad Nauheim
info@sportklinik-badnauheim.de
www.sportklinik-badnauheim.de

Institut für Leistungsdiagnostik und Sporttraumatologie

Prof. Dr. med. Peter W. Billigmann

Hohenzollernstraße 34
56068 Koblenz
Telefon: 0261 9635090
Telefax: 0261 96350929
E-Mail: DrSpoMed@aol.com
www.ilsinfo.de

Rheingaupraxis Oestrich-Winkel Dr. med. Ulrich Kau

Facharzt für Allgemeinmedizin und Sportmedizin

Gartenstraße 4
65375 Oestrich-Winkel
Tel.: 06723 3425
Fax: 06723 889539
E-Mail: info@rheingaupraxis.de
www.rheingaupraxis.de

Prof. Dr. med. Florian Pfab Sportarzt

Gemeinschaftspraxis im Kloster

Telefon: 089 832008-9
Planegger Str. 6
81241 München (Pasing)
www.tittus-wenk-ibarra.de

Dr. med. Thorsten Rarreck Facharzt für Orthopädie

Sportmedizin · Naturheilverfahren · Gesundheitsförderung und Prävention · Orthomolekulare Medizin · Chirotherapie · Physikalische Therapie

Hochstraße 19 (Eingang Nienhofstr.)
45894 Gelsenkirchen
Tel.: 0209 3188348
Fax: 0209 3188350
E-Mail: info@dr-rarreck.de
www.dr-rarreck.de

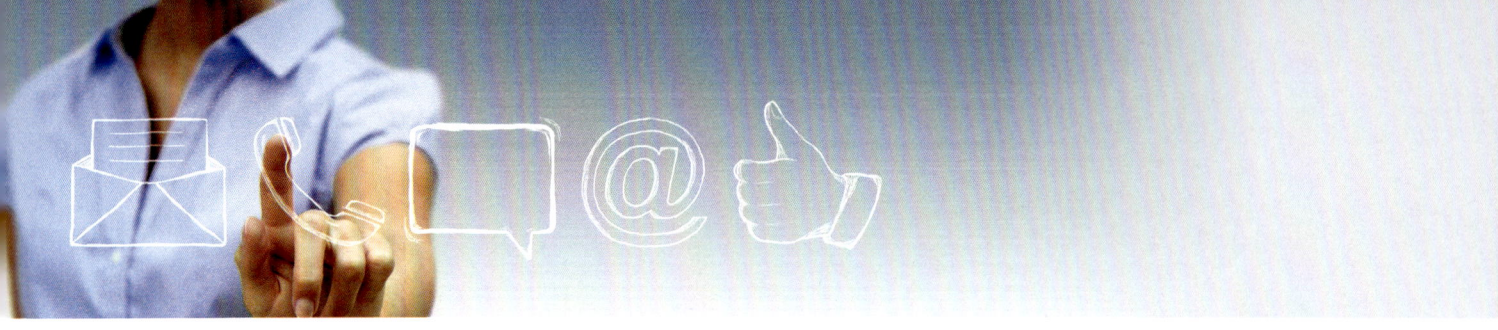

Ernährungsberatung

Deutsches Institut für Sporternährung e.V.

In der Au 30–32
61231 Bad Nauheim
Tel.: 06032 71200
Fax: 06032 71201
E-Mail: info@dise.online
www.dise-online.de

Andrea Stensitzky-Thielemans

Ernährungsberatung und Diättherapie
Diätassistentin / Ernährungsberaterin/DGE
Olympiastützpunkt Freiburg/Schwarzwald
Betriebliches Gesundheitsmanagement

Gutenbergstr. 1 D
65321 Heidenrod
Tel.: 06124 726594

Verbände, Vereine und Institutionen

Gesellschaft für Gehirntraining e.V.

Dr. Siegfried Lehrl (Erster Vorsitzender)

Postfach 1420
85555 Ebersberg
Tel.: 08092 864930
Fax: 08092 864950
E-Mail: info@gfg-online.de
www.gfg-online.de

Deutscher Ruderverband

Ferdinand-Wilhelm-Fricke-Weg 10
30169 Hannover
Tel.: 0511 98094-0
Fax: 0511 98094-25
E-Mail info@rudern.de
www.rudern.de

Baden-Württembergischer Triathlonverband e.V.

Fritz-Walter-Weg 19
70372 Stuttgart
Tel.: 0711 28077-350
Fax: 0711 28077-353
E-Mail: info@bwtv.de
www.bwtv.de

Deutscher Curling-Verband e.V.

Am Eisstadion 1
87629 Füssen
Tel.: 08362 300177
Fax: +49 8362 / 300178
E-Mail: fuessen@curling-dcv.de
www.curling-verband.de

FC Ingolstadt 04

Am Sportpark 1b
85053 Ingolstadt
Tel.: 0841 88557-0
Fax: 0841 88557-126
E-Mail: info@fcingolstadt.de
www.fcingolstadt.de

1. FSV Mainz 05 e. V.

Isaac-Fulda-Allee 5
55124 Mainz
Tel.: 06131 375500
Fax: 06131 3755033
E-Mail: info@mainz05.de
www.mainz05.de

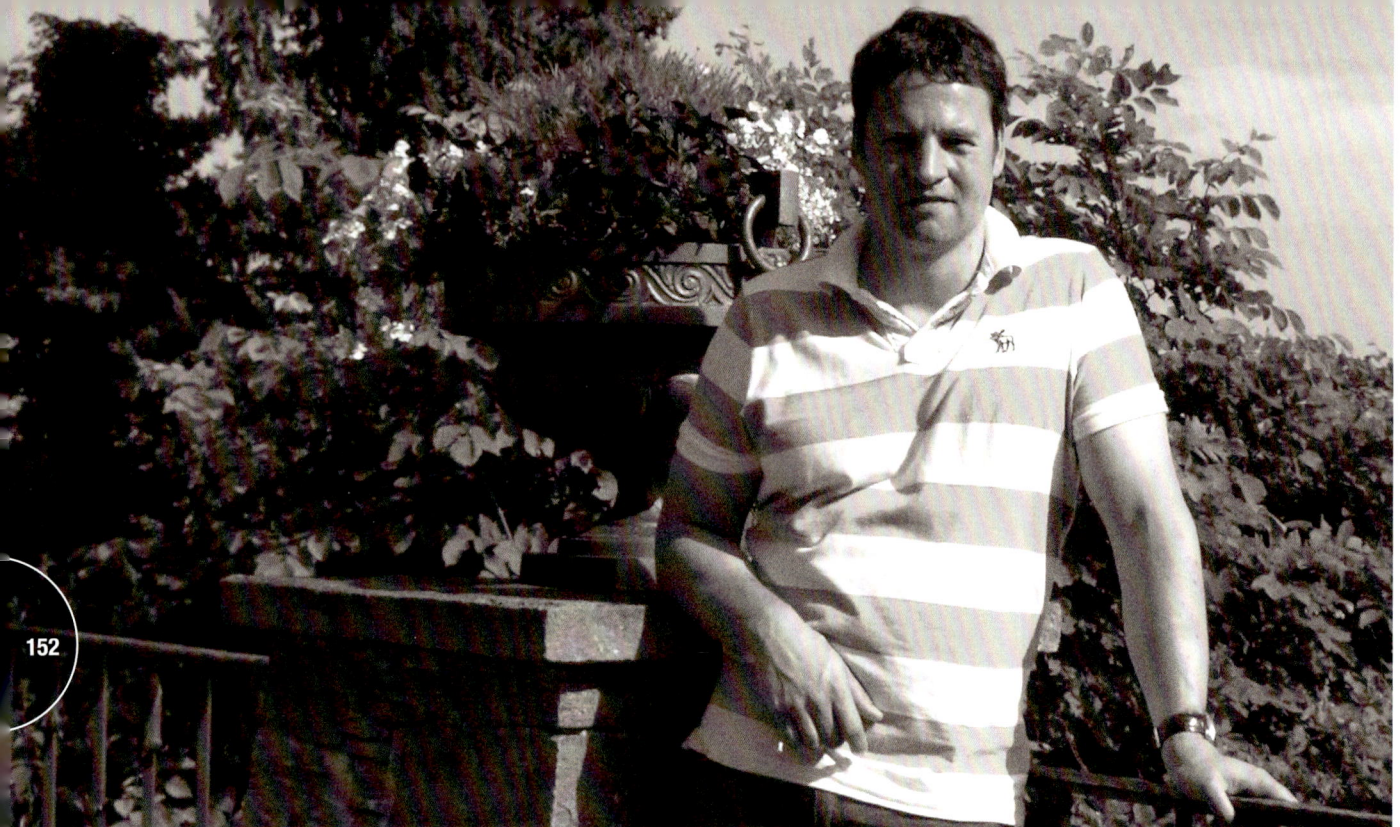

ÜBER DEN AUTOR

Mathias Oldhaver

Der Mikronährstoffexperte Dr. Mathias Oldhaver studierte ‚Clinical Nutrition' an der renommierten ‚International Academy of Nutrition' (Australien). Heute ist er als ist Heilpraktiker und Medizinjournalist tätig. Er ist Gründer und Vorsitzender der Gesellschaft für Ethnoeubiotik e.V., einer Organisation zum Schutz exotischer Heilpflanzen (www.ethnoeubiotik.de), und Mitglied der Arbeitsgemeinschaft Ethnomedizin (AgE) e.V. Als Autor zahlreicher Fachartikel und Bücher sowie durch TV-Auftritte hat er sich bei einem gesundheitsorientierten Publikum bekannt gemacht. Zu seinen Schwerpunkten gehören die orthomolekulare Medizin, die Pflanzenheilkunde und die mikrobiologische Therapie.

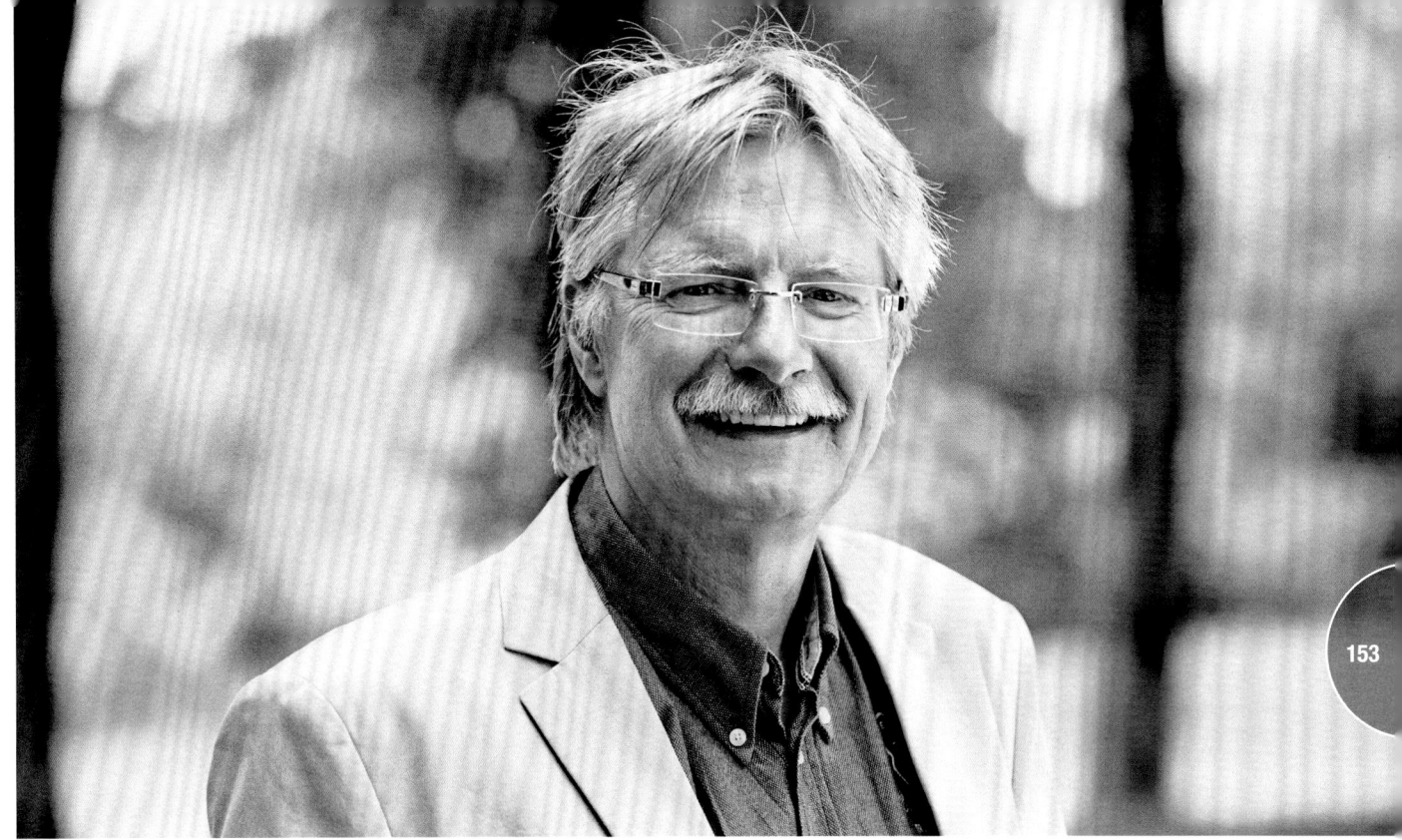

ÜBER DEN AUTOR

Günter Wagner

Der Ernährungswissenschaftler Günter Wagner (Dipl. oec.-troph.) studierte an der Justus-Liebig-Universität Gießen Oecotrophologie und Erziehungswissenschaften. Er ist Mitglied des Vorstandes im Deutschen Institut für Sporternährung e.V., Campus Sportklinik Bad Nauheim. Im Rahmen der sportmedizinischen Betreuung der Sportklinik Bad Nauheim berät er Leistungs- und Hochleistungssportler sowie Freizeit- und Breitensportler. Zudem ist er im wissenschaftlichen Beirat des VFED (Verein für Förderung der Ernährung und Diätetik) in Aachen, im Institut für Gesundheitsförderung im Bildungsbereich (IfGB) e.V., Wuppertal, sowie als Mitglied im wissenschaftlichen Kuratorium der Gesellschaft für Gehirnforschung e.V. und der Academy of Balneologie, Health Resort Science aktiv. Er ist Mit-Initiator des vom Bundesministeriums für Ernährung, Landwirtschaft und Verbraucherschutz im Rahmen des Wettbewerbs „Besser Essen – Mehr Bewegen" geförderten Projektes KIKS UP und arbeitet dort in der Planungs- und Koordinierungsrunde.

IMPRESSUM UND HAFTUNGSAUSSCHLUSS

Dr. Mathias Oldhaver – Günter Wagner

**Sporternährung praxisnah:
Mehr Leistung mit Mikronährstoffen**

Zellatmung – Regeneration – Leistung

ISBN 978-3-944592-16-9

1. Auflage 2017

Bibliographische Information der Deutschen Nationalbibliothek

Die Deutsche Nationalbibliothek verzeichnet diese Publikation in der Deutschen Nationalbibliographie; detaillierte bibliografische Daten sind im Internet über http://dnb.dnb.de abrufbar.

© Eubiotika M.O. Verlag e.K., 65183 Wiesbaden
www.eubiotika-verlag.de

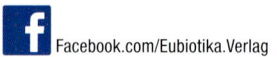 Facebook.com/Eubiotika.Verlag

Lektorat: Maja Kunze MK Büro
Printed in Germany

Haftungsausschluss

Die in diesem Buch dargestellten Erkenntnisse und Studien wurden sorgfältig recherchiert und von den Autoren nach bestem Wissen und Gewissen wiedergegeben. Dennoch kann keine Garantie übernommen werden. Eine Haftung des Autors oder des Verlages für Schäden, die sich durch Anwendung der im Buch enthaltenen Empfehlungen ergeben, ist ausgeschlossen. Alle Informationen ersetzen in keinem Fall ärztlichen Rat und ärztliche Hilfe. Bei erkennbaren Krankheiten ist in jedem Fall ein Arzt aufzusuchen.

BILDNACHWEISE

Umschlag: Jenny Sturm - Fotolia

Innenteil:

fotolia - luckybusiness - Seite 7
Hintergrundbild: fotolia - flucas - Seite 8
Ergometerbild: fotolia - Peter Atkins - Seite 8
fotolia - tavi - Seite 10
fotolia - Maridav - Seite 12
fotolia - Rynio Productions - Seite 14
fotolia - M.studio - Seite 17
fotolia - craevschii - Seite 18
fotolia - zlikovec - Seite 20
fotolia - T.Tulik - Seite 21
fotolia - anaumenko - Seite 23
fotolia - Pavel Chernobrivets - Seite 27
fotolia - Rasulov - Seite 29
fotolia - Rasulov - Seite 30
fotolia - Dirima - Seite 33
Ausdauersportarten: fotolia - Stefan Schurr - Seite 37
Kraftsportarten: fotolia - TONO BALAGUER - Seite 37
Kraft-Ausdauersportarten: fotolia - Aleksandr Markin - Seite 37
Kampfsportarten: fotolia - elnariz - Seite 37
fotolia - cristovao31 - Seite 37
Spielsportarten: fotolia - roxcon - Seite 37
Schnellkraftsportarten: fotolia - Stefan Schurr - Seite 37
fotolia - cristovao31 - Seite 39
fotolia - cristovao31 - Seite 41
fotolia - Alexander Raths - Seite 43
fotolia - Alexander Raths - Seite 44
fotolia - Alexander Raths - Seite 45
fotolia - denisismagilov - Seite 47
fotolia - Uwe Grötzner - Seite 51

fotolia - biker3 - Seite 53
fotolia - Coprid - Seite 55
fotolia: molekuul.be - Seite 56
fotolia - mbruxelle - Seite 61
fotolia - mbruxelle - Seite 63
fotolia - mbruxelle - Seite 64
fotolia - Wisky - Seite 65
fotolia - Ivonne Wierink - Seite 69
fotolia - Jezper - Seite 75
shutterstock - BigLike Images - Seite 76
https://www.ncbi.nlm.nih.gov/pubmed/?term=probiotics+sport+clark - Seite 77
fotolia - vitaliy_melnik - Seite 79
fotolia - vitaliy_melnik - Seite 80
fotolia - Yuri Arcurs Photography - Seite 81
fotolia - vectorfusionart - Seite 85
fotolia - smuki - Seite 86
fotolia - voinsveta - Seite 88
Istock - Sergey_Nivens - Seite 89
fotolia - 103tnn - Seite 94
fotolia - voinsveta - Seite 95
fotolia - puhhha - Seite 96
fotolia - gpointstudio - Seite 98
fotolia - Jürgen Fälchle - Seite 101
fotolia - fizkes - Seite 104
fotolia - vitaliy_melnik - Seite 107
Ego-Promotion, Lynn Sigel - Seite 108
Andreas Dobslaff / EGO Promotion- Seite 111
Panoramabild: fotolia - pavel1964 - Seite 118
Portraitfoto: http://www.peter-willig.de - Seite 118
© Arne Mill - Seite 127

fotolia - Stefan Schurr - Seite 132
Andrew McClanahan - Seite 133
fotolia - Drobot Dean - Seite 138
fotolia - Rote Beete mit Spinat : Printemps - Seite 139
fotolia - Grafik: blankstock - Seite 139
fotolia - Mango mit Rucola und Minze: arianarama - Seite 139
fotolia - Grafik: blankstock - Seite 139
fotolia - Bananen – Buttermilch mit Kakao: pilipphoto - Seite 139
fotolia - Grafik: blankstock - Seite 139
fotolia - Kokos – Grünkohl – Shake : fahrwasser - Seite 140
fotolia - Grafik: blankstock - Seite 140
fotolia - Orangen – Ingwer – Limonade : rome2015 - Seite 140
fotolia - Grafik: blankstock - Seite 140
fotolia - Orangenquark: HLPhoto - Seite 141
fotolia - Grafik: blankstock - Seite 141
fotolia - Frühstücksbrei: azurita - Seite 141
fotolia - Grafik: blankstock - Seite 141
fotolia - Jörg Lantelme - Seite 142
fotolia - Grafik: blankstock - Seite 142
fotolia - dream79 - Seite 143
fotolia - Grafik: blankstock - Seite 143
fotolia - John Gomez - Seite 144
fotolia - sdecoret - Seite 149
fotolia - vadim yerofeyev - Seite 158-160

WEITERE BÜCHER DER AUTOREN

Günter Wagner

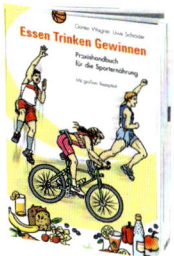

Günter Wagner, Uwe Schröder
Essen Trinken Gewinnen – Praxishandbuch für die Sporternährung

überarbeitete Neuauflage 2012
pala-verlag Darmstadt
ISBN: 978-3895662515

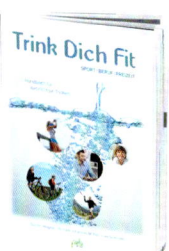

Günter Wagner, Johannes Peil, Uwe Schröder
Trink Dich Fit
Handbuch für das richtige Trinken
Sport, Beruf und Freizeit

überarbeitete Neuauflage 2011
pala-verlag Darmstadt
ISBN-13: 978-3895662911

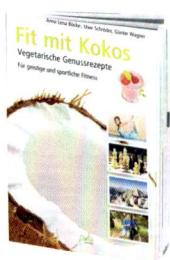

Anna Lena Böckel, Uwe Schröder, Günter Wagner
Fit mit Kokos
Vegetarische Genussrezepte
für geistige und sportliche Fitness

Erstauflage Juli 2016
pala-verlag Darmstadt
ISBN-13: 978-3895663567

Dr. Mathias Oldhaver

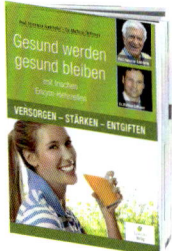

Hademar Bankhofer, Mathias Oldhaver
Gesund werden, gesund bleiben mit frischen Enzym-Hefezellen
Versorgen – Stärken – Entgiften

2. Auflage 2017
Eubiotika Verlag Wiesbaden
ISBN: 978-3944592008

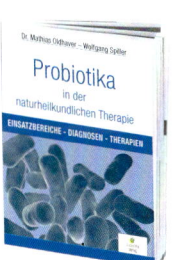

Mathias Oldhaver, Wolfgang Spiller
Probiotika in der naturheilkundlichen Therapie
Einsatzbereiche – Diagnosen – Therapien

Erstauflage 2015
Eubiotika Verlag Wiesbaden
ISBN: 978-3944592077

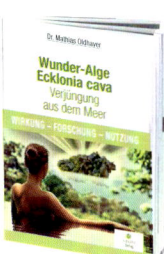

Mathias Oldhaver
Wunder-Alge Ecklonia cava
Verjüngung aus dem Meer
Wirkung – Forschung – Nutzung

Erstauflage 2017
Eubiotika Verlag Wiesbaden
ISBN: 978-3944592176

INDEX

A
Adenosintriphosphat (ATP) 7
aerobe 8, 67
aerobe Energiegewinnung 8
Aminosäuren 8, 9, 17, 18, 30, 31, 41, 43, 50, 66, 67, 68, 80, 88, 147
Anaerob 7
Anthocyane 59, 68
Antioxidantien 14, 64, 83, 120, 147, 149
Ascorbinsäure 31
Ausdauersport 13, 16, 68, 121

B
Ballaststoffe 16, 77, 100
Beta-Glucane 70, 149
Bioaktive Substanzen 149
Bioverfügbarkeit 38, 44, 66, 80, 91, 147
Blutzuckerspiegel 2, 28, 47, 68, 95, 147
Boxen 21, 37, 42, 87, 103

C
Calcium 21, 31, 34, 35, 43, 44, 45, 49, 50, 67, 99, 148
Carboloading 2, 16
Carotinoide 59
Cholin 68, 71
Chrom 59, 67
Coenzyme 56, 68, 147
Creatinkinase 72, 148

D
Darmflora 53, 62, 68, 69, 76, 77, 87, 112, 147
Disaccharide 25
Doping 2, 57, 103, 148
Durstgefühl 122

E
einfach ungesättigte 19
Eisen 30, 43, 44, 45, 57, 64, 67, 99, 121, 148
Eiweiß 26, 29, 38, 39, 43, 45, 64, 67, 93, 120, 121, 126, 129, 131, 147, 148
Elektrolyte 34, 38, 95, 125
Energie 2, 7, 9, 15, 23, 24, 25, 27, 28, 35, 48, 54, 56, 68, 70, 71, 72, 82, 86, 102, 105, 129, 131, 133, 135
Energiebereitstellung 7, 24, 51
Energiebilanz 7, 38
Energiestoffwechsel 30, 31, 67, 68, 71, 87, 134
Entgiftung 3, 54, 55, 56, 57, 66, 67, 68, 70, 71, 144, 148
Entzündungsreaktionen 100
Enzyme 2, 49, 55, 56, 57, 58, 59, 65, 66, 67, 68, 71, 80, 145, 147, 149
Enzym-Hefezellen 2, 3, 26, 38, 54, 55, 57, 58, 59, 61, 62, 64, 65, 66, 67, 68, 69, 70, 71, 72, 73, 74, 75, 77, 80, 81, 82, 83, 84, 87, 88, 91, 97, 100, 102, 103, 107, 132, 133, 134, 135, 136, 137, 138, 144, 145, 146, 147, 148, 149
Essstörungen 2, 51, 100

F
Fette 2, 19, 48, 117
Fettsäuren 8, 9, 15, 19, 29, 31, 41, 59, 67, 68, 77, 100
Fettstoffwechsel 23, 30, 67, 130
Fettstoffwechseltraining 121
Fettverbrennung 2, 47, 48, 49, 68
Fibrinogen 73, 83, 147
Folsäure 31, 64, 67
Freie Radikale 10, 68, 70, 74, 75, 83, 144, 145, 147
Freiwasserschwimmen 113
Fußball 16, 24, 37, 89, 97, 119, 124, 136, 148, 149

G
Gemüse 13, 26, 29, 30, 31, 42, 46, 47, 49, 54, 56, 59, 65, 66, 67, 80, 87, 88, 91, 93, 97, 106, 110, 112, 115, 120, 126, 130, 148
Gemüseverzehr 149
Gewichtmachen 2, 21, 42
Gewichtsklassen 18, 42, 99
Gewichtsreduktion 38, 48
Glucane 68, 70, 83, 149
Glutathion 57, 68, 71, 73, 147
Glutathion-Peroxidase 57, 73
Glykogen 7, 9, 15, 16, 17, 24, 111, 147
Glykogenspeicher 9, 15, 16, 17, 24, 26, 48, 97, 122, 129

H
Harnsäure 67, 146
Hefezellen 2, 3, 26, 38, 53, 54, 55, 57, 58, 59, 61, 62, 64, 65, 66, 67, 68, 69, 70, 71, 72, 73, 74, 75, 77, 80, 81, 82, 83, 84, 87, 88, 91, 92, 97, 100, 102, 103, 107, 132, 133, 134, 135, 136, 137, 138, 144, 145, 146, 147, 148, 149
Hochleistungssport 86
Hydrogencarbonat 44, 149

I
Immunglobuline 70, 147
Immunsystem 29, 30, 38, 53, 54, 61, 66, 67, 68, 69, 70, 74, 75, 83, 87, 88, 91, 97, 103, 115, 126, 129, 134, 135, 136, 145, 146, 147, 148, 149
Infektneigung 2, 12, 13
Insulin 47
Isotonie 34, 35

J
Jod 2, 20, 30, 43, 99, 100

K
Kalium 21, 30, 34, 50, 57, 67
Kardiologie 96
Kochsalz 20, 30
Kohlenhydrate 2, 15, 16, 19, 22, 23, 24, 25, 26, 27, 28, 29, 35, 38, 39, 45, 48, 70, 92, 93, 106, 110, 120, 121, 122, 125, 129, 131, 147, 148
Konzentration 6, 18, 28, 68, 147
Körpergewicht 16, 18, 21, 23, 26, 29, 34, 40, 42, 44, 52, 100, 121, 131
Kraftsport 18, 68
Kreatin 68
Kupfer 57, 67

L
Labordiagnostik 126
Laktat 7, 50, 67, 73, 147
Leberglykogen 2, 15
Leistungssport 36, 51, 67, 79, 100, 123, 124, 125, 149
Linolsäure 59
Low Carb 25, 111, 115, 121, 147
Lycopin 59, 68

M

Magnesium 21, 30, 34, 35, 43, 44, 49, 50, 57, 67, 99
Mangan 57, 67
Marathon 37, 78, 80, 93, 118, 119, 120, 121, 122, 133, 134
mehrfach ungesättigte 59
Mikronährstoffe 5, 38, 39, 54, 58, 71, 80, 87, 91, 92, 93, 100, 148
Milchsäure 50, 147
Mineralstoffe 2, 21, 35, 43, 44, 45, 50, 57, 58, 62, 65, 92, 93, 97, 100, 106, 137, 145
Mineralwasser 29, 30, 35, 51
Mitochondrien 54, 59, 68, 70, 71, 147
Mountainbiking 108
Muskelglykogen 2, 16
Myoglobin 72, 83

N

Nährstoffdichte 24, 42
Nahrungsergänzung 54, 75, 80, 83, 87, 91, 92, 102, 119, 148, 149
Natrium 21, 34, 35, 50, 57, 67
Niacin 31, 67, 106

O

Obst 13, 26, 29, 31, 42, 44, 54, 56, 58, 59, 62, 65, 66, 67, 80, 87, 88, 91, 93, 95, 97, 106, 112, 115, 117, 120, 126, 130, 149
Obstverzehr 148
Ovo-lacto-Vegetarier 45
Oxidation 26, 31
Oxidativer Stress 2, 10, 11, 82

P

Pantothensäure 31, 106
Phosphat 50
Phosphor 30, 50, 67
Probiotika 62, 147
Protein 9, 15, 16, 17, 18, 40, 50
Proteinbedarf 18
Proteinqualität 2, 18, 40
Proteinzufuhr 40, 50
Pyridoxin 31, 67, 106

Q

Quercetin 68

R

Regeneration 1, 3, 5, 23, 26, 38, 46, 53, 54, 57, 66, 68, 69, 71, 72, 73, 79, 80, 82, 87, 91, 92, 95, 96, 97, 103, 111, 117, 118, 120, 125, 129, 133, 134, 135, 136, 138, 144, 148, 149, 156
Resorption 30
Riboflavin 31, 67
Rudern 37, 86, 103, 123, 124, 125, 136

S

Saltin-Diät 2, 16
Sauerstoff 2, 7, 8, 9, 10, 11, 15, 24, 29, 54, 58, 59, 63, 66, 70, 75, 90, 91, 147
Sauerstoffaufnahme 9, 68
Sauerstoffverbrauch 74, 102
Säure-Basen-Haushalt 2, 49, 50
Schnellkraftsportarten 37
Schweiß 2, 7, 20, 21, 34, 35, 43, 56, 67, 125
Schwimmen 37, 103, 113, 114, 116
Sekundäre Pflanzenstoffe 38, 68, 100
Selen 57, 59, 68, 88, 112
Spielsportarten 9, 37
Spurenelemente 50, 57, 58, 62, 67, 80, 88, 92, 93, 145
Superkompensation 63

T

Thiamin 31, 67
Tocopherol 31, 59
Traubenzucker 16, 47
Triathlon 37, 51, 93, 97, 134
Trinkverhalten 5, 97, 117, 125, 128, 129, 131
Tryptophan 18, 68, 149

U

Übertraining 71, 97

V

Veganer 45, 120
Vegetarier 44, 45, 99
Verdauung 57, 75, 122
Vitalkomplex 26, 106, 112, 115, 120, 126, 129, 130, 131
Vitalstoffe 54, 59, 65, 66, 67, 100, 147
Vitamin A 31
Vitamin C 44, 57, 64, 67, 99, 106
Vitamin D 43, 68, 121
Vitamine 2, 21, 29, 31, 38, 44, 45, 55, 57, 58, 59, 62, 65, 67, 80, 87, 88, 92, 93, 97, 99, 100, 106, 137, 145
Vitamin E 54, 59, 67
Vitaminmangel 55

W

Wasser 10, 16, 29, 32, 34, 35, 42, 73, 111, 113, 114, 121, 125, 130, 138, 141, 147
Wasserhaushalt 32, 35, 62, 68
Wochenendsportler 2, 12

Z

Zellatmung 1, 53, 54, 57, 68, 70, 82, 87, 102, 144, 146, 147, 149, 156
Zellschutz 3, 68, 70, 120, 146
Zink 30, 43, 45, 54, 57, 59, 67, 106

DIE MEDIEN ÜBER ENZYM-HEFEZELLEN

Ausgewählter, sinnvoll dosierter Vitamin- und Spurenelementanteil, wenig Mineralstoffe. Stärken sind die sekundären Pflanzeninhaltsstoffe und physiologisch wirksamen Zellwandbestandteile von Hefezellen.

Running, Heft 11/12 - 2010

Mittlerweile haben viele Sportler Enzym-Hefezellen-Präparate gezielt in ihren Trainingsplan und in die Wettkampfvorbereitung eingebaut, um ihre Gesundheit zu stabilisieren und ihre Leistungsfähigkeit über eine beschleunigte Regenerationsphase zu optimieren.

medical sports network 02/2007

An Läufern mit einem Trainingspensum von 60 Kilometern pro Woche hat Dr. P. Pereda Gonzales von der Universität Valladolid/Spanien die Wirkung eines natürlichen Enzym-Hefepräparates untersucht. (...) Nach Meinung der Forscher zögern natürliche Enzym-Hefezellen Erschöpfungserscheinungen hinaus und verbessern die sportliche Leistungsfähigkeit.

Running 11/2004

Starker Partner für starke Abwehrkräfte und bessere Leistung.

Damit die Spieler des FC Ingolstadt eine konstant hohe Leistung bringen können, müssen sie sich hundertprozentig auf ihren Körper verlassen können. Dabei bekommen sie seit der vergangenen Saison Unterstützung von einem starken Partner. Die Dr. Wolz Zell GmbH sorgt mit ihrem Präparat Sanuzella ZYM sportsline dafür, dass die Spieler immer topfit sind.

Fanmagazin FC Ingolstadt 3/2013

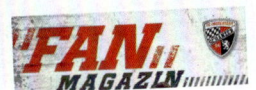

Um eine ausreichende Versorgung mit immunspezifischen Nährstoffen sicherzustellen, hat sich insbesondere bei leistungsorientierten Sportlern die Einnahme ausgewogener, hochwertiger Nahrungsergänzungsmittel in kritischen Phasen, wie z.B. der Wettkampfvor- und nachbereitung, bewährt. Besonders hervorzuheben ist dabei z.B. das Präparat Sanuzella® ZYM von Dr. Wolz. (...) Die Präparate aus den Enzym-Hefezellen von Dr. Wolz bieten ein einzigartiges Nähr- und Wirkstoffspektrum, sie stärken die Abwehrkraft durch Zellwandbestandteile wie polymere Kohlenhydratstrukturen, schützen die Körperzellen durch hochaktive Mitochondrien und Coenzym Q10 sowie durch ihren hohen Gehalt an Enzymen, Vitaminen, Mineralstoffen und Spurenelementen. Sowohl bei der Betreuung von Leistungs- und Hochleistungssportlern als auch von leistungsorientierten Freizeit- und Breitensportlern konnten der Olympiastützpunkt Halle sowie das Institut für Sporternährung e.V., Bad Nauheim, positive Erfahrungen mit diesem Nahrungsergänzungsmittel machen.

Condition 01/2012

BW Triathlon 2013

Triathlon ist eine Sportart, bei der Athleten oft bis an ihre Leistungsgrenze gehen müssen. In solchen Phasen ist die Anfälligkeit für Infekte besonders groß. (...) Und genau hier setzt Sanuzella ZYM an. (...) Durch schnellere Regeneration, geringere Anfälligkeit und verbesserte Sauerstoffumsetzung kann intensiver trainiert werden – und intensiveres Training ist die Voraussetzung für bessere Leistungen.

Wie eine Studie der Universität Freiburg belegt, stärkt ein Enzym-Hefezellpräparat (Sanuzella ZYM) mit einer speziell ausgewählten Kombination von Vitaminen und Mineralstoffen die körpereigene Abwehr. Durch die Einnahme des Präparates konnten eine Verbesserung der Leistung, Beschleunigung der aktiven Regeneration und eine Stärkung der Abwehrkräfte gemessen werden.

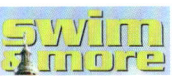

swim & more 10/2001

Jedes Training ist nur so gut wie die aktive Regeneration. Hier schöpft der Freizeitsportler noch lange nicht alle Möglichkeiten aus. Ruhephasen, das bedarfsgerechte Ess- und Trinkverhalten und sinnvolle Nahrungsergänzungen sollten aufeinander abgestimmt sein. Enzymhefezellen aus der Apotheke (wie Sanuzella) unterstützen die körpereigene Abwehr und helfen dem Körper, den oxidativen Stress besser zu verarbeiten.

running-pur 11/2003

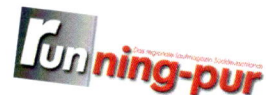

Unterstützung der Regeneration und des Immunsystems bei hohen Belastungen

Enzym-Hefezellen enthalten viele ausgewählte, lebensnotwendige Inhaltsstoffe in Kombination mit sekundären Pflanzenstoffen und Enzymen. Komplexer geht es kaum. Durch Studien und Analysen dokumentierte Wirkungen. Die antioxidative Kapazität ist durch eine ORAC-Angabe belegt. Bei Hochleistungssportlern seit Jahren im Einsatz.

Running 6/13

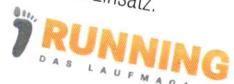

Ruhe und Schlaf fördern Fitness

Zur Unterstützung der Regeneration kann der gezielte Einsatz von Nahrungsergänzungen sinnvoll sein. Natürliche Enzym-Hefezellen aus der Apotheke, wie zum Beispiel Sanuzella ZYM, können auch bei Freizeitsportlern die aktive Regeneration unterstützen.

Mannheimer Morgen, 23.12.2004

Studien belegen, dass natürliche Enzym-Hefezellen (z.B. Sanuzella ZYM aus der Apotheke) die körpereigene Abwehr durch ihren hohen Gehalt an Enzymen, Vitaminen, Mineralstoffen, Mineralstoffen und Spurenelementen stärken.

Frankfurter Neue Presse 11.05.2001

Biker-Rezept des Monats

Optimal dazu passt der "Immun-Shake": Dabei mischt man 150 ml Maracuja- mit 50 ml Ananas-Saft mit einer Ampulle Enzym-Hefezellen (z.B. "Sanuzella ZYM" aus der Apotheke). So bleiben Erkältungen außen vor!

bike 01/2005

Außerdem hat Prof. Billigmann bei seiner sportmedizinischen Betreuung nationaler und internationaler Topathleten, wie z.B. Weltklassetriathlet Lothar Leder, gute Erfahrung mit natürlichen Enzym-Hefezellen aus der Apotheke oder dem Reformhaus gemacht. Diese haben einen speziellen katalysatorischen Einfluss auf die Regeneration. Die Toleranz in der Erschöpfungsfähigkeit der Zelle wird heraufgesetzt, und die gesundheitliche Anfälligkeit sinkt. Natürliche Enzym-Hefezellen wie Sanuzella ZYM stoßen die Reaktivierung der Zellen an.

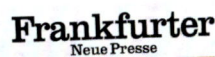

Bike Sport news, 30.09.2004

Jedes Training ist nur so gut wie die aktive Regeneration. Hier schöpft der Freizeitsportler noch lange nicht alle Möglichkeiten aus. Ruhephasen, das bedarfsgerechte Ess- und Trinkverhalten und sinnvolle Nahrungsergänzungen sollten aufeinander abgestimmt sein. Enzymhefezellen aus der Apotheke (wie Sanuzella) unterstützen die körpereigene Abwehr und helfen dem Körper, den oxidativen Stress besser zu verarbeiten.

running-pur 11/2003

Schlaue Leserfragen, klare Antworten gab Diplom-Ernährungswissenschaftler Günter Wagner vom Institut für Sporternährung am EXPRESS-Telefon. (...) Karin V. (29) aus Geilenkirchen: Ich laufe Marathon und nehme deshalb Enzymhefezellen (Sanuzella ZYM). Ist das sinnvoll?
Wagner: Ja. Es gibt Hinweise, dass dieses Nahrungsergänzungsmittel die Muskelzellen schützt und die Regeneration beschleunigt.

Kölner Express, 25.08.2005

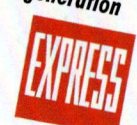

Sanuzella ZYM sportsline heißt die Kombination aus einer Enzym-Hefezellen-Ampulle und einer Cellulose-Kapsel mit dem Coenzym Q10. Viele Profis schwören zur Regenerationsunterstützung auf diese Nahrungsergänzung, die den muskulären Stress verringern soll.

bike 09/04

Die Einnahme oraler Kontrazeptiva (Antibabypille) beeinflusst die Nährstoffverwertung. (...) Damit kein Defizit entsteht, sollten im Speiseplan gezielt Lebensmittel ausgewählt werden, die eine hohe Nährstoffdichte an Vitaminen aufweisen. Hierzu zählen beispielsweise Getreide, Obst, Brokkoli, Hülsenfrüchte, Geflügel und bei Bedarf geeignete Nahrungsergänzungen wie Enzym-Hefezellpräparate aus der Apotheke.

Spiridon - Laufmagazin 04/02

Am 28.07.1998 berichtete RTL über Enzym-Hefezellen

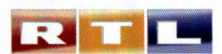

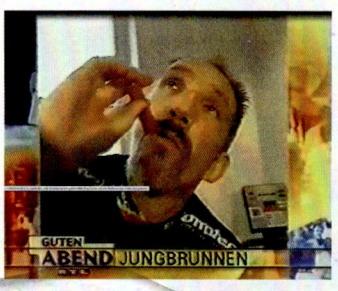

Geheimtipp der Leistungssportler

Mit Sanuzella® ZYM sportsline von Dr. Wolz können sich Leistungssportler legal dopen: Es verbessert die Immunwerte und verkürzt die Erholungszeit deutlich, so dass intensiveres Training und bessere Leistung möglich sind. Das hatte eine Studie des Universitätsklinikums Freiburg an Ausdauersportlern ergeben. Daher gehören mittlerweile viele Spitzensportler und Olympia-Teilnehmer zu den täglichen Anwendern.

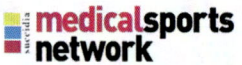

medical sports network 05/2013